Dr. med. Michael Ptok

Die Hildegard-Hausapotheke

für die ganze Familie

benno

Inhaltsverzeichnis

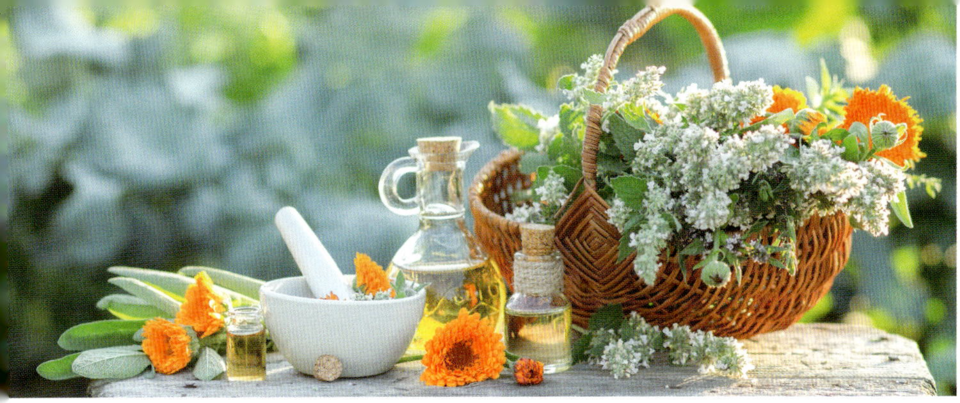
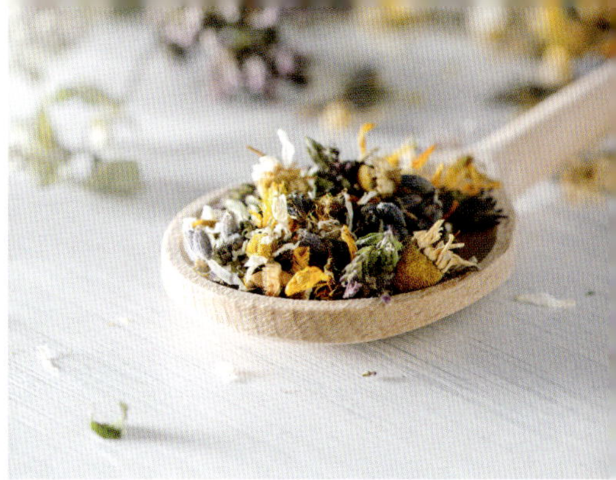

Vorwort

Wenn Personen, die vor über 850 Jahren lebten, heute noch Beachtung finden und „ansprechen“ wie Hildegard von Bingen, dann muss von ihnen eine besondere Ausstrahlung ausgehen. Offensichtlich vermitteln diese Menschen zeitübergreifende Weisheiten und Wahrheiten. Hildegard von Bingen gehört zu den berühmtesten und faszinierendsten Frauen des Mittelalters, deren Ausstrahlung bis in die heutige Zeit reicht und die weltweit wertgeschätzt wird. Sie ist eine der wenigen Kirchenlehrerinnen und gilt als Universalgelehrte, die theologische, kathechetische, natur-(heil)kundliche, musikalische und poetische Werke sowie u.a. bedeutsame Briefe verfasste. Ihr reichhaltiges spirituelles und geistliches Wirken ist im Kurz-Porträt im folgenden Kapitel skizziert.

Einer breiteren Öffentlichkeit bekannt geworden ist die Heilkunde, welche sich mit ihrem Namen verbindet und mit erstaunlichen Erfolgen in der naturheilkundlichen Praxis genauso einsetzen lässt wie von medizinisch nicht geschulten, interessierten Laien. Eigene oder in der Familie vorkommende Beschwerden und Erkrankungen bieten immer wieder einen Impuls, sich mit dem eigenen Leben und dem Thema Gesundheit oder deren Wiederherstellung zu beschäftigen. Das betrifft zunächst sowohl vorbeugende als auch behandlungsorientierte Aspekte. Dabei steht der Wunsch nach wirksamen und nebenwirkungsfreien Heilmitteln aus der Natur oft an erster Stelle. Während vor drei bis vier Generation in den Familien noch Hausapotheken bekannt waren, ist dieses Wissen und der Umgang damit heute meist verloren gegangen. Mittlerweile ist jedoch zunehmend eine Wiederentdeckung dieser langen Tradition zu bemerken. Das Wissen der heiligen Hildegard bietet wirksame und erprobte Möglichkeiten für beides: Prävention, also Vorbeugung, und Selbstbehandlung in Eigenverantwortung. Dies beginnt bei wohltuenden, heilsamen Lebensmitteln sowie einer gesundheitsfördernden Ernährung und reicht über Heilkräuter und -gewürze, Produkte der Bäume bis zu Heilsteinen, die Hildegard von Bingen als christlich fundierte Steinheilkunde genauso erwähnte wie der Dominikaner Pater, Bischof und Kirchenlehrer Albertus Magnus OP ungefähr hundert Jahre nach ihr.

Das vorliegende Buch beschreibt wesentliche Anwendungsmöglichkeiten dieser traditionell europäischen Medizin und Klosterheilkunde mit einer ganz eigenständigen Ausprägung in der Prävention und der Behandlung von Krankheiten, die sich in meiner über 30-jährigen naturheilkundlich geführten allgemeinärztlichen Praxis seit 1985 täglich bewährt hat. Bei der selbstverantworteten Eigenbehandlung zeigt sie ebenfalls gute Wirkungen.

Das Ziel dieses Buches ist eine Anleitung zum praktischen Gebrauch der Hildegard-Heilkunde in einer für alle verständlichen Sprache. Aus diesem Grund werden nicht immer wissenschaftlich gebräuchliche Termini verwendet. Trotzdem hoffe ich, dass auch Heilberuflerinnen und Heilberufler Anregungen erhalten.

Letztlich soll dieses Buch eine Ermutigung sein, den Weg zur eigenen umfassenden Gesundheit noch bewusster zu beschreiten. Dazu kann die Sicht Hildegards beitragen, die die Naturheilkunde und den Menschen immer in einen großen kosmischen Zusammenhang brachte, in den wir auch heute noch eingebunden sind. Über die naturheilkundliche Therapie hinaus stellt sich gerade bei ernsthaften Erkrankungen die Frage nach dem Sinn und Ziel des Lebens, nach der Bewältigung von Krisen, Ausblicken und Hoffnungszeichen über das Sichtbare und Irdische hinaus. Darauf wird in Kapitel 9 „Ausrichtung des eigenen Lebens – Ganzheitlich leben nach der hl. Hildegard" eingegangen werden.

Sehr herzlich danke ich meiner Ehefrau Agnes, die mir seit über 40 Jahren wesentliche Impulse für unsere naturheilkundliche Arbeit gibt und mich auf den Weg zur heiligen Hildegard gebracht hat. Weiterhin danke ich meiner Mitarbeiterin Dagmar Hofmeister sehr, die so viele Texte und die Anleitungen für meine Praxis geschrieben hat, welche Eingang in dieses Buch fanden.

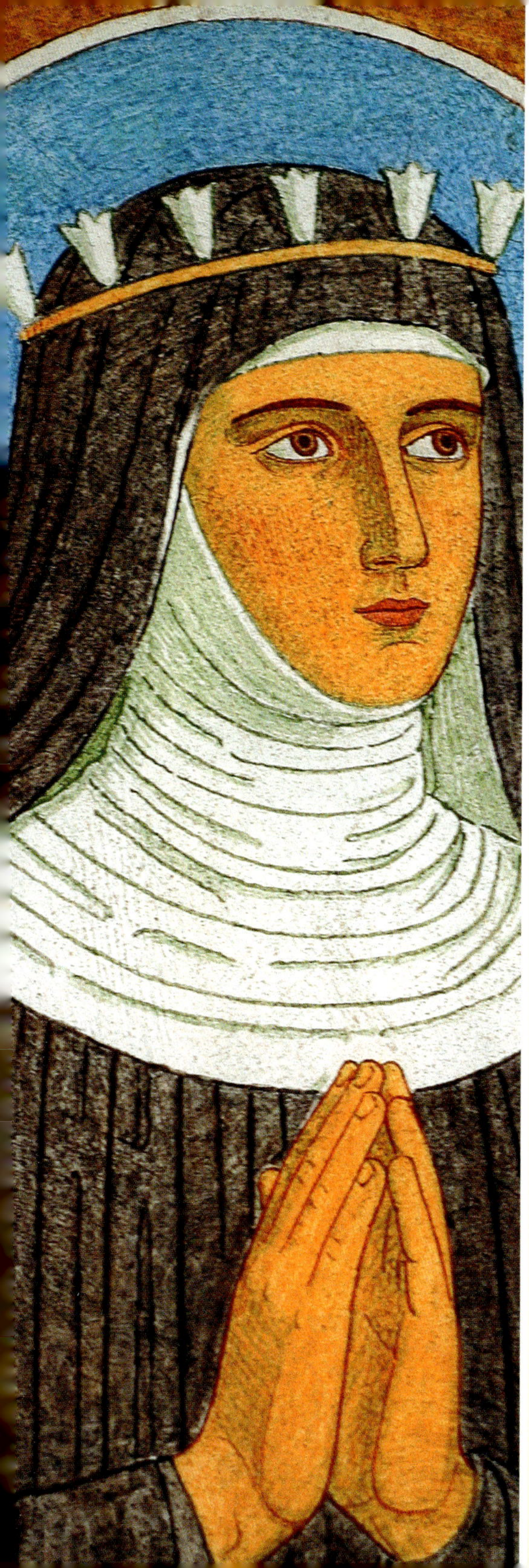

Hildegard von Bingen

– ein Kurz-Porträt

2

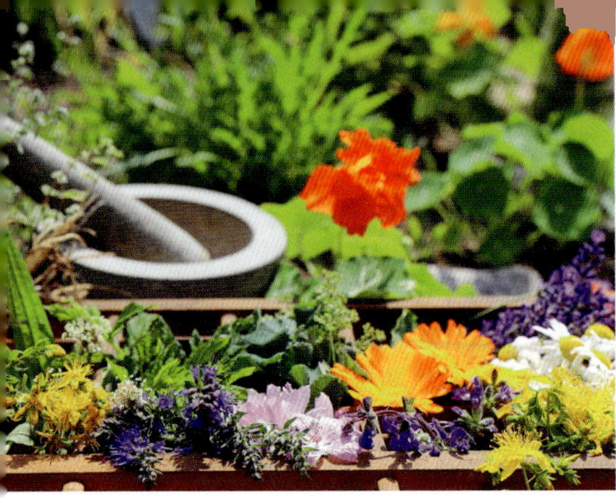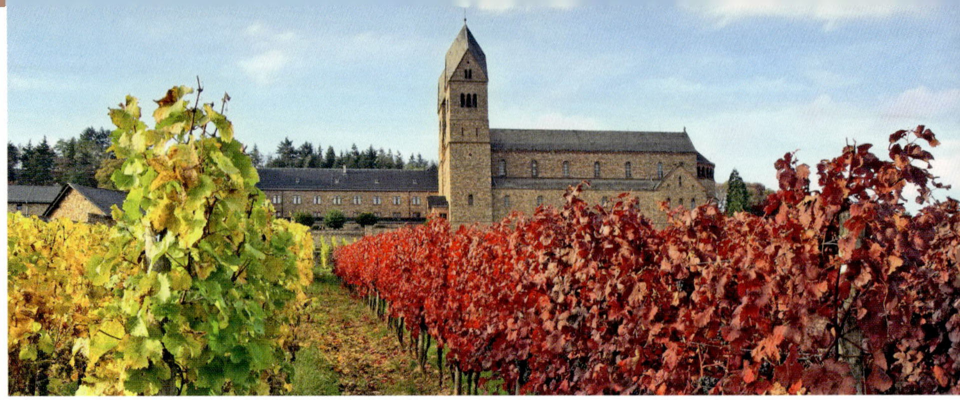

Die hl. Hildegard lebte von 1098–1179. In einer von Männern dominierten Welt setzte sie wesentliche Akzente. Berühmt wurde sie durch umfangreiche theologische, musikalische und naturheilkundliche Werke sowie durch ihren regen Briefwechsel mit Menschen eines jeden Standes. Als Benediktinerin, Äbtissin der zwei Klöster Rupertsberg-Bingen und Eibingen, Prophetin, Mystikerin, Naturheilkundige, Ratgeberin, Mahnerin und mutige Frau, die auch höchsten Würdenträgern wie Päpsten, Kaisern und Königen ins Gewissen redete, prägte sie ihre Zeit und ihr Vermächtnis wirkt bis heute. 2012 wurde sie zur Kirchenlehrerin erhoben. Diese große Ehre erhielten in der über 2000-jährigen Kirchengeschichte nur drei Frauen vor ihr: Teresa von Ávila, Katharina von Siena und Thérèse von Lisieux.

Hildegard, zehntes Kind adliger Eltern, zeigte sehr früh besondere Begabungen und Einsichten im wahrsten Sinn des Wortes. In *Das Leben der heiligen Hildegard von Bingen (Vita sanctae Hildegardis,* kurz Vita), ist vermerkt, wie die fünfjährige Hildegard *„eine Kuh gesehen und … das Kalb in jener Kuh … weiß und mit bunten Flecken an der Stirn, an den Füßen und am Rücken“* beschrieb (Vita, S. 81). Nach der Geburt des Kälbchens zeigte sich, dass alles *„was Hildegard vorhergesagt hatte, wahr sei“* (Vita, S. 81). Ihre Eltern erkannten schnell, dass Hildegard besondere Gaben hatte und beschlossen, sie zu einer Verwandten, Jutta von Sponheim, in eine Frauen-Klause zu geben, die dem Kloster am Disibodenberg angegliedert war.

Das von ihr Gesehene betraf im weiteren Lebensverlauf vor allem geistliche, aber auch naturkundliche und naturheilkundliche Themen. All diese „Schauungen“ empfing Hildegard nach eigenem Bekenntnis *„wach am Leib und bei Bewusstsein und sah mit den inneren Augen meines Geistes und hörte mit den inneren Ohren, nicht … in Ekstase“* (LDO, S. 20 f.). Um Sicherheit und Bestätigung zu erhalten, dass diese Visionen wahrhaftig seien, erbat Hildegard Unterstützung und Rat. *„Diese Dinge habe ich einem Mönch, meinem Lehrer, anvertraut* ... [und er] *trug mir auf, sie im Verborgenen aufzuschreiben, damit er sähe, was und woher sie seien. Als er aber erkannte, dass sie von Gott seien, hat er* ... *mit großer Sorgfalt mit mir daran gearbeitet"* (Vita, S. 35).

Jener Mönch und Propst Volmar begleitete sie als Vertrauter und Sekretär auch bei der Neugründung des Klosters Rupertsberg, wohin sie mit den anderen Nonnen des Klosters Disibodenberg zog. Nach Juttas Tod war sie nämlich im Alter von 38 Jahren zu deren Nachfolgerin gewählt worden.

Vom Kloster Rupertsberg in Bingen sind heute nur noch die Fundamente und Wandgewölbe der Klosterkirche vorhanden. Das zweite von ihr gegründete Kloster auf der anderen Rheinseite in Eibingen, welches sie zweimal wöchentlich per Schiff aufsuchte, teilt sich heute in zwei Stätten auf: Die mächtige, 1904 wiedergegründete Abtei hoch oben über den Weinbergen und die auf halber Höhe gelegene Pfarr- und Wallfahrtskirche, in der ihre Reliquien verehrt werden und die auf den Fundamenten des ehemaligen zweiten Klosters erbaut ist.

Bereits in der Klause am Disibodenberg begann Hildegard *„in ihrem 42. Lebensjahr einige Bücher zu schreiben* ... *aufgrund der Offenbarung des Heiligen Geistes"* (Vita, S. 82). Der größte Teil ihrer Schriften ist theologisch-spiritueller Art. Besonders zu nennen sind die drei theologischen Hauptwerke. Das erste lautet *Scivias* (Wisse die Wege, kurz SC), welches Papst Eugen III. auf der Synode zu Trier 1147/48 persönlich als Visionsschrift bestätigte. In eindrucksvollen Bildern und Texten beschreibt sie dort das Werden der Schöpfung und die Stellung des Menschen innerhalb des Kosmos. Themen sind dabei sowohl die Größe des Menschen als auch seine Gebrechlichkeit sowie das Ringen um den rechten Weg im Leben. In einem Ausblick weist Hildegard auf die endgültige Erlösung und Vollendung im himmlischen Jerusalem hin. Ihr zweites Werk ist der *Liber vitae meritorum* (Buch der Lebensverdienste, kurz LVM). Auf dieses Buch wird in Kapitel 10.1 näher eingegangen.

Die dritte Schrift gilt als Alterswerk und wird *Liber Divinorum operum* (Das Buch vom Wirken Gottes, kurz LDO) genannt. Sie enthält eine Gesamtschau von Natur und Kosmos, Leib und Seele sowie von Schöpfergott und Mensch. Dabei wird die außerordentliche Verantwortung der Menschen für ihr Denken und Handeln deutlich.

Hildegards musikalisches Werk weist für die damalige Zeit neuartige Stilelemente auf und umfasst 77 Gesänge sowie das Singspiel *Ordo virtutum* mit der Darstellung des Kampfes von Gut und Böse. Der umfangreiche Briefwechsel ist ebenfalls überliefert.
Die zwei natur(heil-)kundlich-medizinischen Werke heißen *Causae et curae* (Ursprung und Behandlung der Krankheiten, kurz CC) und *Physica* (Heilsame Schöpfung – Die natürliche Wirkkraft der Dinge, kurz PH). Auf diese beiden Werke wird in Kapitel 10.2 näher eingegangen. Auch ihre theologischen Werke sind durchwoben von gesundheitlich bedeutsamen Inhalten. Bis in ihr 72. Lebensjahr unternahm Hildegard noch vier Predigtreisen, um den Klerus und das Volk zu ermahnen oder zu ermutigen.
Bei aller Berühmtheit und Anerkennung schon zu ihrer Zeit durch die höchste Autorität Papst Eugen III. betonte sie doch stets, nie aus eigenem Willen oder Gutdünken zu handeln. Hildegard war es wichtig, nie ihre eigene Person in den Vordergrund zu stellen. Sie verstand sich als Sprachrohr ihres Schöpfers, von dem sie ihre Weisung erhielt. Dieser Erkenntnisweg ist für viele nicht leicht nachvollziehbar – in allen Kulturen hat es jedoch bis heute immer wieder sensitive und mit besonderen Gaben begnadete Menschen gegeben, die genau das von göttlichen Weisungen berichten. Die enge Gottesverbundenheit gab ihr auch die Stärke, im hohen Alter das Interdikt über ihre Klöster zu ertragen und dagegen anzugehen. Dieses war aufgrund eines unberechtigten Vorwurfs erlassen worden und erlegte den Nonnen erhebliche Einschränkungen in der täglichen Glaubenspraxis auf. Kurz vor ihrem Tod konnte Hildegard durch die Anrufung des Papstes die Aufhebung des zu Unrecht verhängten Interdikts erwirken.
Als Hildegard am 17. September 1179 starb, waren – so wird beschrieben – am abendlichen Himmel *„zwei hell leuchtende Bögen* [zu sehen und in ihrer Mitte ein großes] … *rötlich schimmerndes Kreuz* … [als Zeichen] *Gottes“* (Vita, S.70).
Ziel war es immer, das Leben der Menschen im Hier und Jetzt zu verbessern und dafür Hilfen an die Hand zu geben und Heilmittel zu nennen. Ihre Sicht geht weit über das Endliche hinaus auf ein erfüllendes Lebensziel und ewiges Heil.

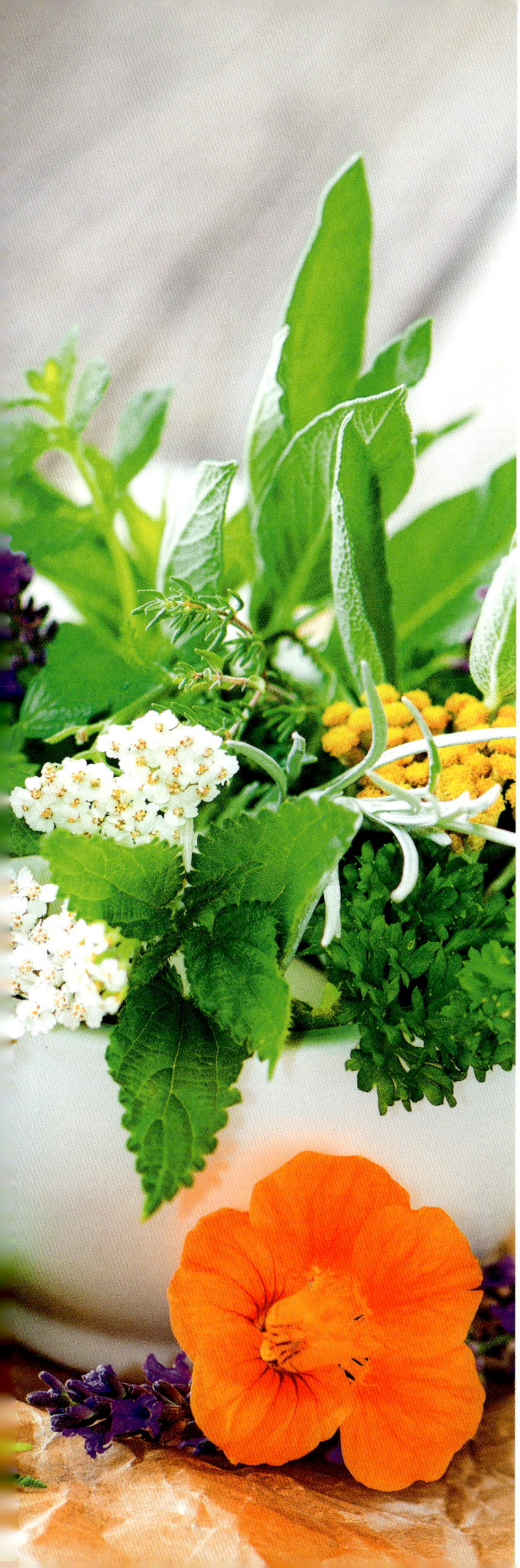

Grundlagen

der Hildegard-Heilkunde

3

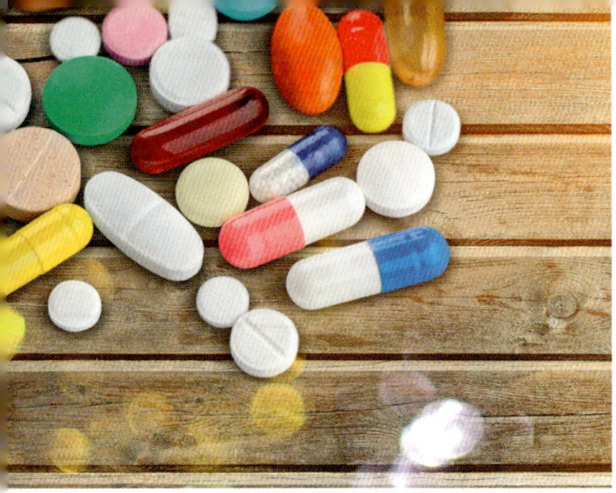

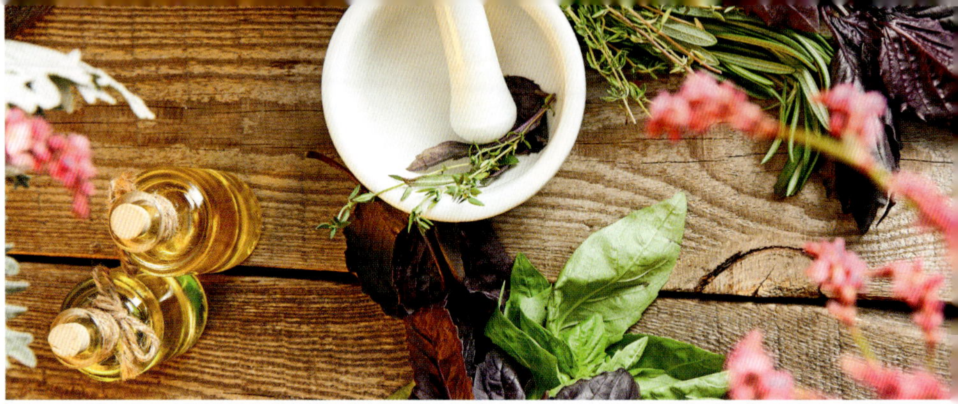

3.1 Die Wirkweise der Natur- und Hildegard-Heilkunde

3.1.1 Hildegard-Heilkunde und pharmazeutische Medizin

Die Wirkweise aller naturheilkundlichen Verfahren auch der Hildegard Heilkunde lässt sich am besten im Vergleich zur konventionellen Medizin darstellen. So sieht die Universitätsmedizin beispielsweise als Hauptursache einer Infektionserkrankung verschiedenste Erreger. Dementsprechend werden z. B. Antibiotika gegen Bakterien, Virostatika gegen Viren und Antimykotika gegen Pilze zur Behandlung verschrieben. Diese Arzneien können hilfreich und lebensrettend sein, bringen jedoch auch Nebenwirkungen mit sich. Genannt seien Resistenzentwicklungen durch zu häufige Gaben von Antibiotika, die zu deren Unwirksamkeit führen. Ebenfalls bekannt sind negative Auswirkungen auf die guten und nützlichen Bakterien im Darm, welche für viele Stoffwechselvorgänge und die Synthese, die Herstellung, von Vitaminen notwendig sind. Die unerwünschten Nebenwirkungen der chemischen Medikamente auf die Darmflora lassen sich bei unvermeidlicher Antibiotika-Gabe ergänzend mit der Hildegard-Heilkunde behandeln oder abmildern (s. a. Kap. 3.5 „Der Darm – Ein Organ mit vielfältigen Aufgaben“).

3.1.2 Das naturheilkundliche Modell der Regulationsmedizin

Die Naturheilkunde wird von einer anderen Denkrichtung geprägt. Anstatt die Krankheitserreger mithilfe von chemisch hergestellten Medikamenten zu vernichten, steht die Förderung, Wiederherstellung und Erhaltung der Gesundheit des gesamten Menschen im Vordergrund. Der französische Arzt und Wissenschaftler Dr. Claude Bernard hat diese Sicht sehr verkürzt dargestellt: „Le germ n'est rien, le terrain est tout“, also: „Der Keim (Bakterie, Virus, Pilz) ist nichts, das Terrain ist alles.“

Der Kern dieser Aussage führt zur entscheidenden Rolle des Immunsystems bei der Entstehung, Ausbreitung oder Begrenzung einer Infektion oder Erkrankung. Ist das Abwehrsystem „wachsam" und aktiv, können sich die Erreger nicht ausbreiten und nicht zu Erkrankungen führen. Die Stimmigkeit dieser Auffassung kann in winterlichen Infekt-Wellen oder Grippe-Epidemien gezeigt werden. Obwohl die Viren grassieren, überall anzutreffen sind und Kontakt mit ihnen besteht, erkranken nur Einige. Andere bleiben trotzdem gesund. Menschen mit einer noch schlechteren Abwehrlage bekommen dann vielleicht zusätzlich eine Lungenentzündung.

Im Falle einer beginnenden oder nicht zu schweren Erkrankung ist nun das naturheilkundliche Ziel, diese Abwehrleistung möglichst schnell anzuregen, was sehr häufig gut gelingt. Dazu eignen sich die von Hildegard von Bingen beschriebenen Heilmittel in besonderer Weise. Hierbei müssen allerdings immer die Grenzen der Behandlung sowie die richtige Dosierung beachtet werden (s. nächstes Kapitel).

Mit der Hildegard-Heilkunde werden jedoch nicht nur Infekte behandelt, sondern verschiedenste Beschwerden, Leiden und Erkrankungen. Zum Verständnis dafür eignet sich das naturheilkundliche Modell der Regulationsmedizin. In einem technischen Regelkreis für die Heizung gibt es eine genaue Abstimmung zwischen Ofen, Heizkörper, Wasserlauf, Thermostaten und Außenfühler, sodass die Raumtemperatur konstant bleibt. Dem entsprechend reagiert auch der menschliche Organismus. Diese Regelvorgänge sind äußerst fein aufeinander abgestimmt und arbeiten meist unbemerkt, bis Beschwerden oder Erkrankungen auf eine Veränderung der Regulation aufmerksam machen.

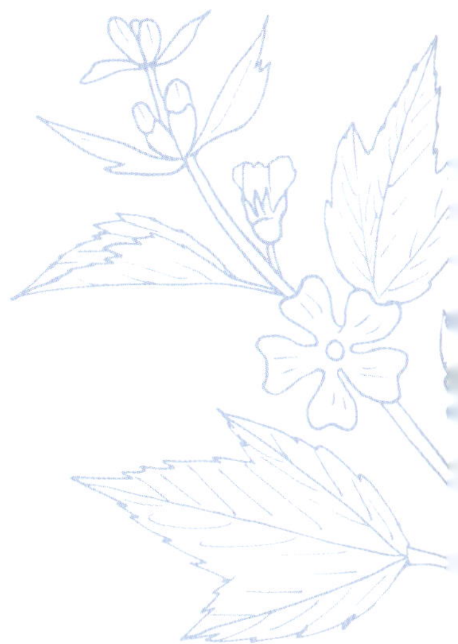

Als Beispiele seien die hormonelle Regelung des weiblichen Monatszyklus oder des Wachstums in der Kindheit genannt, aber auch so scheinbar selbstverständliche Funktionen wie die gleichbleibende Körperkern-Temperatur von ca. 36 °C bei Frost und großer Hitze in der Umgebung sowie die geordneten Stoffwechselvorgänge bei der Verdauung. Naturheilkundliche Heilmittel und Verfahren nach Hildegard geben dem Körper den richtigen Impuls, die „Heizung" wieder in ihre reguläre Funktion zu bringen, also die Steuerung von Körper- und Organabläufen wieder zu ordnen. Mit diesem therapeutischen Ansatz lassen sich sogar seelische Leiden lindern. Daher gibt es für diese Behandlung auch die Begriffe Ordnungstherapie oder Regulationstherapie.

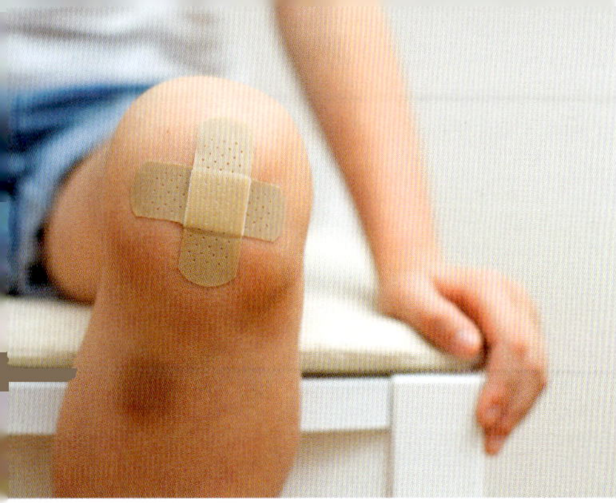

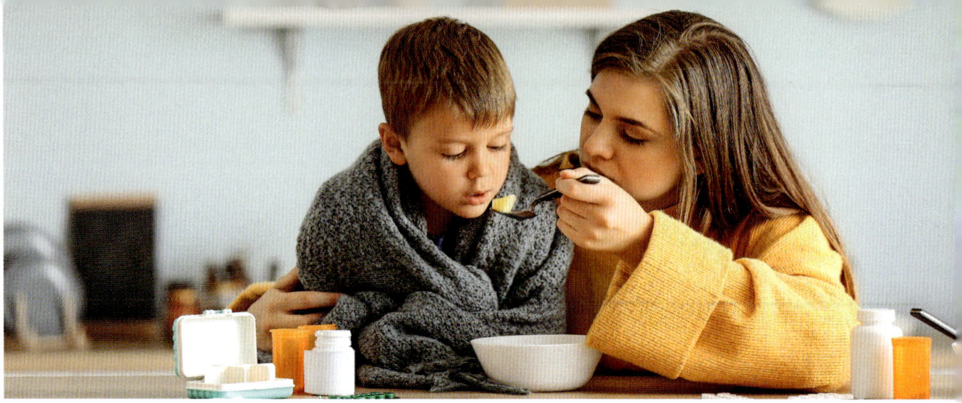

3.2 Selbstbehandlung: Möglichkeiten und Grenzen

Voraussetzung für eine erfolgreiche Therapie ist die Fähigkeit des Organismus, die Selbstheilungskräfte schnell zu aktivieren. Bei den meisten Menschen, auch bei jungen und alten, gelingt das meist sehr gut, wenn das richtige Mittel gefunden wurde. Vor jeder Selbstbehandlung steht die Frage: Kann und darf ich verantwortungsbewusst meine Familie und mich selbst allein behandeln? Oder sollte die Hilfe eines Heilkundigen hinzugezogen werden?

3.2.1 Reaktionen auf Heilmittel

Folgende Reaktionen nach der Verwendung der Heilmittel sind möglich:

- Es erfolgt eine deutliche Besserung. Dann ist offensichtlich die Wahl gut getroffen und die Einnahme sollte bis zum völligen Verschwinden der Krankheitsbeschwerden weitergeführt werden.
- Es zeigt sich keine Reaktion, weder eine Besserung noch eine Verschlechterung. In der Regel sollte bei akuten Beschwerden spätestens nach 24 Stunden ein Wechsel auf das nächst passende Heilmittel erfolgen und wieder je nach „Erfolg" entschieden oder ein Heilkundiger gefragt werden.
- Sehr akute Beschwerden können schon nach 15–30 Min. einen Wechsel sinnvoll machen. Chronische Erkrankungen bedingen eine Zeitspanne von 1–4 Wochen, bis über eine nachfolgende Arznei nachgedacht werden sollte, da der Organismus langsamer reagiert.
- Es tritt eine leichte Verschlechterung ein. Hierbei ist zu prüfen, ob ein Wechsel des Heilmittels ausreicht oder nun ein Heilkundiger hinzuzuziehen ist.

- Zeigt sich jedoch eine deutliche Verschlechterung der Krankheitszeichen, ist auf jeden Fall ärztlicher Rat einzuholen. Das gilt insbesondere, wenn sich der Allgemeinzustand des Kranken merklich verschlechtert, Schmerzen sich verschlimmern, eine auffällige Schläfrigkeit, Apathie und Teilnahmslosigkeit oder mehrfaches Erbrechen bzw. starke Übelkeit auftreten oder auch bei sich entwickelnder Luftnot und Schwäche.

3.2.2 Einnahme und Dosierung

Bei der Einnahme und Verordnung von hildegardischen Heilmitteln gibt es keine starren Regeln, da jeweils eine individuelle Vorgehensweise sinnvoll ist. Das ergibt sich auch aus den Beschreibungen der hl. Hildegard, die immer wieder vom rechten Maß in allem, der Discretio, spricht.

Intervalle der Einnahme

Je akuter die Krankheitszeichen sind, desto häufiger ist die Gabe der Heilmittel sinnvoll.

In der Regel gilt:
je eine Arzneigabe
- alle 60–120 Min.

Sehr akute Beschwerden, z. B. Ohrenschmerzen:
- alle 5–10 Min. (evtl. 15 Min.)

Langsam beginnende Erkrankungen:
- 4-mal täglich

Chronische Beschwerden:
- 1–2-mal täglich

Besserung der Beschwerden
Bei Linderung der Krankheitszeichen (Symptome) werden die Abstände zwischen den Arzneigaben allmählich vergrößert. Das bedeutet, die Einnahme erfolgt seltener bis zur Beschwerdefreiheit und 2–3 Tage danach.

Höhe der Dosierung

Die Menge der einzelnen Arznei-Dosis und die Gabe einer Weinabkochung sind abhängig vom Alter und der Konstitution der Erkrankten.

Pflanzen oder Pflanzen-Mischungen in Pulverform
Kinder erhalten kleinere Gaben als Erwachsene.

Bei pulverisierten Pflanzen oder Pflanzenmischungen ist die häufigste Dosierung:

Kinder	⅛–¼ TL
Jugendliche	¼–½ TL
Erwachsene	½–1 TL
Ältere und/oder sehr Geschwächte	¼–½ TL

Weinabkochungen

Kinder bis 12 Jahre	pro Lebensjahr 1 Tropfen als Einzelgabe (evtl. um 1–2 Tropfen reduzieren), max. 12 Tropfen
Jugendliche/Erwachsene	1 TL–2 EL
Sensible Menschen	1 TL–½ EL
Ältere, geschwächte Menschen	1 TL–½ EL
Schwangere und Stillende	1 TL–½ EL (evtl. weniger)

Honigwürze
Als Alternative zum Wein, und damit zur Vermeidung von Alkohol, beschreibt Hildegard von Bingen die Honigwürze. Zur Herstellung wird ½–1 TL Honig in ½–1 Tasse warmen Wassers vermischt, sodass sich der Honig auflöst.

Dosierung von Salben

Patienten mit Hautausschlägen oder Ekzemen neigen zu einer generellen Überempfindlichkeit gegen viele Lebensmittel und Salben. Von daher ist es bei allen Cremes angezeigt, zunächst nur ein kleines Hautareal einzureiben und die Reaktion abzuwarten. Bei guter Verträglichkeit kann die Salbe je nach Bedarf großflächiger angewendet werden.

3.2.3 Wechsel der Heilmittel

Je akuter Krankheitsbeschwerden sind, desto schneller sollte ein Heilmittel wirken. Andernfalls sollte zeitnah ein Wechsel zum Nächstpassenden erfolgen. Akute Krankheitsbilder erfordern bei Nichtansprechen des ersten Heilmittels den Wechsel meist nach einem Tag, selten etwas eher. Bei sehr akuten Beschwerden kann schon nach 15–30 Min.

ein Wechsel sinnvoll sein. Chronische Erkrankungen bedingen eine Zeitspanne von 1–4 Wochen, bis über eine nachfolgende Arznei nachgedacht werden sollte, da der Organismus langsamer reagiert.

3.2.4 Begleitende hildegardische Unterstützung bei einer pharmazeutischen Therapie

Auch bei einer Therapie mit chemischen Präparaten kann i. d. R. begleitend eine hildegardische Behandlung erfolgen, da sie eine ergänzende, komplementäre Wirkung zeigt, ohne die erwünschten Ziele der chemischen Medikamente zu stören. Dies ist eine allgemeine naturheilkundliche Erfahrung. Im Einzelfall sollte die ergänzende Therapie mit den Ärzten besprochen werden.

3.2.5 Unerwartete und unerwünschte Reaktionen auf Heilmittel

Während der Behandlung mit pflanzlichen Heilmitteln kann es sehr selten zu unerwarteten Reaktionen kommen. Mögliche Gründe dafür sind:

Erst-Reaktionen

In der naturheilkundlichen Medizin sind sogenannte Erst-Reaktionen bekannt. Durch ein Heilmittel wird das Immun- und Regulationssystem des Körpers angeregt, vermehrt zu arbeiten, was sich in körperlichen Reaktionen wie kurzfristiger Verschlimmerung der Beschwerden äußern kann. Diese Reaktionen kommen – wenn überhaupt – am ehesten bei sich lange hinziehenden, chronischen Beschwerden vor. Sie sind vergleichbar mit einem „schwelenden Feuer", das nun angefacht wird, um die Keime oder „Schadstoffe" im Körper zu verbrennen, die den Organismus vorher belastet haben. Ein zweiter Vergleich ist der eines Muskelaufbaus für Untrainierte, bei denen es zunächst zu einem Muskelkater kommt und nachfolgend einer verbesserten Leistungsfähigkeit. So sind Erst-Reaktionen ein positives Zeichen. Sie zeigen, dass die Arzneien wirken. Nur sollte die „Verschlimmerungs-Phase" kurz sein, nach wenigen Stunden oder ein bis zwei Tagen abklingen und rasch zu einer Besserung des Gesundheitszustandes führen. Es reicht, das Heilmittel auszusetzen, bis die „Antwort" des Körpers vollständig abgeklungen ist. Erst dann sollte die Behandlung mit einer geringeren oder selteneren Dosierung wieder aufgenommen werden. Bei guter Verträglichkeit und keinen weiteren Beschwerden kann nach wenigen Tagen die Steigerung auf die ursprüngliche Dosierung erfolgen. Sollte es erneut zu Reaktionen kommen, ist das Heilmittel abzusetzen. Bei allen Unklarheiten ist eine ärztliche Abklärung wichtig und notwendig.

Unverträglichkeiten

Wie bei einem pharmazeutischen Medikament oder einem Lebensmittel kann es äußerst selten zu Unverträglichkeiten kommen, die das Absetzen der pflanzlichen Arznei notwendig machen. Diese können unspezifisch (pseudo-allergisch) sein oder noch seltener echte allergische Reaktionen darstellen. Am ehesten betroffen sind die Haut oder Schleimhäute, selten die Atemwege oder der Kreislauf. Die pflanzlichen Mittel müssen dann gleich abgesetzt werden. Sind bei Kranken bereits Allergien gegenüber Lebensmitteln und/oder pflanzlichen Heilmitteln bekannt, müssen diese vermieden und andere, ebenfalls infrage kommende Heilmittel eingesetzt werden. Bei allen Unklarheiten ist ein fachlich-medizinischer Rat einzuholen. In der Familie sind i.d.R. Allergien und Unverträglichkeiten bereits bekannt. Achten Sie darauf, zu welcher Pflanzenfamilie Ihre Allergene gehören. So können Sie auf mögliche weitere Allergien schließen.

Verschlimmerungen

Stärkere Verschlimmerungen der Beschwerden während der Behandlung sind meist auf zusätzliche Krankheitsursachen zurückzuführen, die in einer ärztlichen Untersuchung geklärt werden sollten. Bis dahin ist es auch in diesem Fall notwendig, das Heilmittel abzusetzen.

Fazit

Bei allen anhaltenden Beschwerden oder länger dauernden Reaktionen sollte eine ärztliche Abklärung erfolgen und das Heilmittel vorsichtshalber abgesetzt werden.

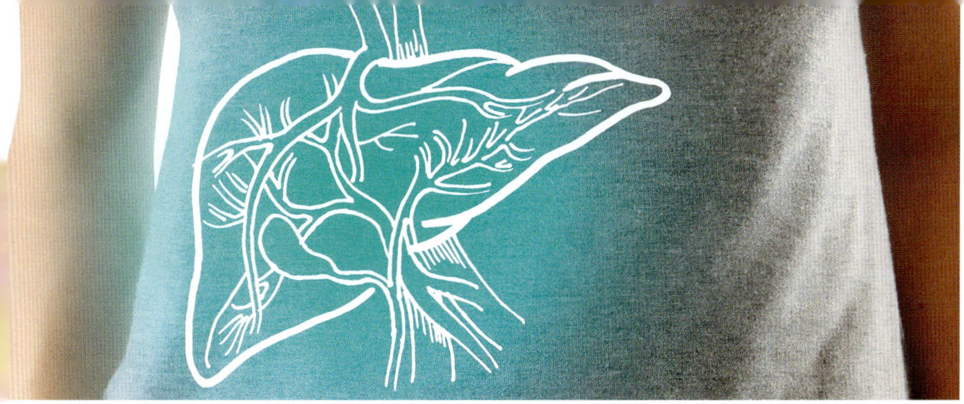

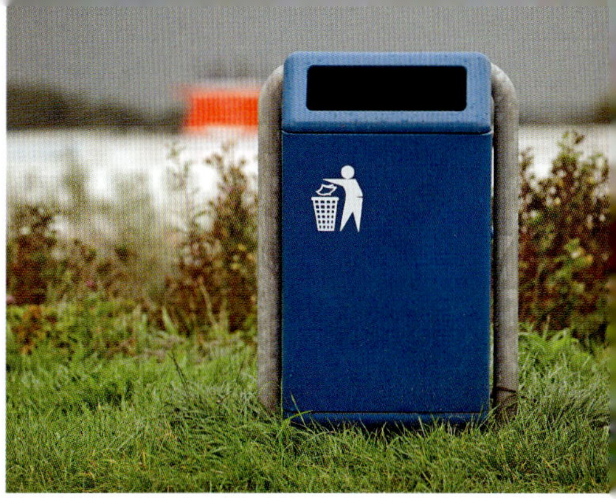

3.3 Der Stoffwechsel

Die organischen Lebensvorgänge wie die Verdauung und weitere Verarbeitung der Nahrung, die Erneuerung von Körpergewebe und -zellen, die Versorgung mit Blut, Wärme und Energie, die Atmung mit der Sauerstoffversorgung jeder einzelnen Körperzelle, der Abtransport nicht mehr benötigter oder verbrauchter „Materialien“ und vieles mehr werden durch den Stoffwechsel geregelt. So muss z. B. die Nahrung, die wir essen, in kleine Grundbestandteile zerlegt und in die für unseren Körper jeweils passenden Baustoffe neu zusammengesetzt werden: Enzyme teilen im Darmtrakt tierische und pflanzliche Eiweiße, Proteine genannt, in kleine Bruchstücke, die Aminosäuren, auf, damit sie anschließend zu menschlichem Eiweiß wie etwa einer Muskel- oder Knochenzelle umgeformt und neu zusammengesetzt werden können. Entsprechende Stoffwechselvorgänge gibt es für Kohlehydrate, Fette und vieles mehr.

3.3.1 Ausleitung/ Entgiftung

Das Thema Ausleitung oder „Entgiftung“ ist in der Naturheilkunde seit Jahrhunderten, besser gesagt seit Jahrtausenden, ein eminent wichtiges. In der wissenschaftlichen Medizin und in vielen Arztpraxen wird die Frage von Patienten nach Möglichkeiten der Entgiftung oft etwas mitleidig belächelt. Dabei fallen im Organismus ständig Stoffwechselprodukte an, die der Körper entsorgen muss. Als weise Einrichtung vor einer zunehmenden Verschlackung besitzt der Körper Entgiftungsmöglichkeiten über verschiedene Organe wie Leber und Gallenblase, Nieren, Lunge, Darm (s. Kap. 3.5 „Der Darm – ein Organ mit vielfältigen Aufgaben“), Haut (z. B. durch Schwitzen), Gebärmutter mittels der Monatsblutung und Schleimhäute.

3.3.2 Die Leber

Die Leber ist das große Stoffwechsel- und Entgiftungsorgan unseres Organismus und befindet sich im rechten Oberbauch. Als „Chemiker" ist sie maßgeblich für den Abbau der Nahrung und den Aufbau der notwendigen Körperbaustoffe zuständig. Sowohl in der Leber als auch in den unterschiedlichsten Körperzellen entstehen bei den o.g. Stoffwechselleistungen Abfallprodukte. Im Gegensatz zu der weit verbreiteten Meinung, die Leber entgifte den Organismus nur durch den Abbau von Alkohol, ist dieses Organ für sehr viele Abbauvorgänge im Körper verantwortlich (s.a. Kap. 3.3.1 „Ausleitung/Entgiftung"). So kann sie z.B. auch durch unterschiedliche Chemikalien in der Luft, im Wasser und in der Nahrung, durch Medikamente, Hormone oder Umweltschadstoffe belastet und beeinträchtigt werden, sogar lange Zeit bevor das internistisch nachweisbar ist.

Die Funktionsfähigkeit der Leber wird im medizinischen Labor hauptsächlich durch die Leberenzyme, besonders GOT, GPT, γ-GT, AP, und das Bilirubin bestimmt. Selbst bei völlig normalen Werten kann bereits eine funktionelle Leber-Stoffwechselschwäche vorliegen. Eine Erklärung dafür ist: Erst wenn die Umhüllung der einzelnen Leberzellen, die Zellmembranen, nicht mehr intakt, sondern durchlässig – „porös" – geworden ist, gelangen vermehrt Leberenzyme in das Blut und werden als erhöhte Werte gemessen. Solange die Membranen noch ihre rechte Funktion besitzen, bleiben die Leberwerte im Normbereich. Dabei kann jedoch die Zelle in ihrem Inneren beispielsweise nur noch zu 70% arbeiten und damit eine deutliche Einschränkung zeigen. Diese lässt sich anhand der genannten Laborwerte nicht feststellen, wodurch den Patienten fälschlich mitgeteilt wird, sie seien völlig gesund. Hinweise auf eine verminderte Zellfunktion kann eine gründliche körperliche Untersuchung beim Abtasten (Palpation) ergeben, die Gewebeverhärtungen und/oder Druckschmerzhaftigkeiten der Leber zeigt. Ebenso lassen sich durch verschiedene naturheilkundliche Verfahren Funktionsschwächen oder Stoffwechselschwächen erkennen.

Leberabhängige Beschwerden, welche Patienten häufig äußern, sind: Blähungen oder Unverträglichkeiten von Nahrungsmitteln, besonders von fetten Speisen, zu heller Stuhlgang und bisweilen auch Stimmungsschwankungen. Dieser Einfluss auf die Stimmung war auch schon der hl. Hildegard bekannt. Sie hat sie jedoch anders ausgedrückt. Lebens-

mittel, welche die Stimmung positiv beeinflussen können, sind in Kapitel 8 „Ernährungskunde nach Hildegard von Bingen“ beschrieben.
In der Temperamentenlehre ist seit Hippokrates der „Choleriker“ bekannt als der, dem die Galle überläuft, und der „Melancholiker“, dem sie schwarz wird. Diese Einsichten sind auch heute noch aktuell und keineswegs veraltet und weisen auf die sinnvolle Unterstützung des Leber-Galle-Systems hin.

3.3.3 Die Nieren

Die Nieren tragen wesentlich zur Ausleitung bei. Mit dem Urin scheiden sie die harnpflichtigen Substanzen aus, das sind wasserlösliche „Schlacken“ aus den Stoffwechselprozessen. Funktionelle Einschränkungen der Nieren zeigen sich, wie bei der Leber, meist lange bevor laborchemische Untersuchungen des Blutes veränderte oder krankhafte Werte von Kreatinin und Harnstoff ergeben. Auch Ultraschall-Kontrollen sind in der Regel unauffällig.

Erste Hinweise können sein:

- **Schwellungen (Ödeme)** um die Augen oder des Gesichts,
- **ungenügender Harnabgang** mit dem Gefühl, nicht genug Wasser gelassen zu haben. Bei Männern ist dabei auch an die Vergrößerung der Prostata zu denken.
- **Empfindlichkeit im Bereich der Nieren** (jeweils rechts und links eine halbe Handbreite oberhalb und unterhalb der letzten Rippe am Rücken),
- **Druckempfindlichkeit der Nieren** bei der ärztlichen oder heilpraktischen Untersuchung.

3.3.4 Problematik

Die Ausscheidung von Stoffwechselprodukten gelingt nicht immer vollständig, wie beispielsweise an Verdickungen der Gelenke und Gefäße (Arteriosklerose) sowie an Zysten und an Steinbildungen in der Gallenblase oder in den Nieren zu beobachten ist. Stoffe, die ein Organismus nicht ausleiten kann, die sogenannten „Schlacken“, lagert er zudem in einer Art Mülleimer, in dem unspezifischen Bindegewebe, auch Mesenchym genannt, ab. Dieser „Mülleimer“ ist jedoch individuell unterschiedlich groß. Das bedeutet, dass einige Menschen länger mit Belastungen fertig werden, während andere schon frühzeitig Beschwerden entwickeln. Für alle aber gilt: Wenn dieser Mülleimer eines Tages voll ist, können sich als Folge Krankheiten einstellen.

Dies lässt sich am Beispiel der Regentonne am besten erklären. Zunächst fasst sie eimerweise große Mengen, am Schluss reicht ein Tropfen, um das Fass zum Überlaufen zu bringen. Auf eine Erkrankung bezogen bedeutet dies: Manchmal löst – scheinbar – eine kleine Ursache eine Krankheit aus. Die großen Belastungen, die vorher in der Tonne gesammelt wurden, vergessen wir oder erkennen sie erst im Rückblick.

3.3.5 Bedeutung der Naturheilkunde

Diese Schilderungen zeigen, wie sinnvoll die alten Erfahrungen der naturheilkundlichen Medizin und der hildegardischen Heilkunde für kranke Menschen und zur Gesunderhaltung eingesetzt werden können. Bei der naturheilkundlichen Behandlung wird das individuelle Abfalldepot immer wieder abgebaut und der Körper so entlastet, also entgiftet. Da das Mesenchym gleichzeitig Träger der unspezifischen Körperabwehr ist, stärken diese Ausleitungen auch das Immunsystem.

Die wichtigsten Möglichkeiten und Methoden zur Ausleitung sind: die Blutreinigung nach Hildegard von Bingen (s. nächstes Kap.), das Setzten von Schröpfköpfen und das Moxen mit Beifuß-Zigarren oder -Kegeln zum Erwärmen in der Nähe der Haut, die Ernährungsumstellung, das Fasten, die Bewegung und selbstverständlich die entsprechenden (hildegardischen) Naturheilmittel (s. Kap. 4. „Hausapotheke für die ganze Familie“).

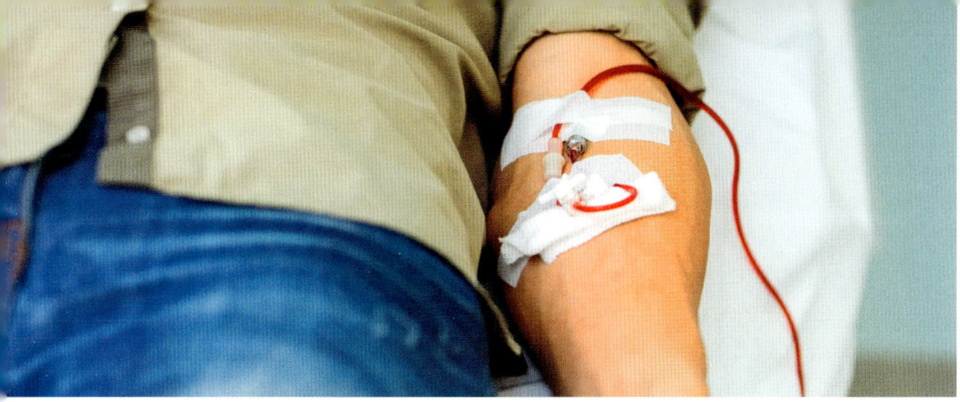

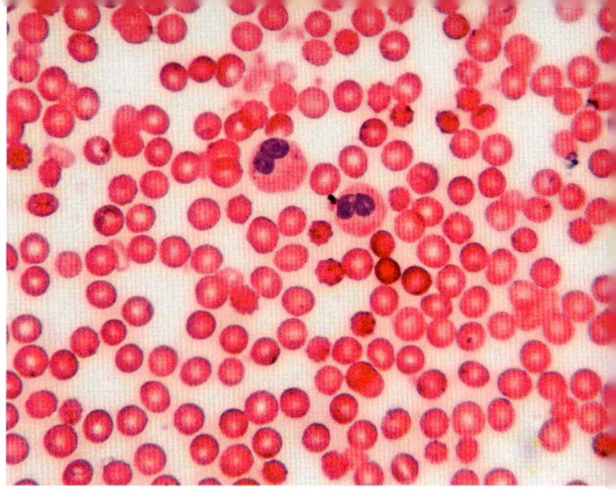

3.4 Die Blutreinigung nach Hildegard von Bingen

Der Mini-Aderlass hat als effektive Ausleitungs- und Entgiftungsmaßnahme bei Hildegard von Bingen einen hohen Stellenwert. Im Gegensatz zu den späteren mittelalterlichen Missbräuchen warnt sie ausdrücklich vor zu großen und schwächenden Blutentnahmen. So können wir ihre Angaben auch in der heutigen modernen Naturheilpraxis mit gutem Erfolg einsetzen.

3.4.1 Krankheitsbilder und Charakteristika

Die wichtigsten Beschwerden/Krankheiten für den „Mini-Aderlass":

- Durchblutungsstörungen
- Bluthochdruck
- Sklerosen (Ablagerungen aller Art)
- Arteriosklerose, auch des Herzens (Koronarsklerose)
- TIA (kurzfristige Durchblutungsstörungen des Gehirns)
- nach Schlaganfall (Apoplex)
- nach Herzinfarkt
- Nasenbluten (ohne organisch fassbare Ursache)
- Augenschwäche/Augenbeschwerden
- Fettstoffwechselstörungen
- hormonelle Beschwerden der Frau, auch in den Wechseljahren
- zu starke oder zu schwache Menstruation
- Rheuma
- Lungenstau
- Leberbeschwerden mit Gallenfunktionsstörung
- evtl. bei Depressionen und traurigem Herzen
- Kopfdruck

Besonders wertvoll ist dieser „Mini-Aderlass" aber auch als vorbeugende Maßnahme. Die einmal im Jahr präventiv durchgeführte Blutreinigung ähnelt einem Frühjahrsputz oder dem Ölwechsel eines Autos.

Ernährung nach der Blutreinigung
Zwei bis drei Tage nach der Blutentnahme sind wenige Ernährungshinweise zu beachten wie die Vermeidung von Käse, rohem Obst und Gemüse sowie Gebratenem, um den Stoffwechsel zu entlasten.

Hildegard von Bingen beschreibt in ihrem Buch *Causae et curae* einen bildhaften Vergleich: Ausschließlich in den ersten sechs Tagen nach Vollmond gleicht das Blut dem Meer. Der Unrat – wir würden heute Toxine oder Schlacken übersetzen – schwimmt in dieser Zeit wie eine Schaumkrone auf der Wasseroberfläche und fließt nach der Punktion einer der Ellenbogen-Venen als erstes Dunkles heraus. Sobald das Blut heller wird, also das gesunde kommt, ist die Blutentnahme zu beenden.

Häufigkeit:
Fast immer ist diese Behandlung einmal jährlich ausreichend, der kürzestmögliche Abstand zwischen zwei Aderlässen beträgt nach Hildegard drei Monate.

Die Charakteristika des hildegardischen Aderlasses sind:

- Es wird nur eine relativ kleine Blutmenge von ca. 30–80 ml entnommen. Das entspricht der Menge, die auch während eines Krankenhausaufenthaltes bei Operationen und/oder schweren Erkrankungen häufig abgenommen wird. Auch Frauen verlieren monatlich während ihrer Regelblutung durchschnittlich 50–70 ml Blut. Bei einer Blutspende beträgt die abgenommene Menge sogar ca. 450 ml.
- Die erforderliche Menge kann durch den sichtbaren Farbumschlag des Blutes von einem anfänglichen Dunkelrot bis fast Schwarz zu einem helleren Rot genau bestimmt werden.
- Die Abhängigkeit der Behandlung vom Stand des Mondes mag zunächst seltsam erscheinen, ist aber hocheffektiv und z. B. vom Pflanzenwachstum bekannt.

3.4.2 Anwendung

Heute wird der Mini-Aderlass, besser als „Blutreinigung nach Hildegard“ bezeichnet, wie folgt i. d. R. 1-mal jährlich durchgeführt:
In der Zeit vom 1.–6. Tag nach Vollmond erfolgt einmalig völlig nüchtern die Blutentnahme mit einer etwas dickeren Kanüle. Sehr geschwächte Patienten dürfen bzw. sollten vorher etwas Warmes trinken oder essen. Sehr wichtig ist das langsame Herausfließenlassen des Blutes. Es sollte in einen Becher tropfen, in dem das Schlauchende am Boden des Bechers gehalten wird. Nach ca. 20–30 ml nimmt man von Zeit zu Zeit das Schlauchende kurz hoch, lässt einige Tropfen auf die Oberfläche tropfen und taucht es wieder ein. Unter einer guten Beleuchtung ist meist nach 30–50 ml, seltener 80 ml oder mehr, ein deutliches Hellerwerden zu sehen. Dann hat die Blutreinigung ihren Zweck erfüllt und die Kanüle wird entfernt. Die Patienten sind immer wieder von der Farbveränderung beeindruckt.

Die milde Blutreinigung kann nach Hildegards Angaben bei Männern bis zum 80. Lebensjahr, bei Frauen sogar bis zum 100. Lebensjahr durchgeführt werden.

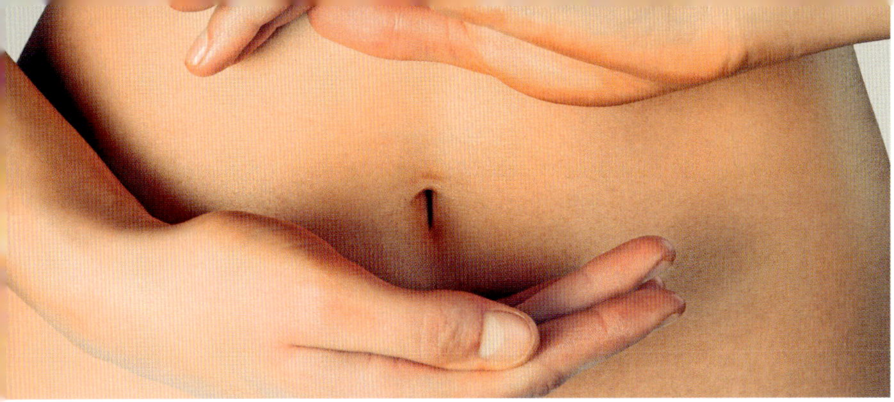
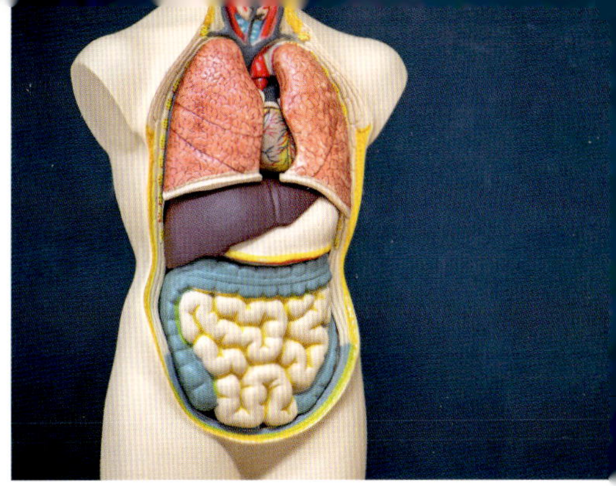

3.5 Der Darm – Ein Organ mit vielfältigen Aufgaben

Der Darm ist weit mehr als nur ein Organ für die Verdauung von Nahrung und Ausscheidung von deren Resten und Abbauprodukten. Zunehmend rückt die komplexe und wichtige Bedeutung des Darms in das Bewusstsein der eigenen Gesundheit. Dabei steht seine Funktion für die Abwehrleistung, den Aufbau von Vitaminen zur Aufrechterhaltung der Darmbarriere zum Schutz vor Allergien, die Stoffwechselvorgänge einschließlich der Entgiftung sowie die Rolle des sogenannten Bauchhirns im Fokus. Auch die wissenschaftliche Medizin zeigt ein zunehmendes Interesse an diesen Zusammenhängen. Naturheilkundlich wird der Verdauungstrakt schon immer als eine Einheit – von der Mundhöhle bis zum Enddarm – betrachtet. Schwächen des gesamten Darm-Systems können sich zum Beispiel durch auffällige Verfärbungen oder Belägen der Zunge oder in Verdauungsstörungen zeigen.

3.5.1. Mikrobiom (Darmflora)

Für die reibungslose Funktion aller Aufgaben ist die Besiedlung der einzelnen Verdauungsabschnitte mit den jeweils unterschiedlichen notwendigen und nützlichen Darmkeimen Voraussetzung. Vor allem in der Mundhöhle sowie im Dünn- und Dickdarm befinden sich diese guten Bakterien, welche in einer Partnerschaft (Symbiose) mit dem Menschen existieren. Das bedeutet, sie führen lebensnotwendige Aufgaben für ihren „Wirt“ aus, profitieren aber gleichzeitig selbst davon. Sie werden daher Symbionten oder Mund- und Darmflora, neuerdings auch Mikrobiom, genannt. Ihre Zahl ist unvorstellbar groß und beträgt 100 Billionen. In ihrer Zusammensetzung sind sie abhängig von den Ernährungsgewohnheiten des jeweiligen Menschen. So unterscheidet sich z. B. die

Darmflora bei überwiegend pflanzenbasierter oder vegetarischer Nahrung von der Besiedelung bei fleischbetonter Kost. Auch emotionale Faktoren haben positive oder negative Einflüsse darauf, wie australische Forscher herausfanden. Das Zusammenwirken der sinnvollen Bakterien ist mit dem ökologischen Gleichgewicht des Waldes vergleichbar, welches eine Stabilität bewirkt und auch mit Störungen durch Schmarotzer selbst fertig wird. Mittlerweile können die in der Naturheilkunde seit Jahrzehnten besonders beachteten Auswirkungen einer intakten Darmbarriere durch viele wissenschaftliche Untersuchungen von Forschungsinstituten belegt werden. Das darmassoziierte Immunsystem bildet ein wesentliches Abwehrsystem mit vielfältigen Enzymen und Abwehrzellen. Massive Störungen von außen können dieses System so beeinträchtigen, dass es „zusammenbricht". So kann die Balance im Darm beispielsweise durch die – im Einzelfall lebensrettende – Gabe von Antibiotika erheblich gestört werden. Eine mögliche Folge ist die in der Fachwelt bekannte „Antibiotika assoziierte Diarrhoe (Durchfall)". Vereinzelt sind sogar Krankenhaus-Einweisungen wegen massiver blutiger Durchfälle bekannt. Häufiger sind länger andauernde Beschwerden wie Fehlverdauung, Bauchschmerzen und Blähneigung.

Falls Antibiotika unausweichlich sind, sollte daher zur Vorbeugung am besten schon während der pharmazeutischen Behandlung, und auf jeden Fall danach, die Regeneration der individuell unterschiedlich guten „Darmbewohner" naturheilkundlich unterstützt werden.

Dafür haben sich insbesondere der Bärwurz-Mischpulver-Birnen-Honig und der Hirschzungen(farn)-Kräutertrank sehr bewährt (s.a. Kap. 5.4 „Magen-, Darm-, Verdauungsbeschwerden"). Idealerweise schützt der eigene Organismus dadurch seine Bakterienvielfalt oder baut sie wieder auf. Untersuchungen zeigten, dass ohne diese Aufbauhilfe die vollständige Regeneration der Darmflora neun Monate und länger dauern kann.

Selbst bei der Lactose- und Fructose-Intoleranz gibt es gute Erfahrungen mit der Förderung der guten Darmbakterien bei einer gleichzeitigen Ausleitung und „Entgiftung" der zum Teil Jahre zurückliegenden Antibiotika-Behandlungen sowie deren Nebenwirkungen.

3.5.2. Obstipation (Verstopfung)

Die Frage, wie regelmäßig bzw. häufig eine Stuhlentleerung stattfinden sollte, wird unterschiedlich beantwortet. Aus naturheilkundlicher Sicht ist eine (fast) tägliche Verdauung wünschenswert, da dies die Darmzellen durch eine frühzeitige Ausscheidungs- und Entgiftungsleistung entlastet. Im Gegensatz dazu stellt eine zu seltene oder ungeregelte Verdauung in Verbindung mit einer ungesunden Ernährung, eine größere Belastung für die Darmschleimhaut dar. Durch die längere Passage- und Verweildauer haben die „Abfallstoffe", die über den Darm ausgeschieden werden sollen, einen längeren Kontakt mit den Schleimhautzellen besonders des Dickdarms. Mögliche Folgen können – müssen jedoch nicht – Erkrankungen des Darms wie Entzündungen (Morbus Crohn, Colitis ulcerosa) oder Tumorbildungen sein. (Zur Behandlungsmöglichkeit der Verstopfung s. Kap. 4 „Hausapotheke für die ganze Familie" → „Flohsamen" (S. 89) und Kap. 5.4 „ Magen-, Darm-, Verdauungsbeschwerden").

3.5.3. Cholerese (Gallenfluss)

Für eine geregelte Verdauung ist außerdem die passende Bereitstellung der Verdauungsenzyme – besonders von der Bauchspeicheldrüse – und des Gallensaftes der Leber unabdingbar. Zusammen spalten sie die Kohlenhydrate (Zucker), Eiweiße und Fette in die für uns verwertbaren Bruchstücke, welche der Organismus für den eigenen Bedarf neu zusammensetzt. In der Medizin gibt es den Begriff der Cholerese, die den geordneten Gallenfluss beschreibt. Ist dieser Fluss ungenügend oder stockt er, hat das Auswirkung auf die Verdauungsleistung und Nahrungsverwertung. Der Gallensaft ist auch für die Färbung des Stuhls verantwortlich. Weicht die Farbe von dem normalen Braunton ab, kann dies ein Hinweis auf eine Leberstoffwechselschwäche oder auf eine Störung der Gallenproduktion oder des Gallenflusses sein.

3.5.4. „Bauchhirn"

Eine weitere wesentliche Rolle kommt den Darmzellen bei der Bildung des Glückshormons *Serotonin* zu, welches zum Großteil im Magen-Darm-Trakt gespeichert wird. Der Serotonin-Aufbau erfolgt aus dem Eiweißbaustoff Tryptophan, das mit der Nahrung aufgenommen werden muss und beispielsweise in Dinkel, Hafer, Weizen sowie Bohnen, Kürbissen, Edelkastanien, Mandeln, Äpfeln, Fisch, Hühner- und Putenfleisch enthalten ist. Serotonin beeinflusst die Funktion der Darmnerven und des Gehirns sowie die Emotionen. Es trägt zur guten Stimmung, inneren Gelassenheit und Zufriedenheit bei sowie zum Angstabbau und zur Besserung bei Depressionen. Neuere Forschungen untermauern die vielfältigen Beziehungen des Darmnervensystems als „Bauchhirn“ mit dem Gehirnnervensystem. Die Versorgung des Darms mit Nerven wurde schon 1862 von dem Arzt Prof. Dr. Leopold Auerbach entdeckt, ein zweites Nervengeflecht befindet sich innerhalb der Darmwand (submucös). Die weitreichenden Aufgaben beider Nervengeflechte, die sogar Einflüsse des Bauches auf intuitive Entscheidungen vermuten lassen, sind jedoch erst um die letzte Jahrtausendwende in das breitere Interessenfeld der Wissenschaft gerückt. Diese Verbindungen bieten z. B. auch Behandlungsansätze bei Allergien und unterschiedlichen neurologischen Erkrankungen wie ADHS, Parkinson, Alzheimer und MS.

3.5.5. Lymphsystem

Das darmassoziierte Lymphsystem macht einen Hauptteil des gesamten Lymphsystems aus. Im Hinblick darauf lässt sich die große Bedeutung eines gesunden Darms bzw. die Unterstützung und Pflege der Darmfunktion für viele Bereiche der Gesundheit nachvollziehen. Hierzu kann eine gute vollwertige Ernährung einen wesentlichen Beitrag leisten. Erläuterungen hierzu finden Sie in Kapitel 8 „Ernährungskunde nach Hildegard von Bingen“.

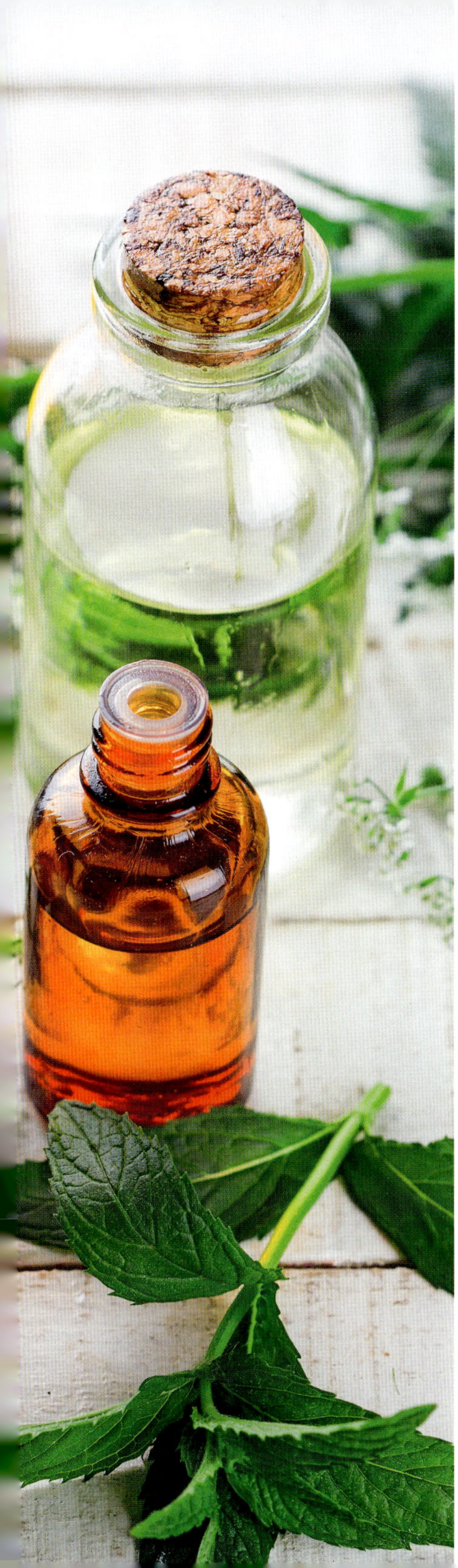

Hausapotheke für die ganze Familie –

Heilmittel von A–Z

4

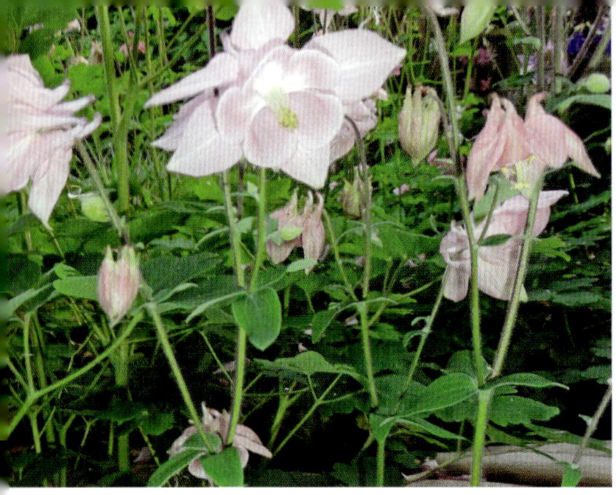
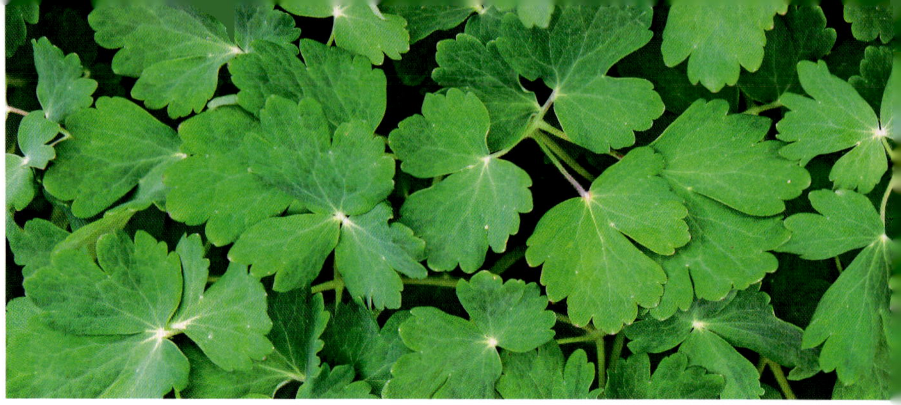

Achtung:
Die Blüten sind giftig und dürfen arzneilich nicht verwendet werden.

Hildegard schreibt:
„Auch der, bei dem Skrofeln zu wachsen beginnen, soll oft rohe Akelei essen, und die Skrofeln werden abnehmen. Denn Skrofeln sind nagender Schleim und werden von den guten Kräften dieses Krauts aufgelöst.“ (PH, S. 123)

Hinweis:
Skrofeln sind Schwellungen der lymphatischen Gewebe besonders im Nasen-Rachen-Kiefer-Bereich.

Akelei (Aquilegia vulgaris)

Die Akelei wächst in vielen Gärten und ist gut an ihren Blüten in der Zeit von Mai bis September zu erkennen. Deren Farbe ist weißlich-beige, rosa oder auch tiefblau. Die grünen Blätter der Akelei sind essbar und heilkräftig.

Als Heilmittel ist die Akelei in zwei unterschiedlichen Arznei-Zubereitungen beschrieben mit jeweils eigenständigen Wirkrichtungen:

- Akelei-Blätter bzw. Akeleiblätter-Pulver (Plv. aquilegiae)
- Akelei-Honig

Akeleiblätter (Foliae aquilegiae)
Akeleipulver (Plv. aquilegiae)

Anwendungsgebiete:

- Lymphknotenschwellungen, insbesondere bei Kindern
- Wucherungen (Adenoide) der Rachenmandel
- Vergrößerungen der Gaumenmandeln – (Tonsillen-Hypertrophie) auch mit nächtlichem Schnarchen
- Paukenerguss der Ohren
- Polypen der Nase und der Nasennebenhöhlen

Dosierung:

Kleinkinder	ab 1 Jahr	1-mal täg-lich	¼ Blatt oder ⅛ TL Akeleipulver
Kinder	3–7 Jahre	2-mal täg-lich	¼ Blatt oder ⅛ TL Akeleipulver
Schulkinder	6–12 Jahre	2–3-mal täglich	½ Blatt oder ¼ TL Akeleipulver
Schulkinder u. Erwachsene	ab 13 Jahre	2–3-mal täglich	1 Blatt oder ½ TL Akeleipulver

Dauer: 4–6 Wochen. Nach dieser Zeit sollte eine Verkleinerung der Lymphknoten oder der Mandeln festzustellen sein. Diese Akelei-Kur kann nach einer Pause von 2 Wochen bei Bedarf noch einmal wiederholt werden.

Hinweis:
Wer die Möglichkeit hat, nehme die frischen grünen Blätter, ansonsten lassen sich die pulverisierten Blätter als Akeleipulver in der Apotheke bestellen und mit etwas Flüssigkeit einnehmen.

Akelei-Honig

Anwendungsgebiete:

- Verschleimung der oberen Luftwege
- Husten/Bronchitis mit reichlicher Schleimabsonderung
- Schnupfen/Nasennebenhöhlen-Reizung/-Entzündung mit reichlicher Schleimabsonderung

Auffällig ist das wiederholte Räuspern, das Schleimspucken oder das Herunterlaufen des Sekretes aus den Nasenhöhlen in den Rachenraum.

Anwendung: 4–5 gestrichene TL Akeleipulver oder 7–8 kleingeschnittene Akeleiblätter in ca. 4 EL Honig einrühren.

Dosierung: 3–4-mal täglich ¼ bis ½ TL ab dem 4. Lebensjahr.

Dauer: 4–6 Wochen, kann bei Bedarf nach einer zweiwöchigen Pause für 2–3 Wochen wiederholt werden.

Hildegard schreibt:
„Und wer viel Phlegma auswirft, soll Akelei in Honig beizen und oft essen: Sie vermindert das Phlegma und reinigt ihn, weil die Kälte der Akelei, vermischt mit der Wärme des Honigs, das Phlegma, das von warmen und kalten Säften kommt, vermindert."
(PH, S. 123)

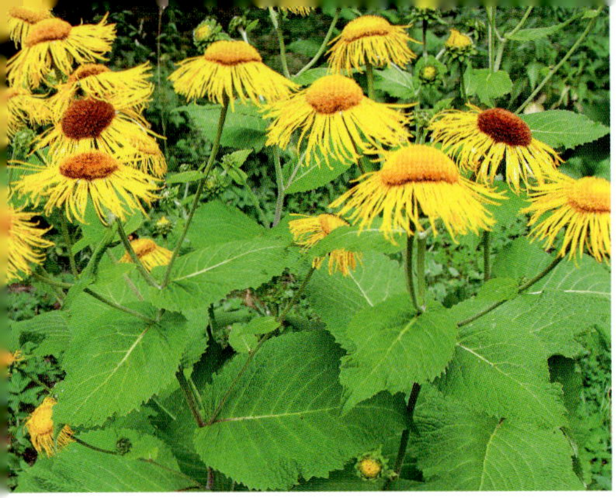

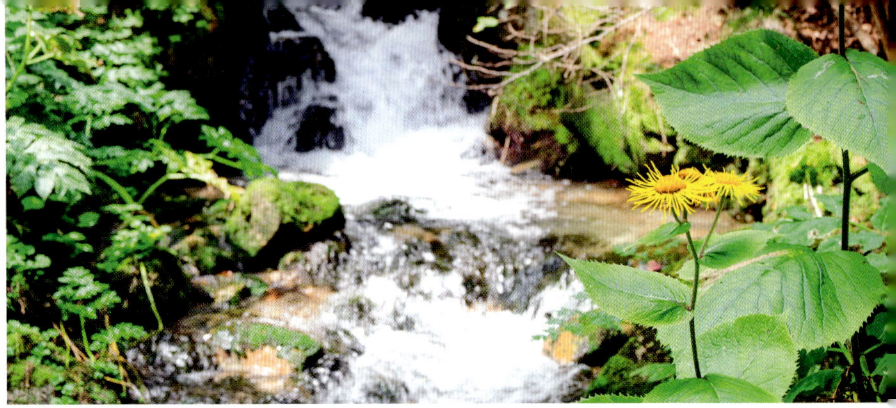

Alant (Inula helenium)

Hildegard schreibt:

„Alant ist von warmer und trockener Natur und enthält nützliche Kräfte. Er soll das ganze Jahr über trocken wie grün in reinen Wein eingelegt werden. Aber wenn er sich im Wein zusammengezogen hat, haben die Kräfte darin nachgelassen; dann soll man ihn wegwerfen und neuen einlegen. Wer an der Lunge Beschwerden hat, soll ihn täglich in Maßen vor und nach dem Essen trinken, und er beseitigt das Gift (also den Eiter) aus seiner Lunge und unterdrückt den Halbseitenkopfschmerz und reinigt die Augen. Wenn ihn jedoch jemand häufig so trinken würde, würde er ihn wegen seiner Stärke verletzen. Wenn du nun keinen Wein hast, um ihn dort einzulegen, dann mach mit Honig und Wasser eine reine Honigwürze, leg den Alant hinein und trinke ihn, wie es oben gesagt wurde.“

(PH, S. 91)

Bei dieser stattlichen und bis zu 2 Meter hohen Pflanze mit ihren gelben Blüten ist auch die therapeutische Verbindung mehrerer Beschwerden eindrucksvoll.

Alantauszug im Wein (Dec. inulae)

Anwendungsgebiete:

- Lungenerkrankung mit eitriger Schleimbildung
- Husten/Bronchitis mit eitrigem Auswurf, besonders gelbem oder grünem bei
  - gleichzeitigen Kopfschmerzen, halbseitig
  - Migräne/Kopfschmerz-Neigung bzw. Halbseitenkopfschmerz und/oder Augentrübung bei Lungenbeschwerden
  - Linsentrübung (Katarakt) bei Lungenbeschwerden

An Alant ist besonders zu denken, wenn der Auswurf eitrig ist und neben der Lungenerkrankung Beschwerden des Kopfes und/oder der Augen bestehen.

Anwendung: 1 EL Alant-Blätter (Foliae inulae) allein oder mit Alant-Wurzel (Radix inulae) 1:1 gemischt in ¼l Wein legen bis sich die Blätter zusammenziehen (ein bis mehrere Stunden). Danach abseihen und noch einmal wie oben beschrieben die Blätter oder Blätter mit Wurzelstücken einlegen, bis auch diese sich verändert haben und wiederum abseihen.

Dosierung: 3–4-mal 1 EL bei akuten Beschwerden.
2-mal 1 EL bei chronischen Beschwerden.

Dauer: 4–7 Tage bei akuten Erkrankungen.
2–4 Wochen bei chronischen Erkrankungen. Eine erneute Einnahme nach 1 Woche Pause ist bei Bedarf möglich.

Hinweis:
Ein bakteriell bedingter Auswurf ist gelb oder grün gefärbt im Gegensatz zu dem meist farblosen oder weißen Schleim eines viralen Infekts.

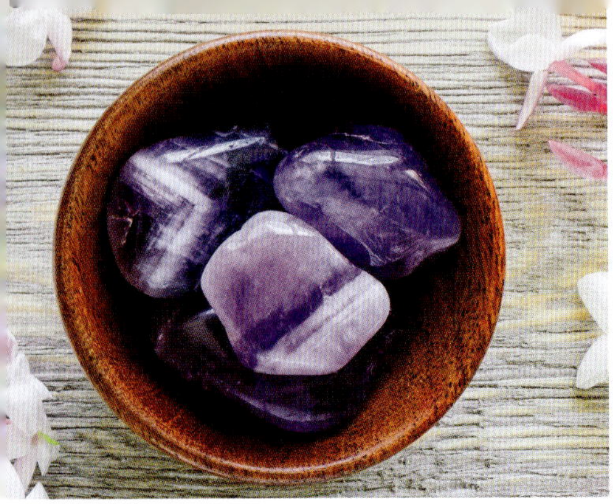

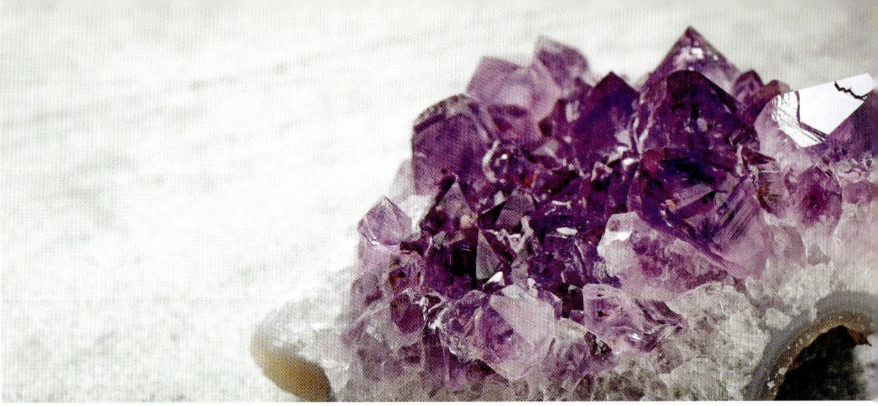

Amethyst (Amethystus)

Der Amethyst ist nach dem Jaspis der am häufigsten genutzte Heilstein und hat sich bei vielfältigen Beschwerden in zwei Anwendungsformen – als Stein sowie als Amethyst-Wasser – bewährt.

Die Verwendung von Heilsteinen

Die Verwendung von Edelsteinen oder Heilsteinen wird von vielen Menschen mit Skepsis betrachtet. Diese ist grundsätzlich sinnvoll, vor allem wenn sie zu einer vertieften Auseinandersetzung mit der betreffenden Materie führt. Bei den Edelsteinen sind es vor allem zwei Punkte, die Anstoß erregen:
Einige lehnen ihre Anwendung zunächst ab, da sie den Verdacht auf Esoterik haben. Dieser Vorstellung tritt Hildegard von Bingen in ihrem Vorwort, der Präfatio, zu den Steinen selber entgegen, indem sie schreibt:
„Aber wie Gott Adam in eine bessere Richtung erneuerte, so erlaubte Gott nicht, dass Glanz oder Wirkkraft dieser edlen Steine untergingen, sondern wollte, dass sie auf der Erde wären zu Ehre, Segen und Arznei, wie sich auch der Mensch mit ihnen schmückt." (PH, S. 247)
Die zweite vertretene Meinung ist, Steine seien aus toter Materie, die gar nicht wirken könne. Durch aufwändige Untersuchungen mittels eines Raster-Elektronen-Mikroskops haben Mineralogen wissenschaftlich nachgewiesen, dass in dem Grundgitter der Steine einzelne Mineralien wie z. B. Calcium-Atome sind, die im Gerüst „umherwandern" und zum Teil bis zur Oberfläche gelangen. Diese sich verändernden „Ausbuchtungen" können mit dem hochauflösenden Mikroskop darge-

stellt werden. Der Münchner Mineralogie-Professor Schultz bezeichnete diese einzelnen Atome als „Gewürze" innerhalb der Steine und stellte fest: Steine treten in Beziehung zur Umwelt und reagieren darauf, also könnte man sagen, sie leben. In der Praxis berichten Patienten immer wieder von erstaunlichen Besserungen.

Anwendungsgebiete:

- Zysten z. B.
  - der Eierstöcke (Ovarien)
  - der Brustdrüsen (Mammae)
- gutartige Tumore (Wucherungen) z. B.
  - Hauttumore
  - Warzen
- Geschwülste
- Tennis-Arm (Epicondylitis)
- Sehnenverhärtungen
- Verletzungen, äußere mit Schwellung
- Prellungen

Anwendung: Den mit eigenem Speichel angefeuchtete Stein (Trommelstein) mehrfach über die betroffene Schwellung streichen und auch zwischendurch immer wieder mit dem Speichel benetzen. Anschließend 15–30 Min. über die Schwellung halten oder mit einer Mullbinde fixieren. Bei offenen, blutigen Verletzungen um die Wunde herum streichen

Dosierung: 1–3-mal täglich 2–3 Min.

Dauer: 1–6 Wochen.

Aus der Praxis: Die Wirkung der Amethyst-Anwendungen ist immer wieder verblüffend. Sie ist ähnlich der Veilchensalbe und beide lassen sich zusammen kombinieren. Dass der Speichel zusätzlich eine heilsame Komponente hat, ist gut bei Tieren zu beobachten, die verletzte Körperregionen ablecken.

Hildegard schreibt:
„Auch wenn ein Mensch irgendwo an seinem Körper mit einer richtigen Geschwulst angeschwollen ist, soll er diesen Stein mit seinem Speichel anfeuchten und mit dem angefeuchteten [Stein] die Stelle der Schwellung überall berühren, und jene Geschwulst wird sich verkleinern und verschwinden. Denn die mit der warmen Feuchtigkeit des Speichels (weil dieser manchmal für die Gesundheit des Menschen heilsam ist) vermischte Wärme dieses Steins, löst die dort angesammelten unrecht heißen und unrecht kalten Säfte auf."
(PH S. 272f.)

Amethyst und Amethyst-Wasser

Anwendungsgebiete:

- Flecken im Gesicht
- Hautausschläge im Gesicht

Anwendung: Neben dem Anlecken des Steines (wie seitlich beschrieben) einen halben Liter Wasser erhitzen und den Amethyst mit einem hölzernen Rührlöffel 3–5 Min. über den Wasserdampf halten. Anschließend den Stein für 2–3 Min. in das heiße Wasser legen. Abgekühlt eignet sich das Amethyst-Wasser zum Waschen des Gesichts.

Dosierung: 1–2-mal täglich.

Dauer: 2–3 Wochen.

Hildegard schreibt:

„Ein Mensch, der Flecken in seinem Gesicht hat, soll einen Amethyst mit seinem Speichel anfeuchten und mit dem so befeuchteten [Stein] die Flecken bestreichen. Er soll auch am Feuer Wasser erhitzen und diesen Stein über das Wasser halten, damit sich der von ihm ausgehende Schweiß mit jenem Wasser vermischt, und dann lege er ihn auch in dieses Wasser und wasche mit diesem Wasser sein Gesicht. Er soll das oft tun, und er wird eine weiche Haut und eine schöne Farbe im Gesicht haben.“

(PH, S. 272)

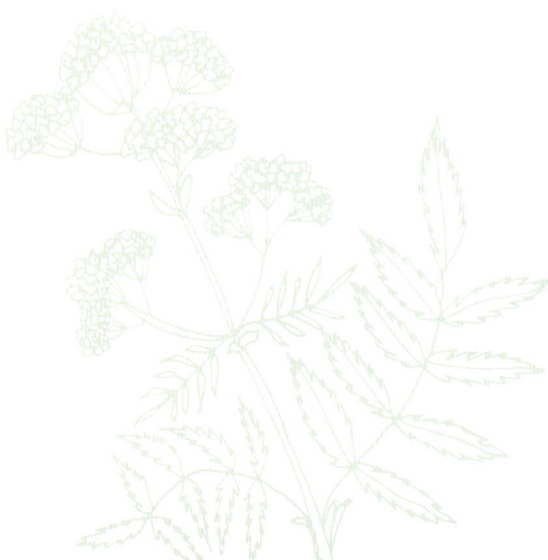

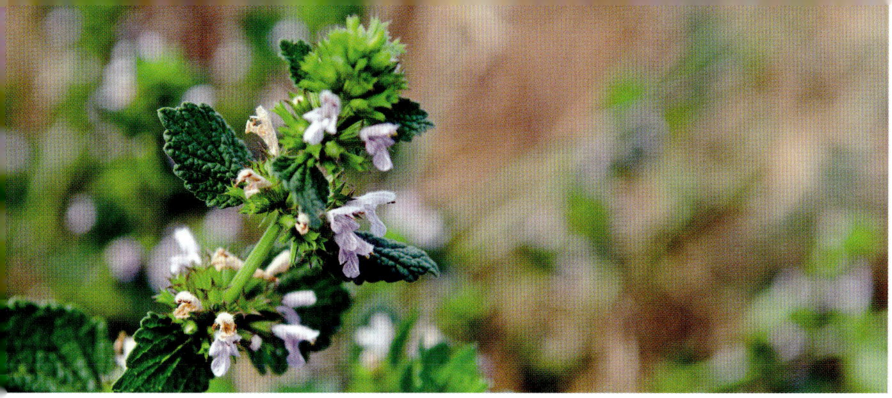

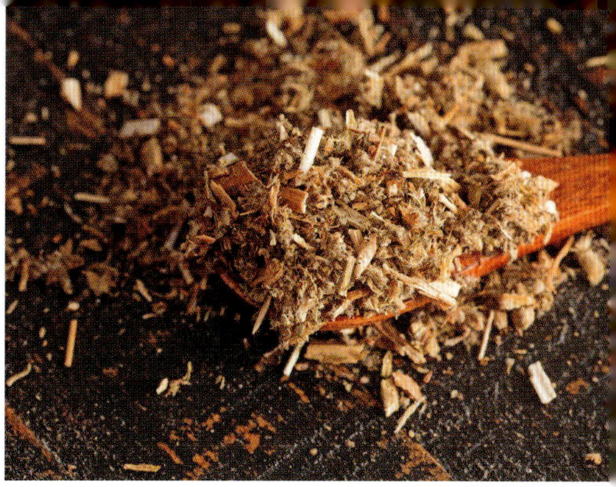

Andorn (Marrubium vulg.)

„Andorn ist warm und hat genug Saft und wirkt gegen verschiedene Krankheiten“ (PH, S. 47)

Von dieser Pflanze sind folgende Zubereitungsformen bekannt:

- Andorn-Wein-Butterschmalz-Abkochung (Extract. marrubii)
- Andorn-Fenchel-Dill-Wein
- Andorn-Packung/Andorn-Dampfbad
- Andorn-Honig-Wein

Hildegard schreibt:
„Wer Beschwerden im Hals hat, soll Andorn in Wasser kochen, das gekochte Wasser durch ein Tuch seihen und zweimal so viel Wein zufügen. Dann lasse er es in einer Schüssel ein zweites Mal kochen und gebe genügend Schmalz dazu. Das soll er so öfter trinken, und er wird am Hals geheilt werden, weil die starken und bitteren Kräfte [des Andorns], vermischt mit Wein und Schmalz, das Übel des kranken Halses beseitigen.“
(PH, S. 47)

Andorn-Wein-Butterschmalz-Abkochung (Extract. marrubii)

Anwendungsgebiete:

- Halsschmerz
- Kehlkopfentzündung (Pharyngitis)
- Schnarchen

Zubereitung: 1 gestrichenen TL Andorn-Kraut mit 40 ml (zwei Schnapsgläser voll) Wasser 4–5 Min. bei nicht zu starker Hitze kochen, damit das Wasser nicht vollständig verdunstet. Danach abseihen. Zu dem übrig gebliebenen Wasser 80 ml (¾ Weinglas) Wein (oder 1:1 Wein-Wasser-Mischung s. Hinweis) zufügen, einmal kurz aufkochen und mit 1 TL gut gehäuftem Butterschmalz oder Butter versetzen.

Dosierung: Die vorbereitete Menge als Ganzes oder auf zwei Portionen verteilt trinken. 2–4-mal täglich einnehmen.

Dauer: 2–7 Tage.

Andorn-Fenchel-Dill-Wein (Dec. marrubii-foeniculi-aneti)

Anwendungsgebiete:

- Husten/Bronchitis mit Schleimbildung
- Husten/Bronchitis bei Leber-Stoffwechselschwäche

Zubereitung: Den Andorn-Fenchel-Dill-Wein gibt es fertig zu kaufen oder er kann selbst hergestellt werden:

1 TL Fenchelsamen
1 TL Dill
⅓ TL Andorn in
80 ml (¾ Weinglas) Wein
5 Min. kochen und abseihen.

Dosierung: 3–4-mal täglich 1 TL–2 EL.

Dauer: 3–5 Tage bei Husten mit Schleimbildung.
5–14 Tage bei Husten, der durch eine Leber-Stoffwechselschwäche bedingt ist.

Hinweis:
Zur Zeit Hildegards hatte der Wein weniger Alkohol-Prozent als heute. Von daher ist es gerechtfertigt, statt des Weins eine 1:1 Mischung aus Wein und Wasser zu verwenden. Damit reduziert sich der Alkoholgehalt.

Für den von Hildegard erwähnten *„Schmalz“* kann Butterschmalz verwendet werden. In der Praxis hat sich auch Butter als wirksam erwiesen.

Hildegard schreibt:
„Ferner soll, wer Husten hat, Fenchel und Dill zu gleichen Teilen nehmen und füge ein Drittel Andorn dazu, koche das in Wein, seihe es durch ein Tuch und trinke es, und der Husten wird vergehen. Husten kommt nämlich von Beschwerden der Lunge und der Leber, und diese Beschwerden mildert der Andorn, der Dill aber trocknet den Husten aus und der Fenchel heilt ihn zusammen mit dem gesüßten Wein.“
(PH, S. 47)

Andorn-Dampfbad/Andorn-Packung

Anwendungsgebiete:

- Taubheit der Ohren (vor allem durch Infekte der oberen Luftwege)
- Schwerhörigkeit
- Tubenkatarrh

Anwendung: 2 TL Andorn mit 1 Glas Wasser 3–5 Min. kochen und danach abseihen.

Anschließend kann wie bei dem bekannten Kamille-Dampfbad der Erkrankte den Kopf mit einem großen Tuch über dem Topf mit dem heißen Wasser halten, sodass eine Wärmekammer entsteht. Darin 3–5 Min. die warmen Dämpfe auf den Kopf und besonders die Ohren einwirken lassen.

Als zweites besteht die Möglichkeit, die warmen Andorn-Kräuter (nicht zu heiß, um Verbrühungen zu vermeiden) 5–10 Min. auf die Ohren zu legen.

Dosierung: 1–2-mal täglich.

Dauer: 5–7 Tage.

Hildegard schreibt:
„Wer nämlich taube Ohren hat, soll Andorn in Wasser kochen, dann aus dem Wasser nehmen und dessen heißen Dampf in seine Ohren eindringen lassen. Auch soll er ihn so heiß auf die Ohren und seinen ganzen Kopf auflegen, und er wird ein besseres Gehör bekommen, weil seine Wärme rau ist und sein Saft bitter [und deswegen] verflüssigt er die geronnenen Säfte und vertreibt den Rauch, wodurch die Ohren taub werden, wie der Wind Staub zerstreut."
(PH, S. 47)

Hinweis:
Es ist sinnvoll, die Kräuter in ein Tuch einzuwickeln. So sind sie leichter auf den Ohren festzuhalten oder dort mit einem Stirnband zu fixieren.

Andorn-Honig-Wein (Dec. marrubii c. mel.)

Anwendungsgebiete:

- Beckenbodenschwäche
- Blasenschwäche (Blaseninkontinenz)
- Hernien (Brüche)
    - Leistenbruch (Leistenhernie)
    - Nabelbruch
    - Zwerchfellbruch

Hildegard schreibt:
„Und wer schwache und gebrochene Eingeweide hat, soll Andorn mit Wein kochen, dem genügend Honig beigegeben wurde, und den Sud in einen Topf gießen und oft trinken, und er heilt die Eingeweide.“
(PH, S. 47)

Zubereitung: Der Andorn-Honig-Wein ist ebenfalls als fertige Arznei zu kaufen oder kann selbst hergestellt werden:
2 EL Andorn mit
½ l Wein
5 Min. kochen,
3 EL Honig zufügen und noch
2 Min. weiterkochen, danach abseihen.

Dosierung: 3–4-mal ½–1 EL täglich.

Dauer: 4–6 Wochen. Auch vor einer notwendigen Operation und noch einmal danach.

Aus der Praxis: Eine ausgeprägte Bruchbildung muss operiert werden. Eine Behandlung mit dem Andorn-Honig-Wein vor dem Operationstermin hat sich als hilfreich erwiesen, um das Bindegewebe zu stärken. Eine Ausnahme bilden eingeklemmte Brüche: Hier muss oft eine sofortige Notoperation erfolgen, damit das eingeklemmte Darmsegment keinen Schaden erleidet und abstirbt.
Nach einer Operation ist in jedem Fall eine Behandlung sinnvoll, da einige Hernien zu einer erneuten Bruchbildung, einem Rezidiv, neigen.
Auch bei Blasenschwäche – meist der Frauen – ist eine begleitende Behandlung möglich. Die Unsicherheiten und Nöte in Alltagssituationen durch den unwillkürlichen Harnabgang werden als sehr belastend empfunden. Diese Behandlung kann sehr wirkungsvoll ergänzt werden mittels lymphatischer manueller Techniken durch speziell geschulte Behandler/innen.

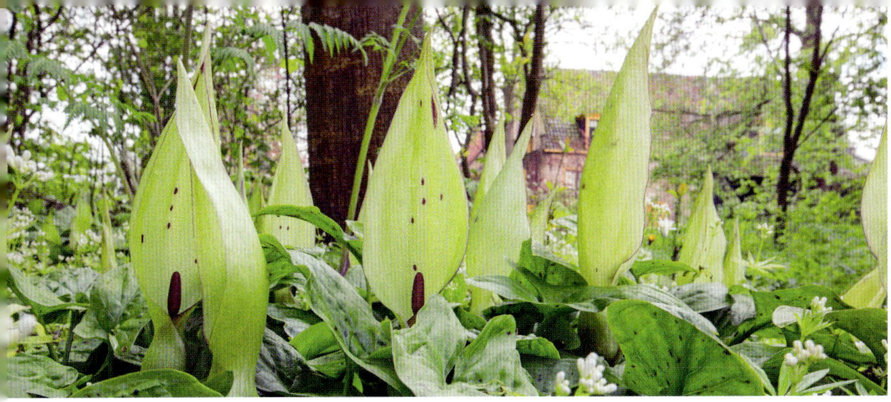
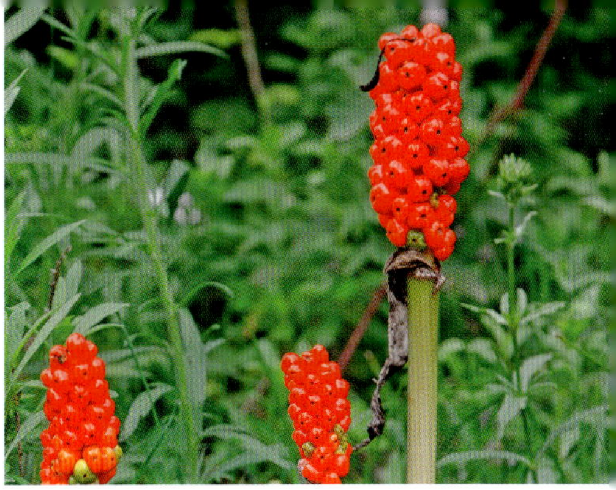

Aronstab (Arum species)

Aronstab gehört zu den bewährtesten stimmungsaufhellenden und schlaffördernden Pflanzen, die Hildegard erwähnt. Es gibt verschiedene Arten (species) dieser Pflanze, wie den gefleckten (Arum maculatum) oder den getüpfelten (Arum punctatum) Aronstab, die alle wirksam sind.

Aronstabwurzel-Trank (Dec. rhiz ari)

Anwendungsgebiete:

- Traurigkeit
- Niedergedrücktheit
- Schwermut
- Depressive Stimmung
- Depression
- Schlafstörung
- Antriebslosigkeit

Anwendung: Den Aronstabwurzel-Trank über den Tag verteilt in kleinen Mengen trinken.

Dosierung: 3–5-mal 1–2 EL Aronstabwurzel-Trank.

Dauer: 2–4 Wochen.

Hildegard schreibt:
*„Der Mensch, in dem die Schwarzgalle zunimmt, hat ein bitteres Gemüt und ist immer traurig. Er soll oft Wein trinken, der mit Aronstabwurzel gekocht ist, und [dieser] vermindert das melancholische Fieber in ihm, das heißt es verschwindet, wie gesagt, weil der mit der Wärme des Weines vermischte [Aronstab] die Kälte der Melancholie verringert und das Gemüt des Menschen froh macht.“
(PH, S. 58)*

Zubereitung: ½ gestrichener TL Aronstabwurzel (Rhiz ari) in ½l Wein 10 Min. lang kochen und dann vom Herd nehmen. Nach dem Erkalten mit einem Tauchsieder oder Wasserkocher mit freiliegenden Spiralen noch einmal erhitzen.

Aus der Praxis: Die Vermutung, pflanzliche Heilmittel könnten nur „ein bisschen“ wirken, wurde mit dem Aronstab sehr gründlich widerlegt. Ein 55-jähriger Selbstständiger, der aufgrund einer schweren Depression antriebslos und arbeitsunfähig war, kam mit einer Verwandten in die Sprechstunde. Diese hatte die Initiative ergriffen, denn er selbst war dazu gar nicht in der Lage. Die zuvor bei einem Neurologen durchgeführte antidepressive Behandlung hatte keinerlei Besserung gezeigt. Nach einer ausführlichen Anamnese, Befragung zur Krankengeschichte, erhielt er die Verordnung, 3–4-mal täglich 1 EL Aronstabwurzel-Trank zu sich zu nehmen und sich in einer Woche telefonisch zu melden. Nach 7 Tagen berichtete er, viel besser zu schlafen, sich deutlich wohler zu fühlen und sich auch wieder für seine Arbeit zu interessieren. Wenige Tage später sagte er den zweiten Termin ab. Von der Verwandten erfuhren wir, dass er zu diesem Zeitpunkt bereits wieder in seinem Büro arbeitete und es ihm gut ging. Oft dauert die Behandlung jedoch länger.

Hildegard schreibt:
„Aber ein Mensch ... soll die Wurzel des Aronstabs in reinem Wein kochen und erkalten lassen. Dann soll er einen feuerheißen Stahl in diesen Wein tauchen, um ihn erneut zu erhitzen, und ihn so trinken“ (PH, S. 59)

Hinweis zur Herstellung:
Aronstab ist eine Giftpflanze, deren Verwendung – in der richtigen Dosierung und Zubereitung – sich bis zu Hippokrates zurückverfolgen lässt. Die Wurzel verliert bei zweimaligem Erhitzen ihre ursprüngliche Giftigkeit.

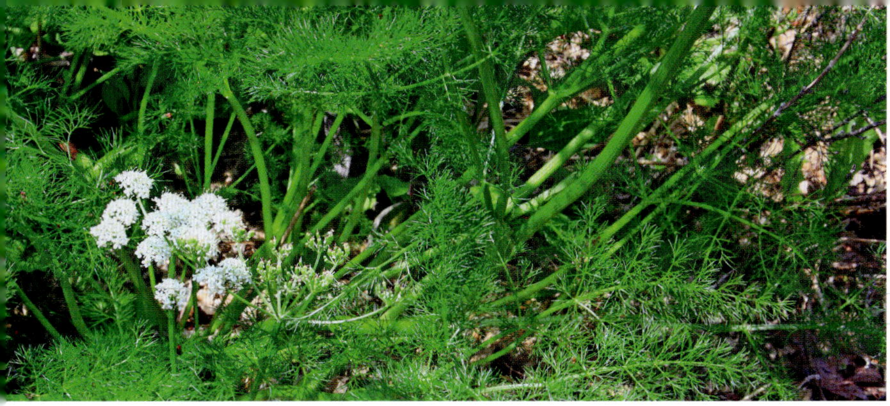
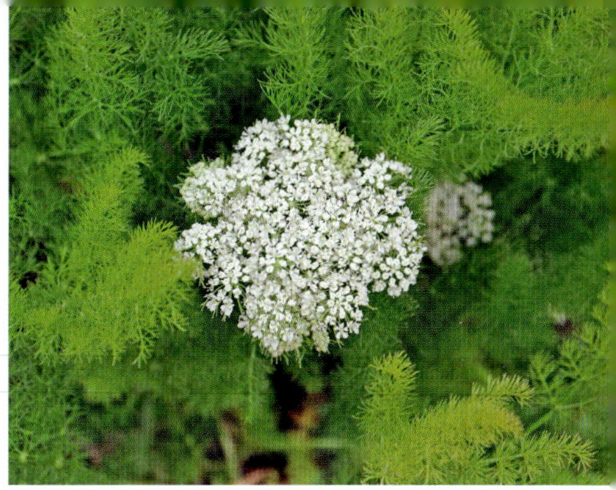

Bärwurz (Meum)

Bärwurz-Galgant-Süßholz-Pfefferkraut-Birnen-Honig (auch: Bärwurz-Mischpulver-Birnen-Honig genannt)

Der Bärwurz-Galgant-Süßholz-Pfefferkraut-Birnen-Honig gehört zu den bekanntesten und am häufigsten verwendeten Hildegard-Heilmitteln. Seine Beliebtheit hängt mit der umfassenden Heilwirkung zusammen. Hildegard nennt ihn sogar *„wertvoller als Gold“*.

Anwendungsgebiete:

- Migräne
- Atemnot
- Asthma bronchiale
- Allergie-Erkrankung
- „Entgiftung“/Toxin-Ausleitung
- Stoffwechsel-Unterstützung
- Darmflora-Unterstützung zum Aufbau einer gesunden Darmbesiedlung, auch nach Antibiotika-Einnahme (s. Kap. 3.5 „Der Darm – Ein Organ mit vielfältigen Aufgaben“)

Zubereitung: Für 100 g Bärwurz-Mischung nehme man:
35 g Bärwurz-Pulver (Plv. mei)
30 g Galgantwurzel-Pulver (Plv. rhiz. galangae)
20 g Süßholzwurzel-Pulver (Plv. rhiz. liquiritiae)
15 g Pfefferkraut (=Bohnenkraut)-Pulver (Plv. saturejae hort.)

Hildegard schreibt:
„Das ist die beste Latwerge und wertvoller als Gold ..., weil sie die Migräne beseitigt und die Atemnot vermindert ... und jedes Unheil und alle schlechten Körpersäfte, die im Menschen sind, auflöst und so den Menschen reinigt, wie Geschirr vom Schmutz gereinigt wird ...
Bärwurz aber verschafft ... Ruhe, wie ein Mensch, der überall Frieden stiftet ...
Galgant aber ist wie ein kräftiger ... Soldat, der alles überwindet ... so gut er kann und doch maßvoll, sodass er schlechte Körpersäfte ... immer beruhigt ...
Das Süßholz ... besänftigt durch seine Milde die schlechten Körpersäfte, Pfefferkraut aber hat einen scharfen Saft und dringt in die Körpersäfte ein und beseitigt alles Faulige.“
(PH, S. 189)

Hildegard schreibt:
„Nimm Birnen, ... entferne ihr Kerngehäuse, koch sie dann kräftig in Wasser und zerquetsche sie, dass sie wie Brei werden. Dann nimm Bärwurz und Galgant (weniger als Bärwurz) und Süßholz (weniger als Galgant) und Pfefferkraut (weniger als Süßholz). ... Vermisch diese Pulver miteinander, streu sie in leicht erwärmten Honig und gib die erwähnten Birnen dazu. Iss täglich davon nüchtern so viel wie ein kleiner Löffel fasst, und nach dem Essen zwei Löffel, und auf die Nacht soll man im Bett drei Löffel nehmen."
(PH, S. 189)

Hinweis zur Zubereitung:
Es ist sinnvoll, die zubereitete Honig-Mischung sehr heiß in mehrere kleinere Gläser mit Schraubverschluss zu füllen und im Kühlschrank zu lagern. Bei zu großer Menge kann es sonst nach dem Öffnen zu Schimmelbildung kommen.

1. 750 g entkernte Birnen weichkochen und kleindrücken.
2. 120–130 g Honig leicht erwärmen und mit 50 g Bärwurz-Mischung verrühren.
3. Die zubereiteten Birnen hinzufügen und alles gut mischen.

Wer scharfes Essen gewohnt ist, kann 1 kg Birnen mit 100 g Mischpulver verrühren und sofort die angegebene Dosierung anwenden.
Vollständig hergestellten Bärwurz-Mischpulver-Birnen-Honig gibt es auch zu kaufen.

Dosierung: Empfehlenswert ist eine langsam ansteigende Dosierung zum besseren Eingewöhnen nach folgendem Schema:

	Beginn	nach 1–5 Tagen	nach weiteren 1–5 Tagen
vor dem Frühstück	¼ TL	½ TL	1 TL
nach dem Mittagessen	½ TL	1 TL	2 TL
zur Nacht	¾ TL	1½ TL	3 TL

Empfindliche Kranke benötigen bisweilen eine kleinere Dosierung, die individuell ausgelotet werden sollte. Diese Kur kann sich dann länger hinziehen.

Dosierung für Kinder ab dem 4. Lebensjahr: Bei Kindern empfiehlt sich ein sehr vorsichtiger Anfang. Die Menge des Honigs kann je nach Geschmack gesteigert werden. Am besten beginnt man mit dem Maß eines bunten Stecknadelkopfes (St-n-K) und steigert bei älteren Kindern evtl. bis zu einem ¾ TL am Abend.

	Beginn	evtl. steigern
vor dem Frühstück	1 St-n-K	¼ TL
nach dem Mittagessen	2 St-n-K	½ TL
zur Nacht	3 St-n-K	¾ TL

Dauer: Eine Kur mit 100g verarbeitetem Bärwurz ist bei Erwachsenen empfehlenswert; bei Erwachsenen eine Dauer von 3–5 Wochen, bei Kindern eine Dauer von 2–4 Wochen.

Aus der Praxis: Immer wieder klagen Patienten nach der Einnahme von Antibiotika über verschiedene Beschwerden im Verdauungstrakt wie wechselnde Stühle von Durchfall bis Verstopfung, Blähbauch oder Bauch-Druck. Organische Ursachen lassen sich dabei meist ausschließen und eine Kur mit Bärwurz-Mischpulver-Birnen-Honig hilft dabei oft wirkungsvoll (s. Kap. 3.5 „Der Darm – Ein Organ mit vielfältigen Aufgaben").
Neben der Stoffwechsel-Unterstützung stellt die Bärwurz-Mischpulver-Kur eine wertvolle Unterstützung bei allergischen Erkrankungen und Kopfschmerz-Patienten dar. Ich wähle diese daher in meiner Praxis häufig als Einstieg in die Behandlung. Bei ungenügender Wirkung kann die Kur problemlos durch andere Mittel, insbesondere den Hirschzungen(farn)-Kräutertrank (S. 106), ergänzt werden.

Achtung:
Qualitätsprüfungen im Labor haben ergeben, dass einige Fertigmischungen von Bärwurz-Galgant-Süßholz-Pfefferkraut statt des reinen Bärwurzanteils, leider Vermischungen des teuren Bärwurzes mit dem wesentlich billigeren Liebstöckel enthalten. Diese Täuschung ist weder am Aussehen noch am Geruch oder Geschmack zu erkennen. Es empfiehlt sich daher, die Fertigmischung bei einem seriösen Hersteller zu beziehen.

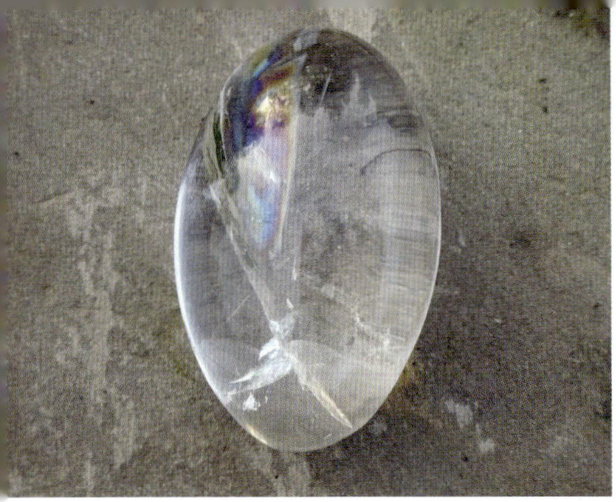

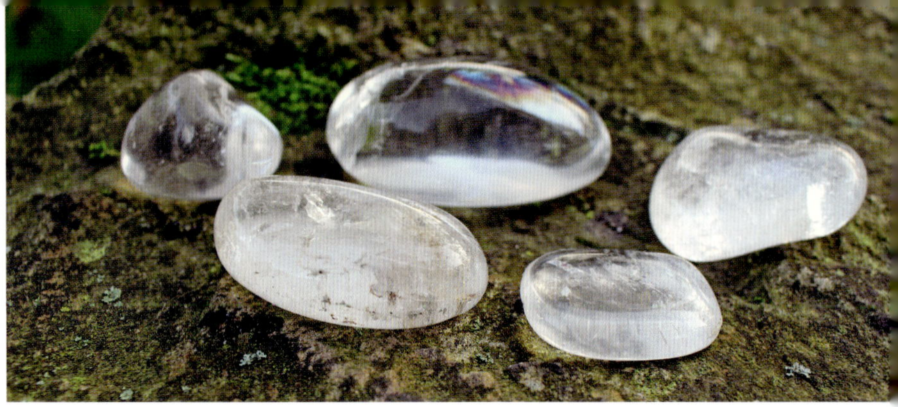

Bergkristall (Crystallus)

Hildegard schreibt:
„Der Mensch, dem sich die Augen verdunkeln, soll einen Kristall an der Sonne erhitzen und ihn so warm oft auf seine Augen legen. Und weil er von Wasser geboren ist, zieht er die schlechten Säfte und das trübe Wasser von den Augen aus, und so wird jener [Patient] besser sehen. Und seine von der Sonnenwärme aktivierte Hitze … vertreibt die feuchten Tropfen von den Augen, und so wird jener klarer sehen.“ (PH, S. 281)

Zur „Verwendung von Heilsteinen“ siehe S. 36.

Der Bergkristall ist ein farbloser, fast durchsichtiger Stein. Hildegard schreibt ihm mehrere Wirkungsrichtungen zu und zwar für:

- Augen
- Hals (die Schilddrüse)
- Herz
- Magen
- Bauch

Auflegen des Heilsteins

Anwendungsgebiet Augen:

- Augentrübung, besonders bei gleichzeitiger Schilddrüsen-Funktionsstörung
- Linsentrübung (Katarakt), besonders bei gleichzeitiger Schilddrüsen-Funktionsstörung

Anwendung: Einen oder zwei Bergkristalle in die Sonne legen – schon wenige Minuten reichen – und dann an die geschlossenen Augen halten.

Dosierung: 1-mal täglich 5–10 Min.

Dauer: 2–3 Wochen.

Anwendungsgebiet Hals (Schilddrüse):

- Schilddrüsen-Vergrößerung (Struma)
- Schilddrüsen-Funktionsstörung

Anwendung: Den an der Sonne erwärmten Bergkristall an den vorderen äußeren Hals legen und evtl. zusätzlich Wein, der über einen sonnengewärmten Stein gegossenen wurde, trinken.

Dosierung: Zu Anfang den Bergkristall 1-2-mal täglich für 5–20 Min. an den Hals legen, nach wenigen Tagen länger und evtl. auch über Nacht, jedoch immer nur solange es angenehm ist. Dazu 2-3-mal täglich 1 Schnapsglas Bergkristall-Wein trinken.

Befestigung von Heilsteinen

Die Befestigung von Heilsteinen auf der Haut kann auf unterschiedliche Weise erfolgen z. B. mit einer elastischen Binde, einem hautfreundlichen Pflaster oder einem Stirnband. Für den nächtlichen Gebrauch eignen sich je nach Anwendung Armbänder oder Ketten aus dem jeweiligen Heilstein.

Dauer: 2–5 Wochen.

Aus der Praxis: Zu Beginn der Behandlung berichteten einige Patienten über ein störendes Druckgefühl am Hals. Auch wenn dies ein positives Zeichen ist, dass der Stein wirkt, darf die Anwendung immer nur solange fortgeführt werden, wie es angenehm ist. Die eindrucksvollste Bestätigung der Wirksamkeit war die Reduktion des Halsumfangs eines Mannes bei einer gutartigen Schilddrüsenvergrößerung von über 4 cm nach mehreren Wochen.

Bei Schilddrüsenunter- oder überfunktion sind Auswirkungen auf den Verdauungstrakt und das Herz bekannt.

Hinweis:
Am einfachsten eignen sich für die meisten Anwendungen sog. Trommelsteine.

Hildegard schreibt:
„Und wenn Drüsen oder Skrofeln am Hals des Menschen entstehen, soll man diesen Stein an der Sonne erwärmen und so warm Tag und Nacht über den Drüsen oder Skrofeln straff festbinden; das soll man oft tun, und sie werden verschwinden, denn seine wasserartige Kraft löst jene verdorbenen Säfte auf, und die feuerartige Kraft verzehrt sie. Bei wem ferner ein Hubbel [Erhebung] in der Kehle wächst, soll einen Kristall an der Sonne erwärmen und über den so erwärmten [Stein] Wein gießen und das oft trinken. Er soll auch den an der Sonne erwärmten Kristall oft warm an den Hals über den Hubbel legen, und dieser wird kleiner werden“ (PH, S. 281f.)

Bergkristall-Wasser

Anwendungsgebiete Herz – Magen – Bauch:

- Herzbeschwerden
- Magenbeschwerden
- Bauchbeschwerden
- Darmbeschwerden

Der Effekt des Bergkristall-Wassers auf die genannten Organsysteme kann als Stoffwechsel-Aktivierung oder -Regulierung gedeutet werden.

Anwendung: Dieses Wasser wird begleitend zu anderen Hildegard-Heilmitteln eingesetzt. Den Bergkristall für 5–10 Min. – es darf jedoch auch länger sein – in die Sonne legen. Den Stein mit einem hölzernen Rührlöffel (Holzlöffel mit Loch) über ein passendes Gefäß halten und mit ½–¾l Wasser übergießen. Danach den Bergkristall für 5–20 Min. in das Wassergefäß legen und anschließend herausnehmen.

Dosierung: 1–4 Tassen täglich trinken. Das Wasser kann auch zum Kochen von Tee oder Suppe Verwendung finden.

Dauer: 2–8 Wochen oder länger.

Hildegard schreibt:
„Wer am Herzen oder im Magen oder im Bauch irgendwo Schmerzen hat, soll einen Kristall an der Sonne erwärmen und über den so erwärmten [Stein] Wasser gießen. Und dann lege er diesen Kristall noch für eine kurze Weile in dieses Wasser und nehme ihn dann heraus und trinke dieses Wasser oft, und es wird ihm am Herzen und am Magen und im Bauch besser gehen.“
(PH, S. 282)

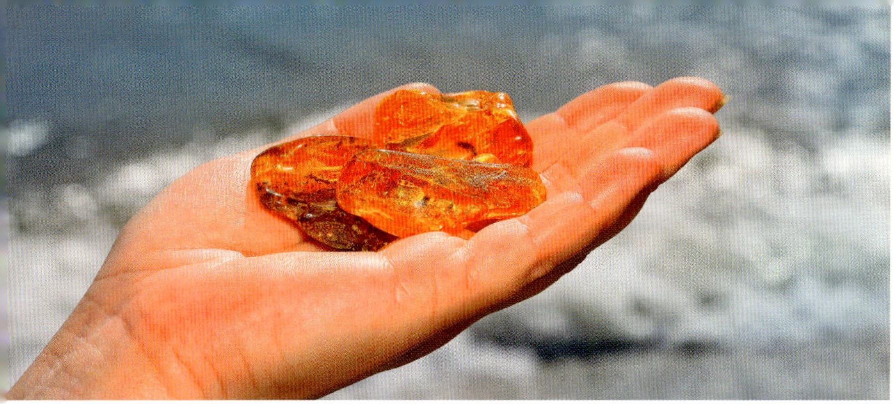

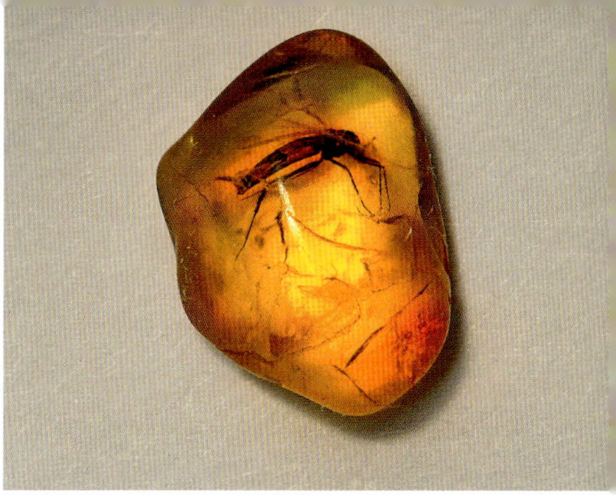

Bernstein (Ligurius/Succinit)

Zur „Verwendung von Heilsteinen" siehe S. 36.

Das vollständige Kapitel der hl. Hildegard über den Bernstein enthält einige sehr merkwürdige Passagen. Deshalb wurde lange Zeit auf dessen Verwendung ganz verzichtet. Die Wirkung bei Magenbeschwerden war dann jedoch so überzeugend, dass der Bernstein als versteinertes Baumharz nun zu den vielfach bewährten „Heilstein-Rezepten" gehört.

Hildegard schreibt:
„Ein Mensch, der starke Beschwerden im Magen hat, soll Bernstein für kurze Zeit in … Wasser legen und dann herausnehmen, und jene Flüssigkeit wird mit den Kräften des Steins durchtränkt, sodass sie von ihm die Kräfte annimmt. So soll man fünfzehn Tage verfahren; gib ihm an diesen Tagen täglich ein wenig von diesem … Wasser nach dem Essen und nicht nüchtern." (PH, S. 280)

Bernstein-Wasser

Anwendungsgebiete:
- Magenbeschwerden
- Reizmagen
- Gastritis
- Magenschleimhaut-Reizung

Anwendung: Das Bernstein-Wasser soll nach Hildegard unbedingt nach einer (kleinen) Mahlzeit eingenommen werden. Die besten Erfahrungen wurden mit der Einnahme nach dem Frühstück gemacht. Am einfachsten ist es, nach dem Aufstehen den Bernstein in ein Glas mit frischem Wasser zu geben, eine Eieruhrzeit von 20–25 Min. einzustellen und danach den Stein herauszunehmen. So ist der Trank für die Zeit nach der Morgenmahlzeit zubereitet.

Dosierung: 1-mal täglich 1 Glas Bernstein-Wasser nach dem Frühstück.

Dauer: 15 Tage, evtl. nach 1 Woche wiederholen.

Aus der Praxis: Das Bernstein-Wasser hat sich auch bei stärkeren Magenbeschwerden bewährt, eine ärztliche Abklärung der Beschwerden ist jedoch angeraten. Kombinieren lässt sich diese Anwendung gut mit der Edelkastanien-Süßholz-Engelsüß-Mischung (S. 75).

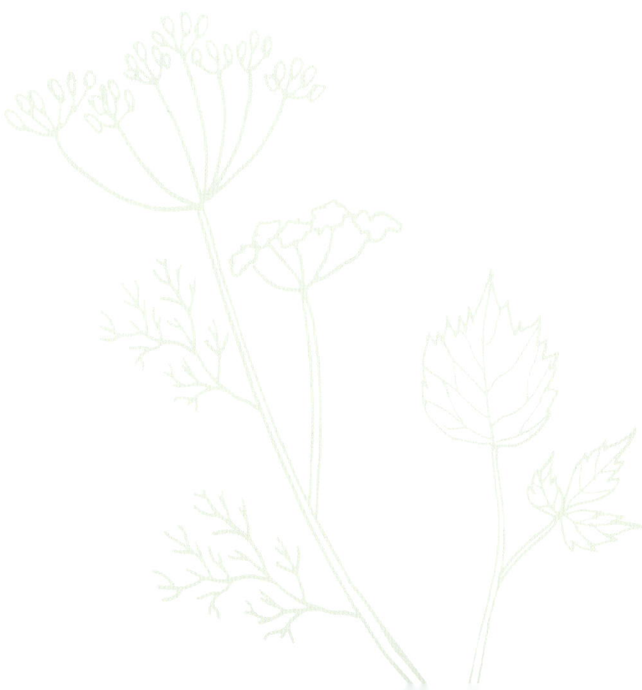

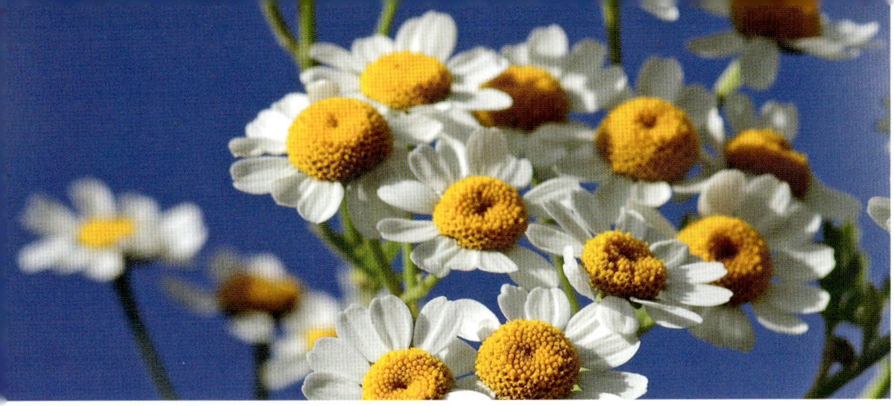

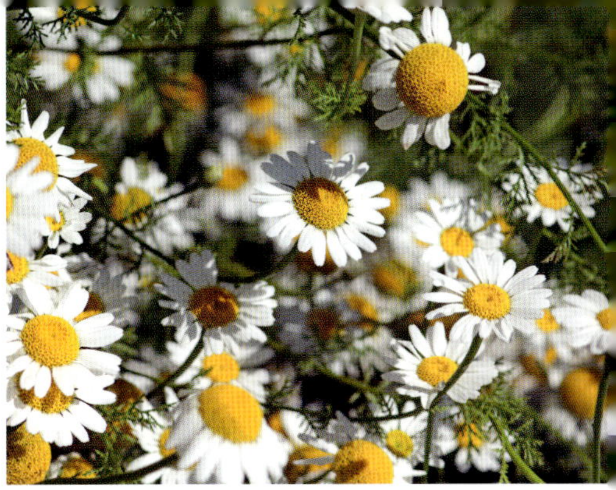

Bertram (Anacyclus pyrethrum)

Bertram ist neben Galgant die am häufigsten genutzte Pflanze der Hildegard-Heilmittel. Die Benediktinerin beschreibt einführend:
„Bertram ist von gemäßigter und ziemlich trockener Wärme und diese sanfte Mischung ist rein und enthält gute Wirkkraft … weil die Wärme des Bertrams gut ist, denn sie ist weder zu groß noch zu klein, sondern wohl gemischt.“
(PH, S. 37)

In den Worten „wohl gemischt“ klingt die „Discretio“, das rechte Maß, an, die Hildegard für alle Lebensbereiche als hilfreich, notwendig und heilsam im umfassenden Sinn ansieht (s. Kap 9.1 „Rhythmus und Maß“).

Verwendet werden:

- Bertramwurzel-Pulver
- Bertram-Ingwer-Pfeffer-Pulver

Bertramwurzel-Pulver (Plv. radicis pyrethri) auch Bertram-Pulver genannt

Es fällt auf, dass Hildegard in Bertram sowohl einen „Gesundheits-Erhalter“ als auch ein Heilmittel für Kranke und Schwerkranke sieht. Aus den Worten Hildegards ergibt sich, dass Bertram ein vielfältiges Wirkspektrum hat, zu Recht häufig eingesetzt wird und in der täglichen Küche einen festen Platz haben sollte.

Hildegard schreibt:
„Denn für einen gesunden Menschen ist er gegessen zuträglich, weil er in ihm die Fäulnis mindert, das gute Blut in ihm vermehrt und im Menschen einen klaren Verstand bewirkt … Er bringt aber auch einen Kranken, der körperlich schon fast am Ende ist, zu seinen Kräften zurück und er lässt im Menschen nichts unverdaut, sondern verschafft demjenigen eine gute Verdauung, der ihn häufig isst … Und der Mensch, der in seinem Kopf viel Schleim hat, vermindert, wenn er ihn häufig isst, den Schleim in seinem Kopf … Oft gegessen vertreibt Bertram aber auch Brustfellleiden und bewirkt reine Säfte im Menschen und macht seine Augen hell. Und womit immer er gegessen wird, sei es trocken oder im Essen, ist er nützlich und gut sowohl für einen kranken wie für einen gesunden Menschen.“
(PH S. 37f.)

Anwendungsgebiete:

- Stoffwechsel-Unterstützung (Abbau von Stoffwechsel-„Schlacken“)
- „Entgiftung“ („Fäulnis“-Minderung)
- Blutbildung, unterstützend
- Verstandes-Klarheit
- Unterstützung für Kranke und Schwerkranke
- Kräftebildung bei Schwerkranken
- Verdauung regulierend
- Infektvorbeugung, Abwehrsteigerung, Immunabwehr
- Verschleimung
- Schnupfen/Nasennebenhöhlen-Reizung/-Entzündung mit Schleimbildung
- Bronchitis
- Brustfell-Leiden
- Infekte, Erkältungsinfekte
- Fieber
- Grippe, grippaler Infekt
- Augentrübung
- Linsentrübung (Katarakt)

Anwendung: Bertramwurzel-Pulver kann für Suppen, Salatsoßen, das Anbraten von Fleisch und vielen anderen Speisen verwendet werden. Ebenso bereichert es den morgendlichen Dinkelbrei, welcher den Tag gut eröffnet (s. Kap. 8.2.1 „Frühstück und Dinkelbrei“).

Dosierung: 1–2-mal 1 Messerspitze, kurz Msp., zur vorbeugenden Gesunderhaltung.
2–4-mal 1 Msp. in Krankheitssituationen. Dabei hat es sich bewährt, das Pulver in heißem Fenchel- oder Kräutertee einzurühren evtl. zusammen mit Galgantwurzel-Pulver zur Abwehrsteigerung.

Dauer: 5–14 Tage bei Krankheiten.
Langfristig zur Infekt-Vorbeugung.

Aus der Praxis: Bertram bewährt sich immer wieder in Grippezeiten zur Vorbeugung gegen die unterschiedlichsten Erreger. Internationale Forschungen belegen positive Resultate des Bertrams mit einem breiten Wirkspektrum gegen Infektionen durch Viren und Bakterien. Ebenso gibt es gute Erfahrungen bei der Vermeidung der echten Grippe.

Exkurs: Zu den erstaunlichsten Erfahrungen gehört die des Bertram-Einsatzes in Afrika. Kranke mit AIDS, Malaria und Tuberkulose, die sich aus Kostengründen nicht die im westlichen Standard üblichen Arzneien leisten konnten, erhielten lediglich Bertram mit zum Teil wundersamen Heilungen. Dieser Therapieansatz lässt sich in Industrienationen nicht einfach kopieren. Bertram kann jedoch begleitend zu den pharmazeutischen Mitteln eingenommen werden.

Hildegard schreibt:
„Ferner soll ein Mensch, der von Gicht gequält wird, Bertram und entsprechend einem Drittel davon Ingwer und etwas Pfeffer zerstoßen und nüchtern essen und danach Wein trinken, und es wird ihm besser gehen. Bertram hat nämlich trockene Wärme und entbehrt jeder unpassenden Feuchtigkeit und deshalb zerstört er die sprudelnden Säfte der Gicht, die ja durch Niederschlag entsteht, und die Wärme des Ingwers und die Wärme des Pfeffers leisten ihm Hilfestellung, und so beruhigen sie die Gicht vollständig.“
(PH, S. 38)

Bertram-Ingwer-Pfeffer-Pulver (Plv. rad. pyrethri-zingiberis-sinapis)

Anwendungsgebiete:

- Gicht
- Rheuma

Zubereitung: Das Bertram-Ingwer-Pfeffer-Pulver kann selbst hergestellt werden:
30 g Bertramwurzel-Pulver (Plv. rad. pyrethri)
10 g Ingwer-Pulver (Plv. zingiberis)
3–4 Msp. Pfeffer (Plv. sinapi)
miteinander vermischen.

Dosierung: 2–3-mal tägl. 1–2 Msp. des Bertram-Ingwer-Pfeffer-Pulvers nüchtern essen und danach etwas Wein trinken (10–20 ml entsprechen ½–1 Schnapsglas).

Dauer: 2–4 Wochen.

Hinweis:
An diese Mischung ist zu denken, wenn die Selleriegewürzmischung (S. 179) und/oder der Krauseminze-Wein (S. 124) keine Wirkung gezeigt haben.

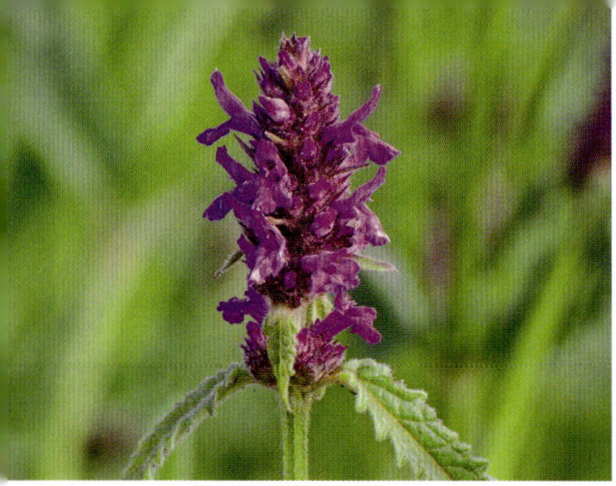

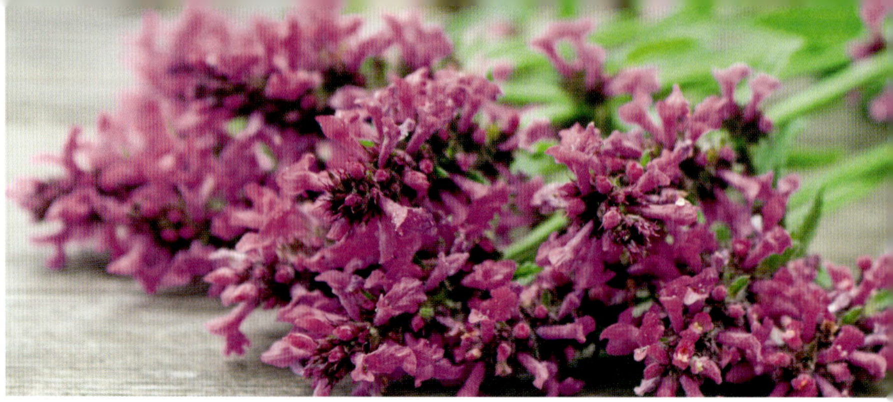

Hildegard schreibt:
„Und wer von falschen Träumen gequält zu werden pflegt, soll Betonie bei sich haben, wenn er nachts schlafen geht und wenn er schläft, und er wird weniger falsche Träume sehen und spüren, denn dass der Mensch manchmal von Träumen gequält wird, das kommt entweder von einem unruhigen Sinn oder von schlechten Säften, was [beides] dieses Kraut bekämpft“ (PH, S. 120)

Betonie (Betonica off.)

„Betonie ist mehr warm als kalt und sie zeigt an sich mehr Zeichen des Verstehens als andere Kräuter“ (PH, S. 119), so schreibt Hildegard von Bingen.

Betonika (Betonie) wird in zwei Zubereitungen verwendet als:

- Betonika-Kraut und
- Betonika-Tinktur (als Ur-Tinktur erhältlich).

Betonika-Kraut (Herba betonicae)

Anwendungsgebiet:
Albträume

Anwendung: Betonika-Kraut kann in einen Kissenbezug eingefüllt und zur Nacht unter den Kopf gelegt für einen erholsamen Schlaf sorgen.

Dosierung: Über Nacht auf dem Kissen schlafen.

Dauer: 2–3 Wochen und bei Bedarf.

Betonika-Tinktur (Dil. betonicae)

Anwendungsgebiet:

Vergesslichkeit

Anwendung: Mit Betonika-Tinktur zur Nacht die Brust über dem Herzen dünn einreiben.

Dosierung: Über Nacht anwenden.

Dauer: 3–5 Wochen.

Hildegard schreibt:
„Ein Mensch, der dumm und töricht ist, sodass es ihm an Verstand fehlt, der soll Betonie gleichsam zu Saft zerstoßen und zur Nacht über seine ganze Brust und über sein Herz legen und bis zum Morgen mit einem Tuch verbinden. Das soll er oft tun … weil sie ihm durch ihre gute Wärme einen sanften Schlaf bringt und seine Sinne reinigt.“
(PH, S. 119f.)

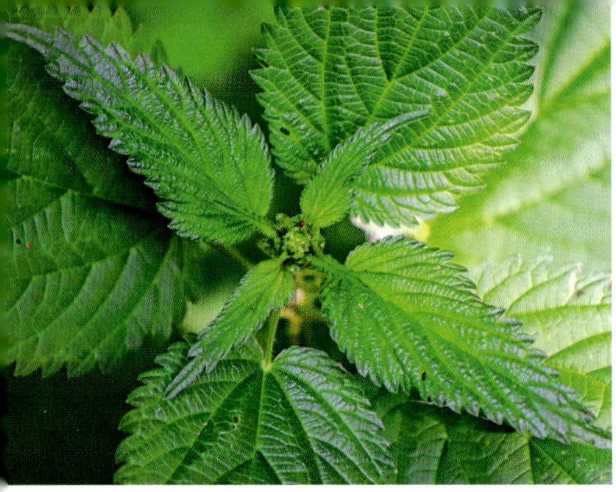

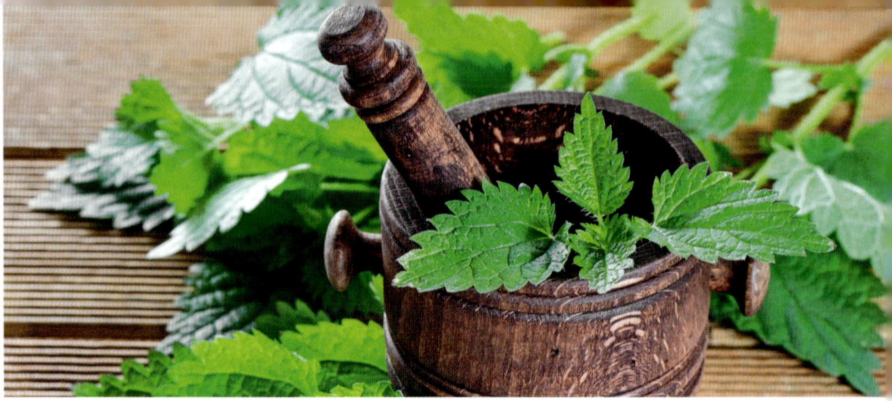

Brennnessel (Urtica dioica)

Brennnessel-Öl (Dil. urticae c. ol. olivae)

Anwendungsgebiete:

- Vergesslichkeit
- Demenz, beginnend

Zubereitung: Wer Brennnessel-Öl nicht kaufen, sondern selbst herstellen möchte, gebe in Brennnesselsaft ein wenig Olivenöl im Verhältnis 5:1. Die zubereitete Menge sollte für wenige Tage reichen und dann erneut gemischt werden.

Anwendung: Das Brennnessel-Öl soll vor dem Schlafengehen auf der Brust und danach auf beiden Schläfen (dünn) eingerieben werden. Gemeinsam mit den gekochten Edelkastanien gehört es zur ersten Wahl.

Dosierung: 1-mal täglich dünn zur Nacht einreiben.

Dauer: 4–6 Wochen.

Hildegard schreibt:
„Der Mensch, der ohne seinen Willen vergesslich ist, reibe eine Brennnessel zu Saft und gebe ein bisschen Olivenöl dazu. Und wenn er schlafen geht, soll er seine Brust und seine Schläfen damit einreiben und soll das oft tun, und die Vergesslichkeit wird bei ihm nachlassen.“
(PH, S. 95)

Hinweis:
Im Text ist ausdrücklich vermerkt, *„der ohne seinen Willen vergesslich ist.“* Das bedeutet: Dieses Mittel ist nur wirksam bei denjenigen, die ihre eigene Vergesslichkeit deutlich stört. Wer sich damit arrangiert hat, wird durch Brennnessel-Öl weniger Hilfe erwarten können.

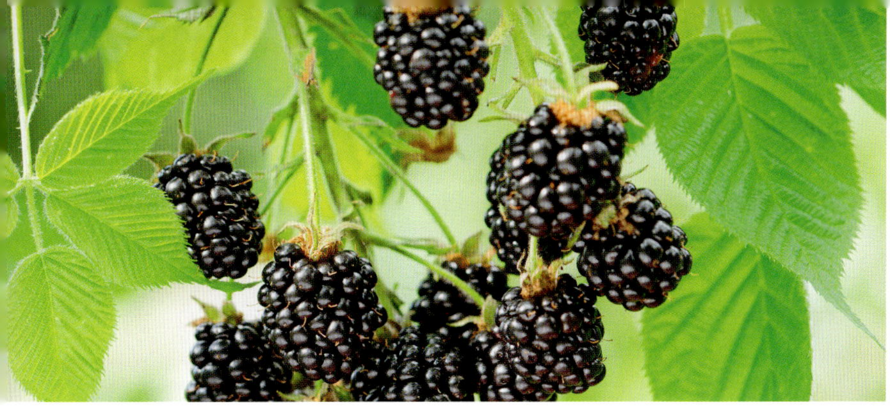

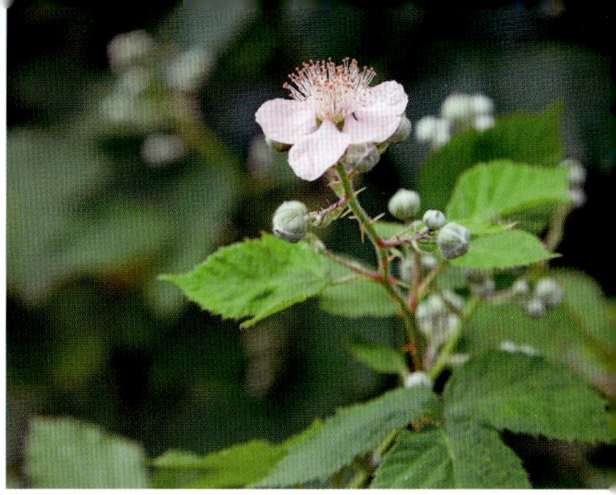

Brombeere (Rubus fruticosus)

Brombeeren gibt es als stachelige und nicht-stachelige Gewächse, die sich beide gleichermaßen für die arzneiliche Nutzung eignen. Ihre Blätter sind noch bis in den Winter hinein grün und vital und somit für Heilzwecke verwendbar. Das von Hildegard beschriebene Heilmittel ist das

Brombeer-Bertram-Ysop-Origanum-Elixier (Dec. rubi fruticosi-pyrethri-hysoppi-originic. mel.), kurz: Brombeer-Trank

Anwendungsgebiete:

- Husten/Bronchitis, hartnäckig
- Husten/Bronchitis mit festsitzendem, schwer löslichem Schleim in den Bronchien

Anwendung: Die Einnahme des Brombeer-Tranks soll immer nach einer Mahlzeit erfolgen. Die Menge des Brombeer-Tranks richtet sich dabei nach der Größe der Mahlzeit. So kann auch einmal wenig genommen werden und beim nächsten Mahl dann deutlich mehr.

Hildegard schreibt:
„Und wenn jemand an der Lunge Beschwerden hat und aus der Brust hustet, soll er Bertram nehmen und weniger von diesen Brombeerblättern, als es Bertram ist, und von Ysop weniger als diese Brombeeren und Dost, weniger als Ysop, füge dem Honig hinzu und koche es kräftig in gutem Wein. Dann seihe man es durch ein Tuch und trinke davon, nachdem man ein wenig gegessen hat; nach der vollen Mahlzeit kann man reichlich davon trinken. Das tue man oft, und die Lunge wird die Gesundheit zurückerlangen und der Schleim wird aus der Lunge beseitigt. Denn die Wärmen und Kräfte von all diesen so vermischten [Zutaten] vermindern die Fäulnisprodukte der Lunge und der Brust, die aus unrechter Wärme und unrechter Kälte entstehen.“
(PH, S. 144f.)

Zubereitung: Der Brombeer-Trank kann selbst hergestellt werden:

10 g Bertramwurzel-Pulver (Plv. rad. pyrethri)
8 g Brombeerblätter, frische oder getrocknete (Foliae rubi fruticosi)
7 g Ysop (Hysoppus)
5 g Origanum (Dost) (Orignum vulg.)
40 g Honig
½ l Wein

Alles zusammen 5 Min. kochen, abseihen und in eine heiß ausgespülte Flasche abfüllen.

Dosierung:

Kinder ab dem 7. Lebensjahr	3–4-mal ½ TL nach den Mahlzeiten
Kinder ab dem 10. Lebensjahr	3–4-mal 1 TL nach den Mahlzeiten
Kinder ab dem 13. Lebensjahr	3–4-mal ½ EL nach den Mahlzeiten
Erwachsene	½ EL nach einer kleinen Mahlzeit oder 1–2 EL nach einer reichlichen Mahlzeit 3–5-mal täglich

Zur Gabe von Weinabkochungen bei Kindern s. Kap. 3.2.2 „Einnahme und Dosierung" (S. 18).

Dauer: 1–3 Wochen.

Aus der Praxis: Der Brombeer-Trank hat sich als gut wirksamer „Schleimlöser" bei vielen Patient/innen bewährt, die einen zum Teil sehr hartnäckigen Husten hatten und dabei den Schleim nicht herausbringen konnten. Beim Abhorchen der Lunge (Auskultieren) in der Praxis ist dann der Schleim als Rasselgeräusch zu hören. Viele Kranken merken meist auch selber, dass „da etwas drinnen sitzt, das heraus muss".

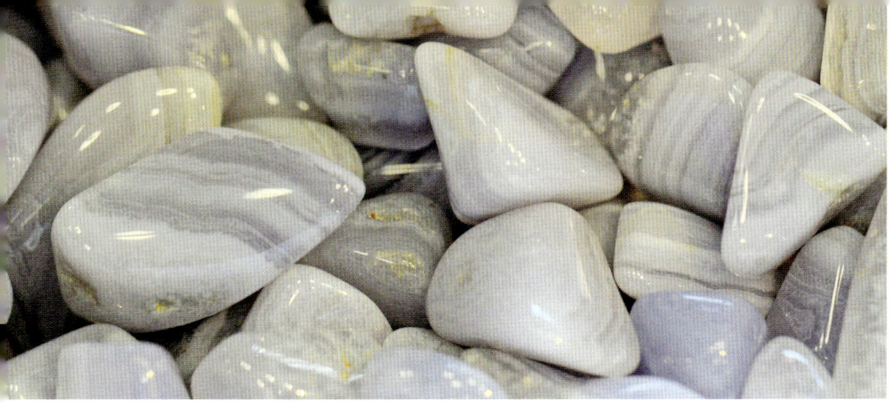

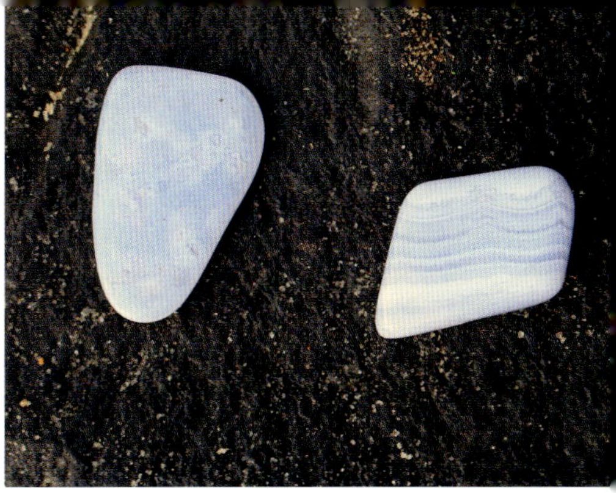

Chalzedon (Chalcedon)

Zur „Verwendung von Heilsteinen“ siehe S. 36.

Dieser Heilstein hat sich vielfach auf zwei Gebieten bewährt:

- Zorn, Neigung zu
- Rede-Gewandtheit

Für beide Ziele soll *„dieser Stein … getragen [werden] … dass er [die] Haut berührt … über irgendeiner Ader … und jene Ader und das Blut nehmen seine Wärme und Wirkung auf“* (PH, S. 268)

Hildegard schreibt:
„Und so wendet jener Stein Krankheiten vom Menschen ab und gibt ihm ein gegenüber Jähzorn sehr starkes Gemüt, sodass er in seinem Wesen so ruhig wird … er macht auch den Sinn des Menschen ruhig, da der Sinn des Menschen sich manchmal entsprechend der Beschaffenheit der Luft verändert.“
(PH, S. 268)

Anwendungsgebiete:

- Zorn, Neigung zu
- Jähzorn
- Ruhelosigkeit

Anwendung: Bekannt sind Chalzedon-Scheiben, die unter eine Armbanduhr geklebt werden können und somit Kontakt mit der Haut und den Blutgefäßen haben. Trommelsteine lassen sich in die Hand nehmen. Handkettchen aus Chalzedon sind ebenfalls erhältlich.

Dosierung: Nach Bedarf.

Dauer: Nach Bedarf.

Hildegard schreibt:
„Und wer eine nachhaltige Begabung zum Reden haben und weise vorbringen möchte, was er sagt, der soll einen Chalzedon in seiner Hand halten und ihn mit seinem Atem erwärmen, sodass er dadurch auch feucht wird. Dann soll er ihn mit seiner Zunge ablecken, und er wird wirksamer und klüger mit den Menschen reden können. Die Wärme dieses Steins ... besänftigt die schädlichen Säfte, die den Verstand des Menschen verwirren, und macht so dessen Denken [anderen] begreiflich.“ (PH, S. 268)

Aus der Praxis: Patienten berichten, dass sie mit dem Chalzedon ruhiger und gelassener bleiben.

Anwendungsgebiete:

- Rede-Gewandtheit
- Rede-Hemmung
- Stressbewältigung

Anwendung: Den Stein durch Anhauchen erwärmen, mit Speichel benetzen und in der Hand halten.

Dosierung: Bei Bedarf (vor und während einer Rede) anwenden.

Dauer: Bei Bedarf.

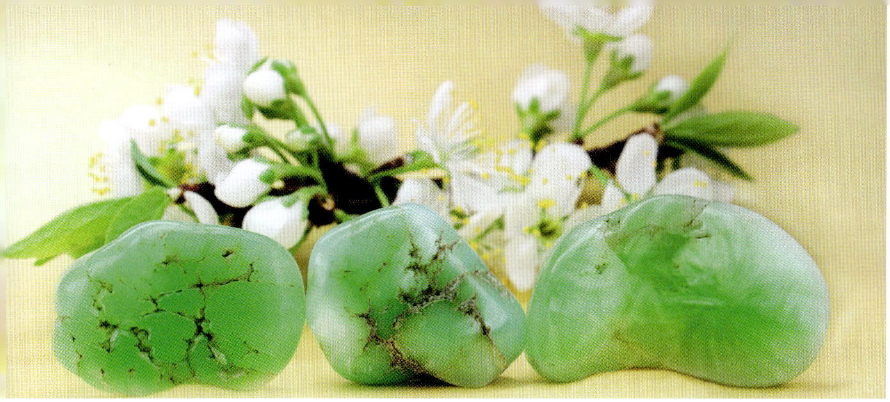

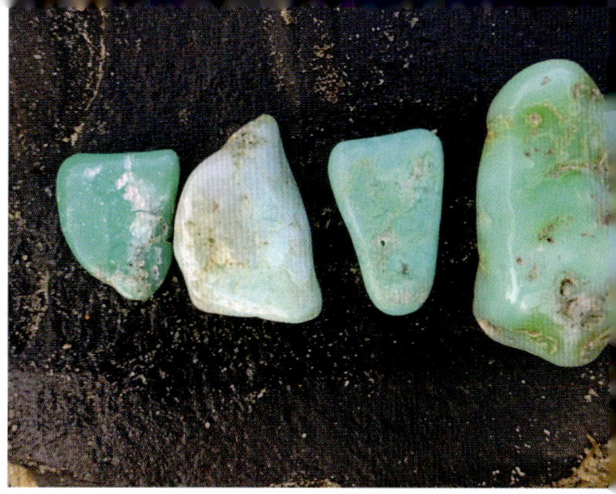

Chrysopras (Chrysoprasus)

Hildegard schreibt:

„An welcher Stelle auch immer sich dieser Stein befindet, dort verliert ... Gift seine Kräfte ... und wird so weniger schädlich sein.“

(PH, S. 269)

Der Chrysopras ist ein grüner Stein mit verschiedenen Farbnuancen. Der Text, der in der *Physica* steht, erscheint zunächst übertrieben. Er gibt jedoch die Wirkrichtung an, die sich in der ärztlichen Praxis bewährt hat.

Anwendungsgebiete:

- „Entgiftung“
- Toxin-Ausleitung

Anwendung: In der der Praxis hat sich die Anwendung als hilfreich erwiesen, den Stein auf die Leber, das wichtigste Stoffwechsel- und Entgiftungsorgan, am rechten Rippenbogen zu legen (s. Kap. 3.3 „Der Stoffwechsel“ und Kap. 3.4 „Die Blutreinigung nach Hildegard von Bingen“).

Dosierung: 1-mal täglich 10–30 Min. auf die Leber legen und evtl. mit einem hautfreundlichen Pflaster befestigen.

Dauer: 1–5 Wochen.

Aus der Praxis: Es ist sehr erstaunlich, wenn Patienten nach der Anwendung berichten, dass sich die Farbe des Chrysoprases nach einigen Wochen verändert hat. Ein Stein, den ich selber vor der Behandlung gesehen hatte, war nachher wesentlich heller geworden. Aus dieser Erfahrung lässt sich eine zweite Anwendung ableiten. Den Stein mit Wasser übergießen und anschließend für 15–30 Min. in Wasser einlegen. Täglich 1 Glas davon trinken.

Hildegard schreibt:
„An welchem Glied auch immer die Gicht den Menschen quält, dort soll er einen Chrysopras auf die nackte Haut auflegen, und die Gicht wird nachlassen“ (PH, S. 269)

Anwendungsgebiete:

- Gelenkbeschwerden
- Gicht

Anwendung: Den Stein auf die schmerzende Stelle legen.

Dosierung: 1–2-mal täglich 10–30 Min.

Dauer: 1–2 Wochen.

Aus der Praxis: Eine 95-Jährige legte zwei Chrysoprase immer wieder auf ihre schmerzenden degenerativ arthrotisch veränderten Knie. Jedes Mal verspürte sie eine Schmerzlinderung schon nach wenigen Minuten und hatte eine bessere Beweglichkeit der Gelenke, die jeweils einige Tage anhielt.

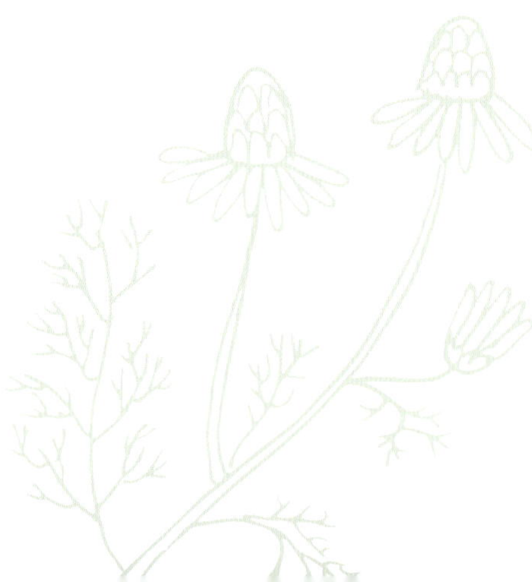

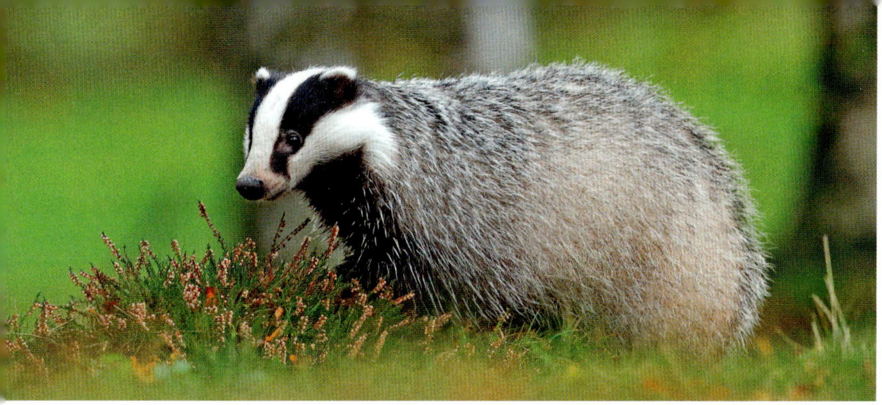 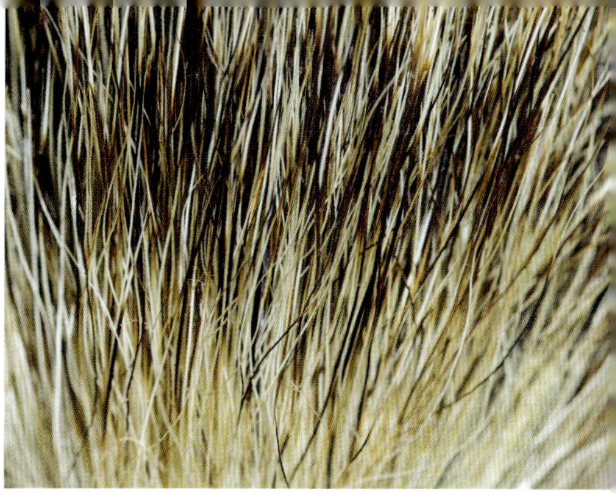

Dachs (Meles meles)

Hildegard beschreibt, dass der Dachs *„fast so starke Kräfte wie ein Löwe“* (PH, S. 412) hat. Aus vielen Erfahrungen hat sich das Dachsfell bewährt.

Dachsfell

Anwendungsgebiete:

- Rheuma
- Durchblutungsstörungen der Füße
- Kälte der Füße

Anwendung: Im Hildegard-Handel sind Dachsgürtel und Einlegesohlen sowie Sandalen aus Dachsfell erhältlich. Die Sohlen mit Fell werden teilweise als sehr kratzig empfunden. Für empfindlichere Menschen gibt es Dachsledersohlen ohne Fell. Wichtig ist eine pflanzliche Gerbung ohne Chrom.

Dosierung: Sowohl der Gürtel als auch die Sohlen können über viele Stunden am Tag getragen werden.

Dauer: Nach eigenem Empfinden, d.h. so lange, wie es angenehm ist oder bis die Beschwerden verschwunden sind.

Hildegard schreibt:
„Es ist aber auch große Kraft im Fell [des Dachses]: Mach aus diesem Fell einen Gürtel und gürte dich damit auf deiner nackten Haut, und jedes Übel in dir wird nachlassen ... Mach auch Schuhe ... aus diesem Fell und zieh sie an, und du wirst an Füßen und Beinen gesund sein.“ *(PH, S. 412)*

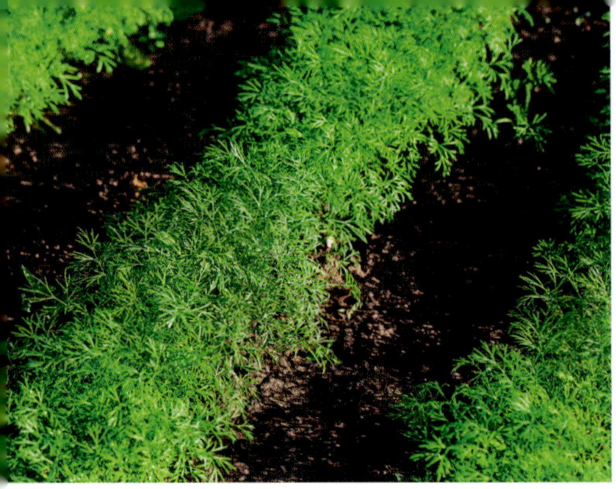
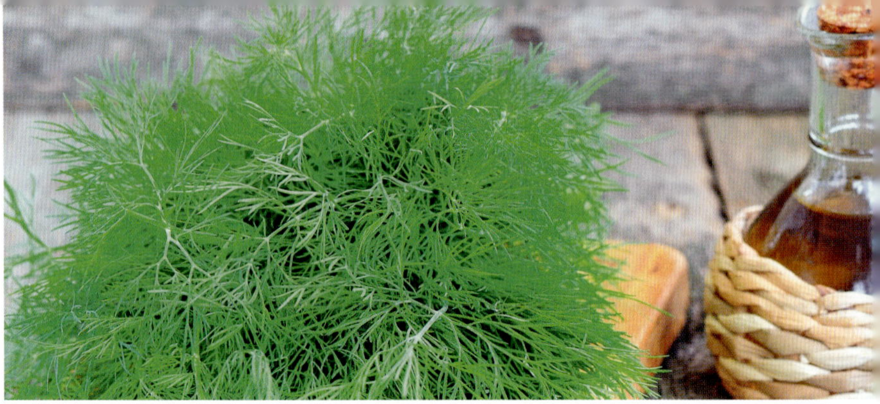

Hildegard schreibt:
„Roh taugt er dem Menschen nicht zum Essen, weil er größere Erdenfeuchtigkeit enthält als Fenchel … Aber gekocht gegessen bekämpft er die Gicht, und so ist er nützlich zu essen."
(PH, S. 76)

Dill (Anethum graveolens)

Dill-Pulver (Plv. anethi)

Anwendungsgebiet:
- Gicht

Anwendung: Dill lässt sich gut in Soßen und Suppen als Beigabe mitkochen.

Dosierung: 2–4-mal wöchentlich 1–2 TL im Essen gekocht.

Dauer: 2–6 Wochen.

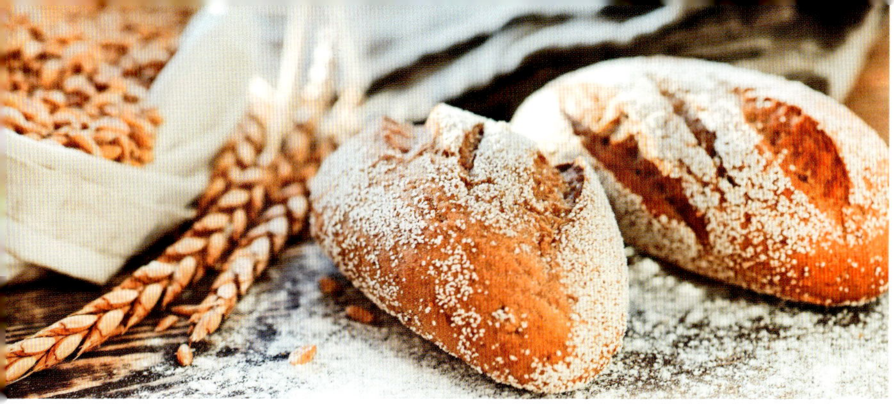 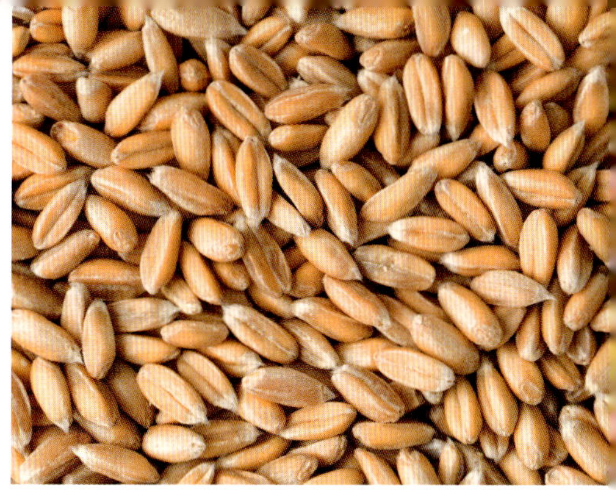

Dinkel (Triticum spelt.)

Dinkel ist nach Hildegard das wertvollste Getreide, welches gleichzeitig arzneiliche Qualitäten hat (s. Kap. 8.2.1 „Frühstück und Dinkelbrei" sowie Kap. 8.3.1 „Ernährungstabelle").

Anwendungsgebiete:

- Stimmungsaufhellung
- Blutbildung, unterstützend
- Schwächezustände

Dinkel enthält mehr wertvolle pflanzliche Eiweiße (Proteine) und Aminosäuren sowie Mineralstoffe als andere Getreidesorten und zudem Tryptophan als Grundbaustein für die Synthese (Herstellung) des Glückshormons Serotonin (s. a. Kap. 3.5 „Der Darm – Ein Organ mit vielfältigen Aufgaben"). So kann die Aussage Hildegards: *„verleiht ... frohen Sinn und Freude im Gemüt"* wissenschaftlich untermauert werden. Durch die Umhüllung, den Spelz, ist er gegen Radioaktivität, aber auch gegen Schädlinge viel besser geschützt. Deshalb muss er wesentlich weniger oder gar nicht mit Pestiziden gespritzt werden. Zudem ist er sehr genügsam und stellt wenig Ansprüche an die Bodenqualität, wodurch Düngungen entfallen können. Allerdings bringt er auch weniger Ertrag, sodass er teurer als andere Getreidearten ist.

Anwendung: Dinkel ist als Brot, Kuchen, Grieß, Nudeln und in anderen Zubereitungen erhältlich, bereichert die Küche und hat in vielen Haushalten einen hohen Anteil bei den Getreideprodukten.

Hildegard schreibt:
„Dinkel ist das beste Getreide und er ist warm, fett, reichhaltig ... er verleiht ... rechtes Fleisch und rechtes Blut sowie einen frohen Sinn und Freude im Gemüt des Menschen. Womit immer er gegessen wird, sei es im Brot oder in anderen Speisen, er ist gut und wohlschmeckend. Wenn jemand so schwach ist, dass er vor Schwäche nicht essen kann, dann nimm ganze Dinkelkörner, koch sie in Wasser und füge Schmalz oder Eidotter hinzu, sodass sie wegen des besseren Geschmacks gern gegessen werden können; gib das dem Kranken ... zu essen, und es heilt ihn wie eine gute und gesunde Salbe."
(PH, S. 26)

Ein Rezept für sehr Schwache: 1 EL Dinkel-Körner werden in 1–2 Tassen Wasser 8–10 Min. lang gekocht und anschließend mit 1 Eigelb oder etwas Butterschmalz oder Butter noch einmal aufgekocht und warm gegessen.

Dosierung: 1–3-mal täglich.

Dauer: 1–3 Wochen. Nach wenigen Tagen Pause ist eine Wiederholung möglich.

Aus der Praxis: Während einer Hildegard-Tagung berichtete eine erfahrene Therapeutin von einem Patienten, der eine weit fortgeschrittene Tumorerkrankung hatte mit großer Abmagerung und Schwäche. Nach dem Abbruch der Tumortherapie wegen Erfolglosigkeit seitens des Krankenhauses fragte seine Frau nach Hilfe. Die Einnahme der Dinkelsuppe stoppte nicht nur die Gewichtsabnahme – der Kranke nahm wieder zu, wurde sogar arbeitsfähig und seine Blutwerte besserten sich langsam.

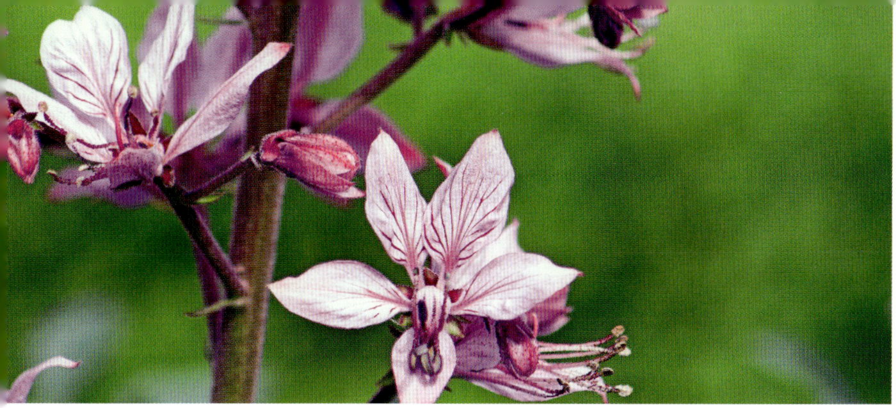

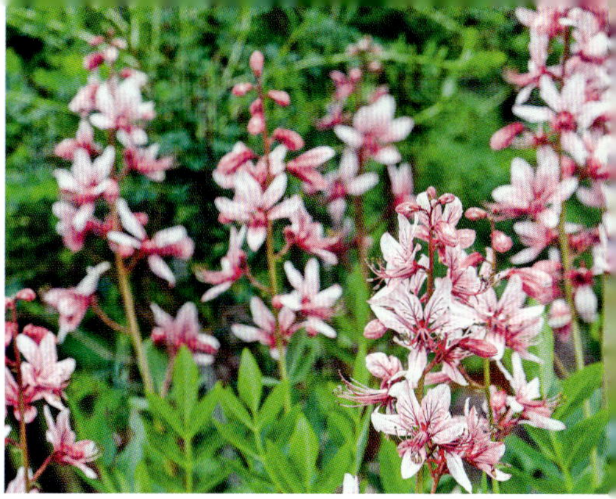

Diptam (Dictamnus albus)

Diptam ist eine wertvolle Pflanze gegen vielerlei Steinleiden, Ablagerungen und Verkalkungen.

Hildegard schreibt:
„Ein Mensch nämlich, der am Herzen Beschwerden hat, soll aus Diptam hergestelltes Pulver essen, und die Herzbeschwerden werden gedämpft. Und wenn infolge einer fetten Veranlagung in einem Menschen ein Stein wächst oder gerade zu wachsen beginnt, soll jener Diptam zerkleinern und dieses Pulver häufig zusammen mit Weizenbrot essen, und es hindert den Stein am Wachsen. Ein Mensch, in dem der Stein gewachsen ist, soll Diptampulver in mit Honig gemischten Essig geben und das öfter nüchtern trinken, und der Stein in ihm zerbirst."
(PH, S. 109)

Diptamwurzel-Pulver (Pulv.rhiz.dictamni)

Anwendungsgebiete:
- Gallensteine
- Nierensteine/-grieß
- Blasensteine/-grieß
- Prostatasteine
- Speichelsteine
- Arteriosklerose/Gefäßablagerungen
- Arteriosklerose des Herzens/der Herzkranzgefäße (Koronarsklerose)
- Verkalkungen in Gelenken z. B. „Kalk-Schulter"
- Sehnenverkalkungen
- Verkalkungen in Schleimbeuteln

Anwendung: Etwas Diptamwurzel-Pulver auf Weizenbrot streuen und essen. Auch die Zugabe zum Dinkelbrei hat sich bewährt. Bei größeren Steinen sollte man das Pulver als 1:1-Honig-Essig-Mischung zubereiten.

Achtung:
Einige Erkrankte vertragen die Honig-Essig-Mischung nicht. In diesem Fall besser auf das Brot mit Pulver zurückgreifen.

Dosierung: In den ersten 3 Wochen sollte die Dosierung halbiert werden, danach gilt:
1-2-mal 1 Msp. auf Brot (bzw. Dinkelbrei) oder
1-2-mal 1 Msp. in ½ Schnapsglas Honig-Essig-Mischung.

Dauer: 2–4 Monate. Auch die Steine bzw. Arteriosklerosen haben sich über Jahre entwickelt, daher braucht die Behandlung auch etwas mehr Zeit.

Aus der Praxis: Das Diptam hat sich vielfach bei der Reduktion oder Auflösung von Steinen bewährt oder zumindest ein weiteres Wachstum verhindert. Dabei gab es auch erstaunlich rasche Besserungen. Schon innerhalb von 6 Wochen war ein Gallenstein – jeweils per Ultraschall gesichert – auf die Hälfte der Größe geschrumpft.
Erstaunlich war auch die Rückmeldung eines Patienten, dessen Urologe bei ihm Prostatasteine festgestellt hatte, die Beschwerden machten. Selbstständig hatte er schon Diptam eingesetzt – mit Erfolg.
Herzbeschwerden können durch eine Verengung der Herzkranzgefäße infolge von Kalkablagerungen verursacht sein. Hierbei ist ebenfalls an Diptam zu denken.
Auch bei „Verkalkungen" anderer Arterien, wie zum Beispiel der Halsschlagadern sowie weiterer Blutgefäße im Kopf, Gehirn, Bauchraum oder in den Beinen, ist der Einsatz dieser Pflanze sehr sinnvoll.

Hinweis:
Diptam ist auch Bestandteil des Fenchel-Galgantwurzel-Diptamwurzel-Habichtskraut-Pulvers (S. 87).

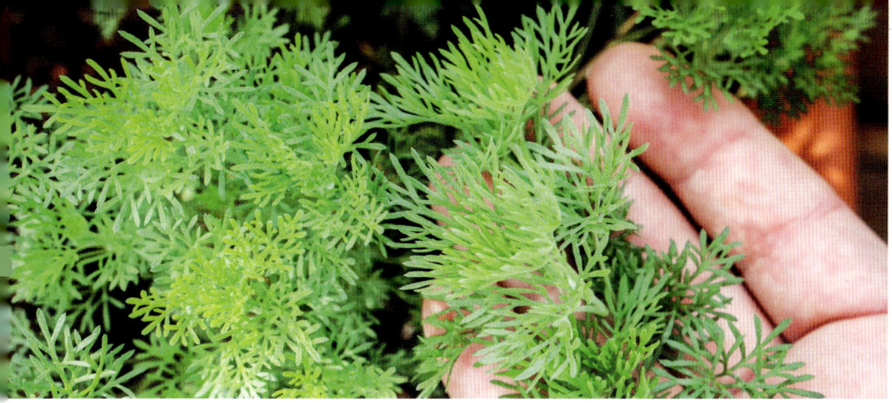

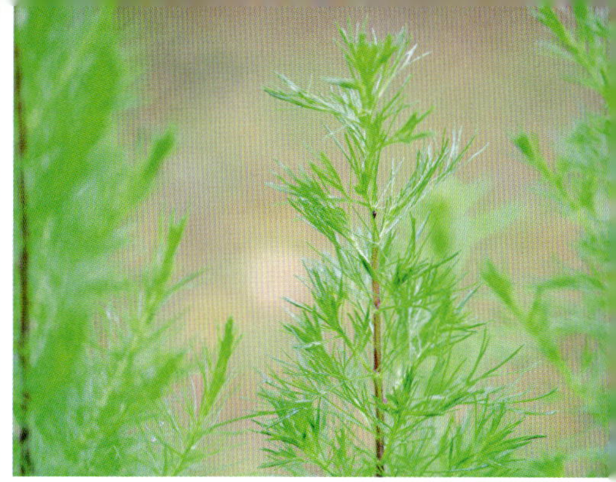

Eberraute (Artemisia abrotanum L.)

Die Eberraute wird in zwei heilkundlichen Zubereitungsarten verwendet:

- Eberrauten-Saft (Tct. abrontani)
- Eberrauten-Salbe (Ungt. abrotani c. ol. olivae)

Hildegard schreibt:
„Und wo Beulen am Körper des Menschen aufschießen oder wo sich ein Glied am Menschen zusammenzieht, soll man Eberraute zerreiben und so darüber legen und auch mit ihrem Saft die Stelle einreiben, und es wird besser werden, weil der Saft der Eberraute die Trockenheit, die sich an einem Glied des Menschen erhebt, abmildert.“
(PH, S. 99)

Eberrauten-Saft (Tct. abrotani)

Anwendungsgebiete:

- Sehnenverhärtung der Hand (Dupuytren'sche Kontraktur)
- Frostbeulen (Pernionen)

Anwendung: Verhärtete Sehnen der Handinnenfläche oder Frostbeulen dünn mit dem Eberrauten-Saft einreiben.

Dosierung: 1-mal täglich dünn einreiben.

Dauer: 4–6 Wochen. Nach einer Pause von 1–2 Wochen lässt sich bei einem Weichwerden der Sehnen und einer besseren Beweglichkeit der Finger die Anwendung wiederholen.

Aus der Praxis: Der Eberrautensaft ist die erste Wahl bei der Sehnenverhärtung der Hand. Ein Amethyst kann das Weichwerden der Sehnen unterstützen. Bei Frostbeulen gibt es eine Linderung der Beschwerden einschließlich des Juckreizes oft schon nach wenigen Tagen. In diesem Fall kann die Behandlung verkürzt werden (2–3 Wochen).

Hildegard schreibt:
„Und wenn jemand an seinen Gliedern von der Gicht gequält wird, soll er reichlich Eberraute nehmen und reichlich altes Schmalz und etwas Olivenöl und das zusammen in einem Tiegel zerlassen und es dann so heiß auf das Glied, in dem die Gicht wütet, auftragen und mit einem Tuch verbinden und festziehen; dass soll man oft in dieser Weise tun, und die Gicht wird dort nachlassen.“
(PH, S. 100)

Eberrauten-Salbe (Ungt. abrotani c. ol. olivae)

Anwendungsgebiete:

- Gicht
- Rheuma

Anwendung: Eberrautensalbe in einem kleinen Topf erwärmen und auf die schmerzenden Gelenke auftragen.

Dosierung: 1–2-mal täglich.

Dauer: 2–3 Wochen.

Aus der Praxis: Die Eberrauten-Salbe gehört zu den seltener eingesetzten Reservemitteln und kommt meist erst dann zum Einsatz, wenn andere Mittel nicht hilfreich waren.

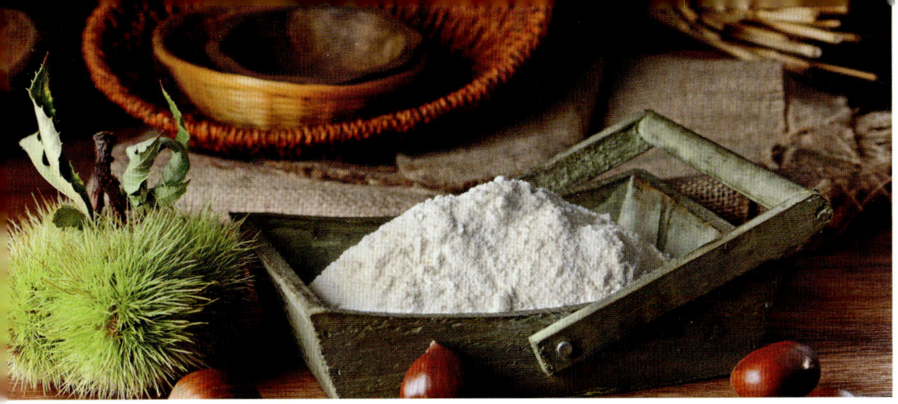

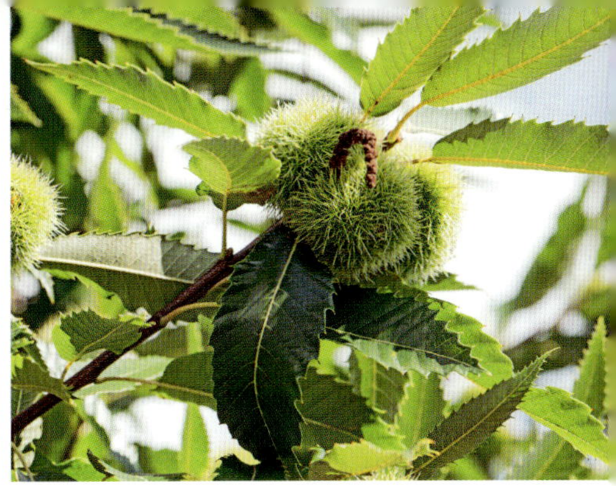

Edelkastanie, Esskastanie (Castanea vesca) auch Marone

Hildegard schreibt:
„Der Kastanienbaum ist sehr heiß, hat aber doch eine Mischung von großer Wirkkraft, die dieser Wärme beigemengt ist, und er bedeutet das Unterscheidungsvermögen. Alles, was an ihm ist, ist nützlich, und auch seine Frucht ist nützlich gegen jede Krankheit, die im Menschen ist.“
(PH, S. 202)

Die Esskastanie ist nicht verwandt und nicht zu verwechseln mit der bekannten, für den Menschen jedoch giftigen, Rosskastanie. Der Edelkastanienbaum – auch Esskastanienbaum genannt – ist nach Hildegard von Bingen von großer Wirkkraft.

Die Beschreibung der hl. Hildegard hört sich beim ersten Lesen schon fast zu großartig an. Neuere wissenschaftliche Forschungen brachten jedoch erstaunliche Ergebnisse.
So enthalten Edelkastanien:

- hochwertiges pflanzliches Eiweiß (Protein),
- weniger Fett als andere Nüsse (nur 2%),
- hochwertige Fettsäuren: Linolsäure (Omega-6-Fettsäure) und Linolensäure (Omega-3- Fettsäure),
- wichtige Mineralstoffe und Spurenelemente (Kalium, Calcium, Phosphor, Schwefel, Eisen, Magnesium, Kupfer und Mangan),
- Vitamin E, C und fast alle Nerven-Vitamine (B1, B2, B3, B5, B6, B7, B9) sowie das Provitamin A,
- wertvolle sekundäre Pflanzenstoffe (u. a. Flavonoide, ß-Carotinoide, Tannine).

Tannine haben eine wichtige Funktion bei der Hemmung der Radikalbildung und zeigen tumorhemmende, virushemmende sowie antibakterielle Effekte. Diese Ergebnisse erbrachte eine Forschergruppe mit dem japanischen Pharmakologen Prof. Okunda an der Universität Tras os Montes in Portugal. Auch Studien in den USA, Spanien und Serbien bestätigen, dass die Edelkastanie die oben beschriebenen biologisch aktiven Nährstoffe sowie die lebenswichtigen Proteine, sekundären Pflanzenstoffe und Vitamine enthält.

Hildegard schreibt:
„Auch wer an der Leber Beschwerden hat, soll diese [Edelkastanien-] Kerne vorsichtig zerstoßen und sie so zerrieben in Honig einlegen und oft mit diesem Honig essen, und seine Leber wird geheilt werden, denn ihre Wärme, vermischt mit der Wärme des Honigs, mildert die Kälte, durch die die Leber geschwächt wird.“
(PH, S. 203)

Edelkastanien enthalten zudem:

- basische Anteile, die bedeutsam sind für den Abbau des Säuren-Überschusses im Körper und
- leicht verdauliche Bestandteile.

Die wichtigsten Heilmittel und Zubereitungen vom Esskastanienbaum sind:
Edelkastanienmehl-Honig
Edelkastanienkerne-Süßholz-Engelsüß-Mischung
Edelkastanienkerne, gekocht
Edelkastanienkerne, roh
Edelkastanienkerne, geröstet
Edelkastanien-Holz
Edelkastanien-Blätter und -Hülsen

Edelkastanienmehl-Honig

Anwendungsgebiete:

- Leberbeschwerden
- Leber-Stoffwechselschwäche (s. Kap. 3.3.2 „Die Leber“)

Anwendung: 50 g Edelkastanienmehl
250 g Honig (flüssig)
Den Honig mit dem Edelkastanienmehl mischen. Der Edelkastanienmehl-Honig darf nicht bitter schmecken, gegebenenfalls etwas mehr Honig zufügen.

Dosierung: 1–2-mal tägl. 1 TL.

Dauer: 6–8 Wochen pur oder als Brotaufstrich.
Diese Kur kann nach 4 Wochen wiederholt werden.

Hinweis:
Das restliche wertvolle Edelkastanienmehl kann zum Beimischen an Soßen, Dinkelgrieß oder Pfannkuchenteig verwendet werden. Es empfiehlt sich, nur ½–2 EL beizumischen, ansonsten schmeckt es streng oder bitter.

Edelkastanienkerne-Süßholz-Engelsüß-Mischung

Anwendungsgebiete:

- Magenbeschwerden
- Reizmagen
- Magenschleimhaut-Reizung
- Magenschleimhaut-Entzündung (Gastritis), Neigung dazu oder verbeugend
- Magengeschwür (Magenulcus), Neigung dazu oder vorbeugend

Zubereitung: Für eine Kur werden benötigt:
40–70 Edelkastanienkerne oder 1 Packung
30 g Süßholz-Pulver (Plv. liquiritiae) mit
25 g Engelsüß-Pulver (Plv. polypodii) zusammen mischen.

Erster Arbeitsschritt:
Täglich 5–7 Edelkastanienkerne mit etwas Wasser kochen, bis sie weich sind und dann mit der Gabel zerdrücken. Um die Kochzeit zu verkürzen, ist es sinnvoll, die Kerne vorab mehrere Stunden bis zu einem Tag in Wasser einzuweichen.

Zweiter Arbeitsschritt:
1 gehäufter TL Weizenmehl mit
1 TL Süßholz-Pulver/Engelsüß-Pulver-Mischung und
wenig Wasser verrühren.
Die fertige Mischung zu den zerdrückten Edelkastanien geben, alles zusammen aufkochen und warm essen. Dies kann sowohl vor einer Mahlzeit als auch zwischendurch geschehen.
Je nach Geschmack lässt sich durch die Anzahl der Kerne die Intensität des gesamten Breis abändern.

Dosierung: 1-mal täglich.

Dauer: 8–10 Tage lang.
Kann bei Bedarf nach 1–2 Wochen wiederholt werden.

Hildegards schreibt:
„Wer Magenschmerzen hat, soll diese Kerne kräftig in Wasser kochen und gekocht in diesem Wasser zerkleinern, also zu Brei. Dann vermische (also verkleppere) er etwas Weizenmehl in einer Schüssel mit Wasser, geb zu diesem Mehl Süßholzpulver und etwas weniger Pulver von Engelsüßwurzel dazu, koche es so mit den erwähnten Kernen noch einmal und bereite eine Art Mus. Dann esse er es, und es wird seinen Magen reinigen und warm und kräftig machen.“
(PH, S. 203f.)

Hinweis:
Zur Vereinfachung können getrocknete Edelkastanienkerne bestellt werden.

Aus der Praxis: Bei Magenbeschwerden berichten Betroffene oft schon nach 1–2 Tagen von einer deutlichen Schmerzreduktion. Vielfach wird in der hausärztlichen Praxis bei anfänglichen Magenbeschwerden keine sofortige internistische Abklärung durch eine Magenspiegelung (Gastroskopie) angestrebt, sondern eine Behandlung mit säurereduzierenden Medikamenten eingeleitet. Mit gleicher Zielrichtung erfolgt in der hildegardischen Praxis die Verordnung des Magenbreis. Entscheidend ist, ob dadurch eine anhaltende Beschwerdefreiheit erreicht wird. Andernfalls sollte eine weitere Diagnostik erfolgen.

Edelkastanienkerne, gekocht

Anwendungsgebiete:

- Gedächtnis-Unterstützung
- Gedächtnis- und Merkschwäche, beginnende
- Prüfungsvorbereitung vor Examina
- Gehirn-Jogging

Anwendung: Am Morgen 6–8 Kerne einweichen und zum Mittag ca. 15–20 Min. lang kochen, bis sie weich sind. Gut kauen, denn intensives Kauen regt nachweislich die Hirnleistung an.

Dosierung: 3–4 Kerne vor der Mahlzeit und 3–4 Kerne nach der Mahlzeit essen.

Dauer: 4–8 Wochen.

Aus der Praxis: Die schönsten Erfolge stellen sich bei jungen Menschen ein, die für Prüfungen viel Stoff in kurzer Zeit lernen und abrufbereit haben müssen.
Für sie sind diese Kerne ein völlig gefahrloses und oft sehr effektives „Gehirn-Doping". Auch ältere Personen, deren Gedächtnisleistung nachlässt, profitieren von dieser Unterstützung.

Hildegard schreibt:
„Ferner soll ein Mensch, dem das Gehirn von Trockenheit leer ist und der deshalb im Kopf krank wird, die inneren Kerne der Früchte dieses Baumes in Wasser kochen und nichts anderes zufügen, das Wasser ausgießen und [die Früchte] nüchtern und nach dem Essen oft so essen, und sein Gehirn wächst und füllt sich … Denn die Kerne sind warm, und wenn sie in Wasser gekocht werden, nehmen sie sanfte Kräfte von der Wärme des Wassers auf und werden dadurch verstärkt, und so füllt und heilt ihr Saft das Gehirn dessen, der sie isst." (PH, S. 203)

Edelkastanienkerne, roh

Es ist schon bedenkenswert, wie Hildegard von Bingen den unterschiedlichen Zubereitungen des gleichen Heilmittels verschiedene Wirkungen zuordnet. Während sie die gekochte Edelkastanie als gut für die Gehirnleistung sieht, ordnet sie die rohen, nicht gekochten Kerne dem Herzen zu. Dass der Vorgang des Erhitzens Lebensmittel tatsächlich verändert, erleben wir jedoch bei jedem Garen einer Mahlzeit.

Anwendungsgebiet:

- Herzbeschwerden mit nachfolgender Traurigkeit

Anwendung: Zur Zeit der Ernte im Herbst können die frischen Edelkastanienkerne gegessen werden. In den anderen Zeiten stehen die getrockneten Kerne zu Verfügung. Diese müssen ausreichend lange im Wasser über mehrere Stunden bis zu 1 Tag eingeweicht werden, damit sie weich genug sind, um den Zähnen nicht zu schaden.

Dosierung: 5–7 Kerne täglich essen.

Dauer: 4–7 Wochen.

Hildegard schreibt:
„Wer am Herzen Beschwerden hat, sodass sein Herz nicht in [gewohnter] Stärke dient, und der dadurch traurig wird, der esse oft diese Kerne roh und gieße [so] seinem Herzen gleichsam Schmalz ein: So macht es Fortschritte hinsichtlich der Stärke, und er wird seine Freude zurückerhalten, weil die gute Wirkkraft [der Kastanien] das Versagen des Herzens beseitigt und den Menschen am Herzen stärkt.“
(PH, S. 203)

Hinweis:
Die Kerne sind eine begleitende Unterstützung für das Herz. Die Behandlung wird sinnvoll durch Heilmittel wie z. B. den Galgant (S. 92), den Petersilienhonig-Trank (S. 152) und evtl. den Jaspis (S. 112) vervollständigt. Über eine notwendige zusätzliche pharmazeutische Therapie muss ein Arzt entscheiden.

Edelkastanienkerne, geröstet

Anwendungsgebiete:

- Milzbeschwerden
- Milzunterstützung
- Abwehrschwäche, begleitend
- Blutbildung, unterstützend

Anwendung: Die gerösteten Edelkastanien werden als „Maronen“ mit Schale oft auf Adventsmärkten angeboten. Im häuslichen Gebrauch 5–7 Kerne kreuzförmig anschneiden und vorsichtig im Backofen oder Kastanienofen rösten, sodass sie nachher nicht verkohlt sind. Die frischen Edelkastanien sind im Herbst zu bekommen, daher ist diese Anwendung jahreszeitabhängig.

Dosierung: Alle 1–2 Tage 5–7 geröstete Kerne essen.

Dauer: 2–4 Wochen.

Hildegard schreibt:
„Wer aber an Milzschmerz leidet, soll diese Kerne vorsichtig am Feuer rösten und dann oft mäßig warm essen, und die Milz wird warm und strebt nach Fortschreiten der Gesundheit, weil die gute Wärme [der Kastanien], angeregt durch die Wärme des Feuers, jenem Schmerz Grenzen setzt.“
(PH, S. 203)

Hinweis:
Die Milz ist ein Organ, das selten Schmerzen verursacht, ausgenommen vom Seitenstechen beim schnellen Laufen, das vor allem in der Kindheit vorkommt. Da die Milz ein zentrales Organ für die Abwehr und die Blutbildung ist, können die gerösteten Kerne begleitend eingesetzt werden.

Edelkastanienholz

Anwendungsgebiete:

- Durchblutungsstörungen, auch nach Schlaganfall
- Kräftigungsmittel
- Kopf-Gesundheit
- Merkfähigkeits-Verbesserung

Anwendung: Die meisten positiven Erfahrungen werden von Patienten berichtet, die einen Schlaganfall (Apoplex) erlitten und ein speziell für die Hände angenehm zu fassendes Stück Edelkastanienholz als Greifling hatten. Sie berichteten von einem langsam sich verbessernden Tastgefühl in der Hand, was ihnen ein Gefühl größerer Sicherheit vermittelte.

Dosierung: Das Holzstück oder den Greifling nach Belieben täglich eine zeitlang in der Hand halten und/oder daran riechen.

Dauer: Mehrere Wochen bis eine Verbesserung eintritt. Die Nutzung ist zeitlich nicht begrenzt.

Hildegard schreibt:
„Ein Mensch, der sich von Kastanienholz einen Stock macht und ihn in seiner Hand trägt, sodass seine Hand davon warm wird, nimmt von jenem Feuchtigkeit auf, und die Adern und alle Kräfte seines Körpers werden davon gefestigt. Er hat nämlich eine solche Stärke guter Wärme in sich, dass er schlechte Säfte vom Menschen vertreibt, wenn dieser von ihm erwärmt wird. Nimm auch den Duft dieses Holzes oft in die Nase auf: Es bringt deinem Kopf Gesundheit.“
(PH, S. 203)

Hinweis:
Einige Begriffe, die Hildegard verwendet, sind nicht einfach in unsere medizinische Sprache zu übersetzen. Das Wort *„Kopfgesundheit“* gehört dazu. Während viele von Hildegard beschriebene Heilmittel und Rezepturen gute Wirksamkeit zeigen, sind einige Anwendungen noch nicht so gut erprobt, sodass Aussagen dazu schwerer möglich sind. Das Riechen am Edelkastanienholz kann jedoch ergänzend zur Verbesserung der Kopfdurchblutung und der Merkfähigkeit angewendet werden.

Hildegard schreibt:
„Der Mensch aber, der gicht-brüchig ist und davon jähzornig wird, weil die Gicht immer mit Zorn verbunden ist, soll die Blätter und Hülsen der Frucht [des Kastanienbaums] in Wasser kochen und sich mit diesem Wasser oft ein Dampfbad bereiten: Die Gicht in ihm wird nachlassen, und er wird ein sanftes Gemüt bekommen.“ (PH, S. 202)

Hinweis zum Waschbeutel:
Damit einzelne Teile nicht versehentlich in das Badewasser gelangen, ist es ratsam, die aufgekochten Hülsen mit den Blättern durch einen Stofflappen, der in einem größeren Küchensieb liegt, zu gießen.

Edelkastanien-Dampfbad

Anwendungsgebiete:

- Gicht
- Rheuma
- Zornneigung bei Rheuma

Anwendung: Die frischen oder auch die getrockneten Blätter und die Fruchthülsen, welche sehr stachelig und daher vorsichtig anzufassen sind, – am besten in einem Waschbeutel eingefüllt – ca. 10 Min. in Wasser kochen. Dieses Wasser dem heißen Badewasser zugeben. Wer Zuhause eine Sauna besitzt, kann es dort als Aufguss anwenden.

Dosierung: 1 heißes Bad mit Edelkastanien-Wasser 1–3-mal wöchentlich.

Dauer: 3–4 Wochen.

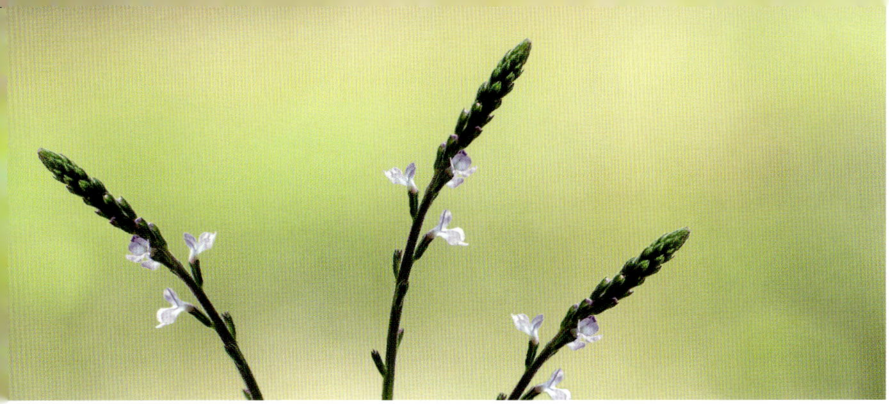
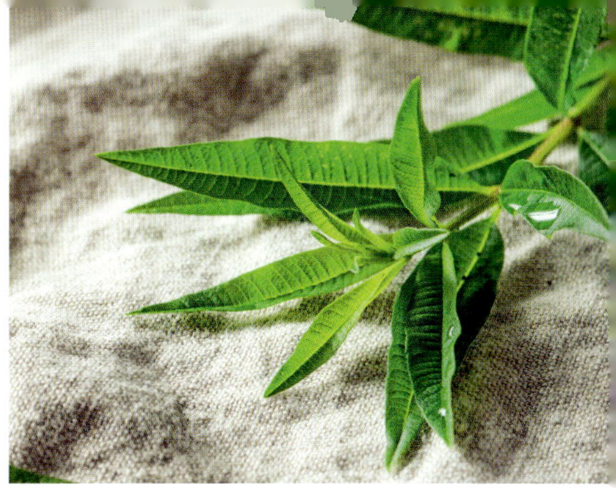

Eisenkraut (Verbena off.)

Das Eisenkraut ist eine Pflanze mit zarten blauen Blüten.
Seine therapeutische Wirksamkeit ist in der Mischung mit Wermutkraut bei Zahn- und Kieferschmerzen in der Erfahrungsheilkunde belegt (s.a. Wermut, S.203). Das ganze Kraut zeigt seine Heilkraft jedoch auch alleine bei den folgenden Krankheiten.

Anwendungsgebiete:

- Geschwüre
- Wunden, äußere
- Eiterungen
- Entzündungen der Haut
- Nagelbettentzündung (Panaritium)

Zur Anwendung s. Kap. 7 „Wickel, Packungen und Auflagen“.

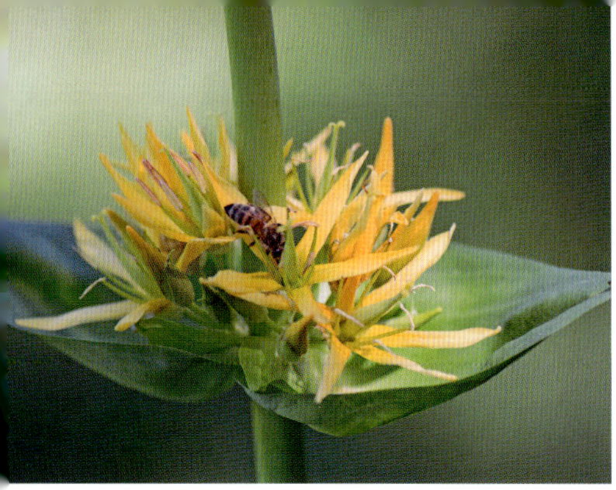

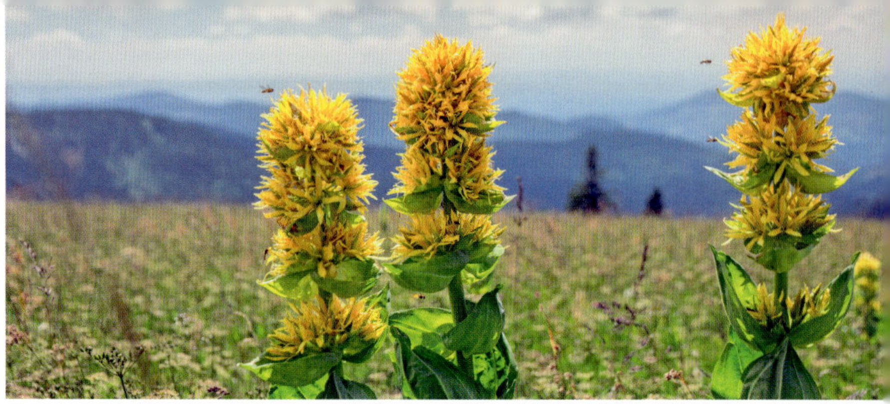

Hildegard schreibt:
„Wer aber solche Herzschmerzen hat, wie wenn sein Herz kaum noch an seiner Stelle bliebe, soll Enzian zerstoßen und dieses Pulver in einer Brühe essen. Es stärkt sein Herz, weil die Wärme des Enzians den Schmerz des Herzens, der manchmal aus der Kälte der Schwarzgalle entsteht, beim Essen eines Süppchens vertreibt.“
(PH, S. 46)

Enzian (Gentiana lutea)

Der gelbe Enzian kommt für Herzbeschwerden nur selten zum Einsatz. Wenn aber die von Hildegard beschriebene ungewöhnliche Empfindung der Herzschmerzen zutrifft, ist er ein wertvolles Mittel.

Enzianwurzel-Pulver (Rhiz. gentianae lut.)

Anwendungsgebiet:

- Herzbeschwerden

Anwendung: Enzianpulver ist ausgesprochen bitter. Daher nur eine kleine Menge in einen ersten Teil der Suppe geben und den weiteren Teil später essen.

Dosierung: 1–2-mal täglich 1–2 Msp. in die Suppe geben.

Dauer: 2–5 Tage.

Aus der Praxis: Mit diesem Text lehrt uns Hildegard gleichzeitig, den Kranken genau zuzuhören. Das persönliche Empfinden für Beschwerden kann sehr wichtig sein, wie hier das Gefühl, dass das Herz *„kaum noch an seiner Stelle bliebe.“* In der Übersetzung der Pariser Handschrift heißt es: *„Wer aber solchen Schmerz des Herzens leidet, wie wenn es kaum an seinem Strang hinge“*.

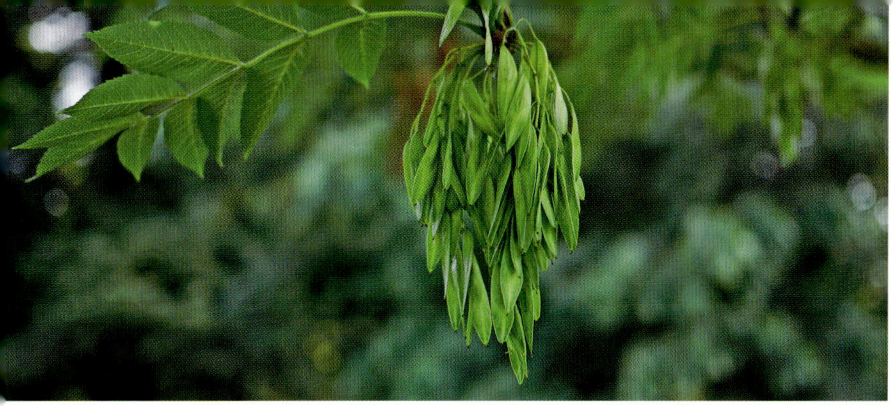
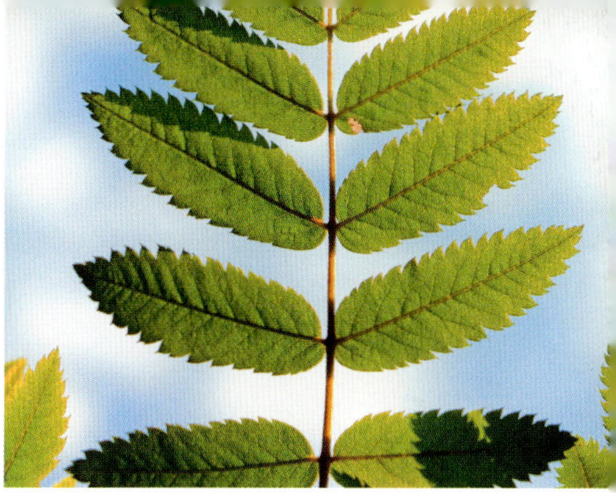

Esche (Fraxinus)

Eschenblätter-Auflage

Anwendungsgebiete:
- Gelenkbeschwerden
- Rückenschmerzen
- Gicht

Zur Anwendung s. Kap. 7 „Wickel, Packungen und Auflagen“.

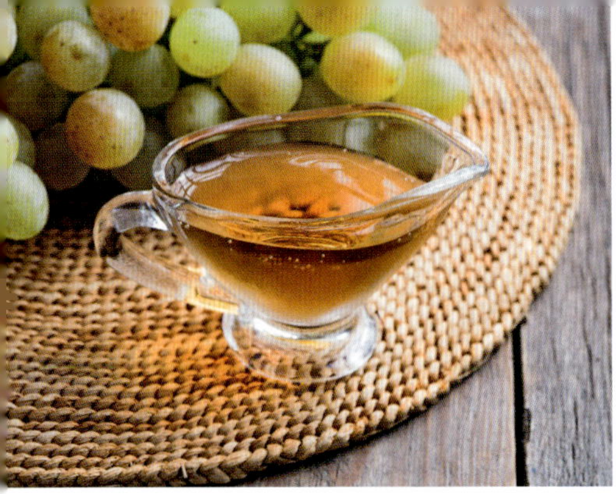

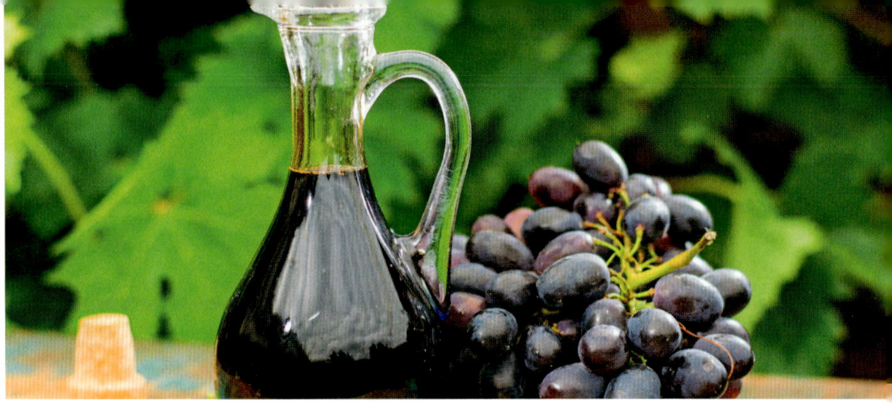

Essig

Weinessig *„taugt zu allen Speisen, indem man ihn den Speisen so zufügt, dass ihnen nicht der Geschmack genommen wird, sondern dass man [nur] ein wenig Essig in ihnen wahrnimmt.“* (PH, S. 158)
(s. a. Kap. 8.3.1 „Ernährungstabelle“)

Anwendungsgebiete:

- Blasenschwäche mit unwillkürlichem Harnabgang
- Blasen-Inkontinenz

Anwendung: Bei Blasenschwäche beschreibt Hildegard den erwärmten Wein zur Unterstützung der Schließmuskelfunktion (s. a. Weinstock, S. 197). Zusätzlich soll Essig in geringer Menge den Speisen zugefügt und auch getrunken werden. Das Letztere ist jedoch oft in mit Wasser verdünnter Form sinnvoll zur besseren Verträglichkeit.

Dosierung: Alle 1–2 Tage je 1–2-mal eine kleine Menge, die nicht zu sauer schmeckt, den Speisen zufügen und/oder trinken.

Dauer: 2–4 Wochen.

Hildegard schreibt:
„Wenn jemand vor Kälte des Magens seinen Harn nicht halten kann, soll er oft am Feuer erhitzten Wein trinken und alle seine Speisen mit Essig mischen und [so] oft, wie immer er kann, Essig trinken, und auf diese Weise wird er in Magen und Blase warm werden. Denn die ... so zugeführte Wärme des Weines erwärmt Magen und Blase des Menschen und hält den Harn zur rechten Verdauung zurück, Essig aber bringt rechte Verdauung und Wärme.“
(PH, S. 242)

Hinweis:
Wer Weinessig nicht mag, kann andere Sorten wie z. B. Quittenessig, Apfelessig u. a. Essige versuchen, die aus Obstsorten hergestellt werden und die Hildegard als wertvoll beschreibt.

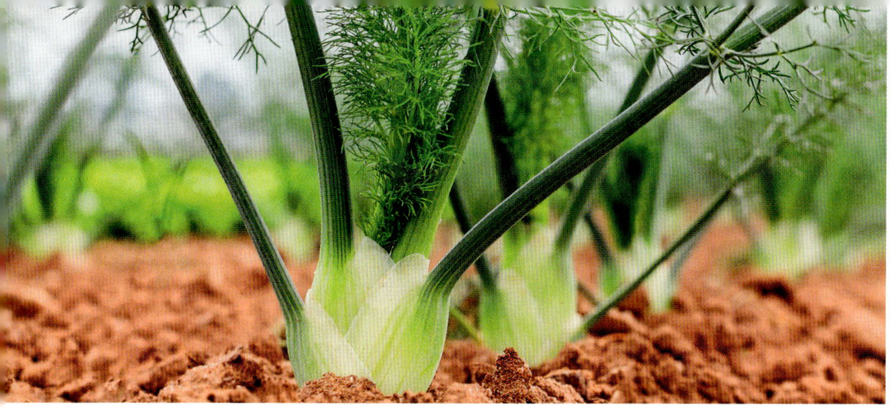
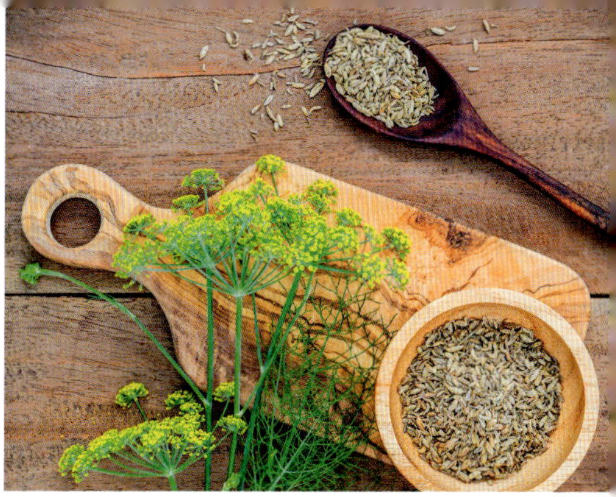

Fenchel (Foeniculum)

Der Fenchel ist sowohl ein Lebens- als auch ein Heilmittel. Nach Hildegard von Bingen hat er *„eine sanfte Wärme und ist weder trockener noch kalter Natur."* (PH, S. 73)

Verwendung findet der Fenchel als
Fenchelknolle
Fenchelsamen
Fenchel-Schafgarbe
Fenchel-Galgantwurzel-Diptamwurzel-Habichtskraut
Fenchelkraut-Balsamkraut-Tee

Fenchelknolle

Anwendungsgebiete:

- Stimmungsaufhellung
- Frostigkeit
- Schweißneigung
- Verdauung, regulierend
- Darmbeschwerden

Anwendung: Fenchel kann roh, gedünstet und gekocht, allein oder mit anderen Gemüsen gegessen werden.

Dosierung: Nach Belieben Fenchel ein bis mehrfach in der Woche zubereiten.

Hildegard schreibt:
„Wie immer er [Fenchel] gegessen wird, macht er den Menschen froh und bringt ihm sanfte Wärme und einen guten Schweiß und bringt ihm eine gute Verdauung."
(PH, S. 73)

Dauer: Kurweise 2–3 Wochen oder je nach dem persönlichen Geschmack über einen langen Zeitraum.

Fenchelknolle und Fenchel-Samen (Semen foeniculi)

Anwendungsgebiete:

- Entgiftung
- Toxin-Ausleitung
- Mundgeruch (Foetor)
- Augentrübung
- Linsentrübung (Katarakt)

Anwendung: Fenchelsamen oder ein Stück der Knolle auf nüchternen Magen kauen, gerne auch schlucken.

Dosierung: 3–8 Fenchelsamen oder ein Stück Knolle.

Dauer: 1–4 Wochen.

Hildegard schreibt:
„Denn wer täglich nüchtern Fenchel oder dessen Samen isst, bei dem vermindert er durch seine gute Wärme und seine guten Kräfte das schlechte Phlegma und die Fäulnisprodukte und vertreibt den Gestank aus seinem Atem und lässt seine Augen klar sehen."
(PH, S. 73)

Hinweis:
Der Fenchel ist Bestandteil verschiedener Arzneizubereitungen. Drei wesentliche sind der Fenchelkraut-Balsamkraut-Tee, die Fenchel-Galgantwurzel-Tabletten (S. 93) und das Fenchel-Galgantwurzel-Diptamwurzel-Habichtskraut-Pulver (S. 87).

Fenchel-Schafgarbe

Anwendungsgebiet:

- Schlafstörung

Zur Anwendung s. Kap. 7 „Wickel, Packungen und Auflagen".

Fenchel-Galgantwurzel-Diptamwurzel-Habichtskraut-Pulver

Anwendungsgebiete:

- Gesundheits-Unterstützung (allgemein)
- Kranken-Stärkung (allgemein)
- Verdauung, regulierend
- Herzstärkung

Anwendung: 16 g Fenchelsamen (Semen foeniculi)
8 g Galgantwurzel (Rhiz. galangae)
4 g Diptamwurzel (Rhiz. dictamni)
2 g Habichtskraut (Foliae hieracii)
werden miteinander im Mörser zerstoßen und vermischt. Die heilsame Wirkung lässt sich aus der Charakteristik der einzelnen Bestandteile schon erahnen.
45–60 Min. nach dem Essen etwas von der Mischung in warmem Wein trinken.

Dosierung: 1–2-mal täglich 1–2 Msp. in ½–1 Schnapsglas warmen Wein.

Dauer: 1–3 Wochen.

Hildegard schreibt:
„Der Mensch nehme auch Fenchelsamen und halb so viel Galgant und [wiederum] die Hälfte davon Diptam und [nochmals] die Hälfte davon Habichtskraut, zerstoße das miteinander, streiche es durch ein Tuch, gebe es etwa eine Stunde nach dem Essen in warmen, aber nicht kochenden Wein und trinke es. Dieses Pulver erhält den gesunden Menschen gesund, den Kranken aber stärkt es; es fördert die Verdauung des Menschen und verleiht ihm Kräfte, bringt ihm eine gute und schöne Gesichtsfarbe. Es nützt jedem Menschen“
(PH, S. 75)

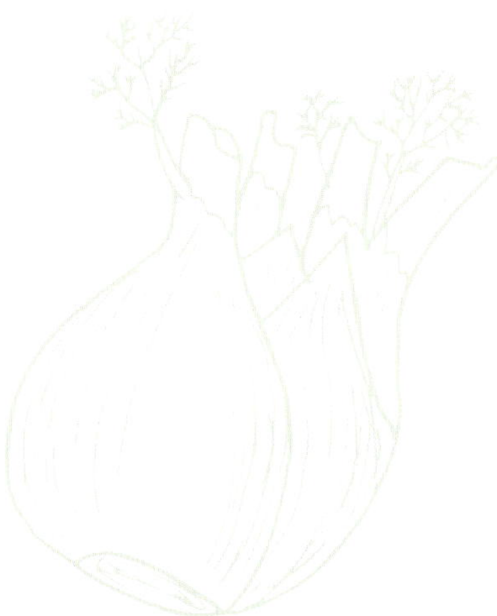

Hildegard schreibt:
„Balsamkraut ist mehr warm als kalt. Wenn aber durch viele und verschiedenartige Gedanken Bewusstsein und Sinne eines Menschen schwinden ... nehme er Balsamkraut und dreimal so viel Fenchel und koche das zusammen in Wasser. Dann werfe er die Kräutlein weg, lasse das Wasser abkühlen und trinke [davon] häufig.“
(PH, S. 162)

Hinweis:
Hildegard von Bingen erweitert in diesem Kapitel die Blickrichtung auf die Ernährung. Das Bedürfnis, in belastenden oder anstrengenden Situationen etwas Gutes essen zu wollen, kennen sicher viele Menschen (s. Kap. 8.2.3 „Ernährung bei Freude und Trauer“).

Fenchelkraut-Balsamkraut-Tee (Herba foeniculi-Herba balsamitae)

Der Fenchelkraut-Balsamkraut-Tee ist einer der wenigen heilsamen Tees, die Hildegard aufführt.

Anwendungsgebiete:

- Gedanken, sich aufdrängende
- Gedankenflut
- Kummer, Folgen von oder begleitend bei
- Trauer, Folgen von oder begleitend bei
- Prüfungsangst
- Lampenfieber
- Schock-Situation

Das Balsamkraut ist eine Pflanze und nicht zu verwechseln mit dem Harz des Balsambaums, welches zum Einbalsamieren verwendet wird. Neben dem Balsamkraut besteht der Tee aus Fenchelkraut (nicht Fenchelkörnern), denn im Text steht: *„Dann werfe ... die Kräutlein weg.“*

Anwendung: 25 g Balsamkraut (Herba balsamitae) mit 75 g Fenchelkraut (Herba foeniculi) vermischen.
1 EL der Fenchel-Balsam-Mischung in ½ l Wasser 5 Min kochen, absieben und nach dem Abkühlen trinken. Der Tee kann – vor allem in der kühleren Jahreszeit – jedoch auch lauwarm zu sich genommen werden.

Dosierung: 1–3 Tassen pro Tag

Dauer: 2–4 Wochen lang. Bei Bedarf kann der Tee zwischendurch immer wieder zubereitet werden.

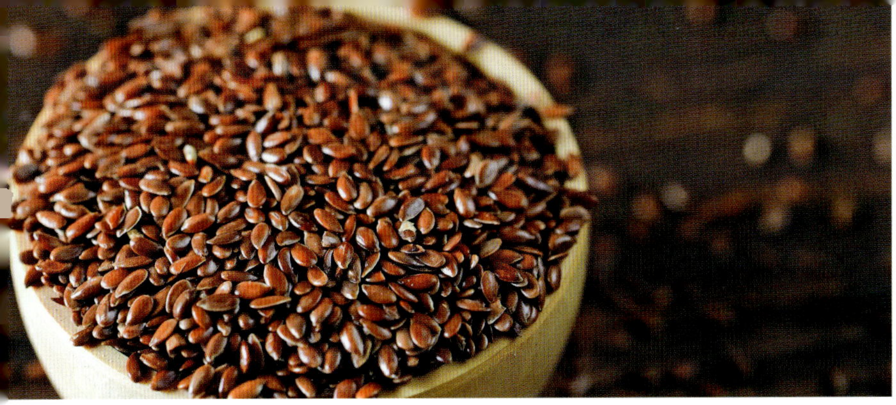
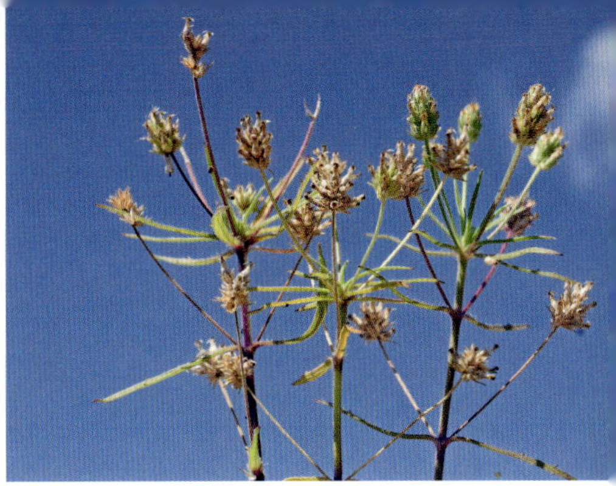

Flohsamen, Flohkraut (Psyllii semen)

Flohsamen ist der Samen der Pflanze Flohkraut, einer Wegerichart und somit kein tierisches Produkt.
Flohsamen wird nach Hildegard von Bingen in einer Abkochung mit Wein gegeben. Daneben gibt es zwei Beschwerdebilder, bei denen der Flohsamen ohne Wein als hilfreich beschrieben ist.

Somit liegen drei arzneiliche Formen vor:
- Flohsamen-Wein
- Flohsamen-Wein-Packung
- Flohsamen-„Samen“

Hildegard schreibt:
„Flohkraut ist von kalter Natur und hat in dieser Kälte eine süße Beimischung. Und wer es in Wein kocht und den Wein so heiß trinkt, von dem nimmt es starke Fieber. Auch macht es den niedergeschlagenen Sinn des Menschen durch seine süße Beimischung froh und verhilft dessen Gehirn sowohl durch seine Kälte als auch durch seine Mischung zu Gesundheit und stärkt es.“
(PH, S. 41)

Flohsamen-Wein

Anwendungsgebiete:
- Traurigkeit
- Depressive Stimmung
- Allergie-Erkrankung („Magen-Fieber“)
- Nahrungsmittel-Unverträglichkeiten

Anwendung: 1 TL Flohsamen mit der Menge ½ Glases Weins 3–5 Min. kochen, absieben und den Wein heiß trinken.

Dosierung: 1–2-mal täglich ½ Glas Wein über 2–3 Wochen

Hinweis:
Flohsamen-Wein ist eher ein Ergänzungsmittel bei Traurigkeit, wenn die häufig eingesetzten Heilmittel Veilchen-Wein (S. 190) oder/und Aronstabwurzel-Trank (S. 43) keine Linderung bewirkten.

Aus der Praxis: Sehr viele dankbare Mitteilungen bekam Frau Dr. med. Felicitas Karlinger, eine sehr erfahrene Hildegard-Ärztin, im Zusammenhang mit allergischen Erkrankungen und Lebensmittel-Unverträglichkeiten. Ihr verdanke ich diesen und weitere Hinweise zur Behandlung des allergischen Formenkreises.

Flohsamen-Wein-Packung

Anwendungsgebiete:

- „Magen-Fieber“
- Allergie-Erkrankung

Zur Anwendung s. Kap. 7 „Wickel, Packungen und Auflagen“.

Flohsamen-„Samen“

Der Flohsamen ist bei Beschwerden eine gute Hilfe, die zwar nicht von Hildegard aufgeführt werden, bei denen dieses Heilmittel aber eine gute Wirkung erzielt.

Anwendungsgebiete:

- Darmträgheit
- Verstopfungsneigung (Obstipation)
- Cholesterin-Erhöhung

An erster Stelle ist die Darmträgheit mit der Verstopfung (Obstipation) zu nennen. Der Hinweis ergibt sich indirekt und zwar aus Hildegards Bemerkung zu dem üblicherweise gern verwendeten Leinsamen. Hierbei führt die Benediktinerin gleich zu Anfang an: *„Leinsamen ist warm und taugt dem Menschen nicht zum Essen.“* (PH, S.133)
Alle Anwendungen, die sie beim Leinsamen zum Nutzen bei Kranken nennt, betreffen äußere Anwendungen (s. Leinsamen, S.128). Beim Flohsamen ist die unterstützende Wirkung für eine geregelte Stuhlentleerung lange bekannt und erprobt.

Die Definition der Verstopfung ist unterschiedlich. Im Gegensatz zur Meinung, eine Stuhlentleerung (Stuhlgang) 1-3-mal pro Woche sei normal, erachten naturheilkundliche Behandler/innen eine möglichst tägliche Verdauung für sinnvoll und notwendig. Die Entleerung des Darmes ist ein Reinigungsvorgang, der die Schleimhäute des Enddarms vor möglicherweise belastenden „Abbauprodukten" befreit.

Therapeutisch ist bei der Obstipation auch an den Hirschzungen(farn)-Kräutertrank (S.106) zu denken und auch an die Bärwurz-Mischpulver-Kur (S.45f).

Hinweis zur Verstopfung/ Obstipation:
Zur Stuhlregulierung trägt eine vollwertige Ernährung besonders mit Dinkel und Ballaststoffen bei, die die Darmbewegungen, Peristaltik, unterstützen und gleichzeitig „Futter" als Präbiotika zur Vermehrung der guten Bakterien sind.

Anwendung: 1–2 TL Flohsamen frühmorgens in den Dinkelbrei (s. Kap. 8.2.1 „Frühstück und Dinkelbrei") geben. Anschließend 2 Tassen warmen Kräutertee, am besten Fencheltee, trinken.
Alternativ zum Dinkelbrei 1–2 TL Flohsamen in ½ Tasse warmen Kräuter- oder Fencheltee quellen lassen und dann die leicht gequollenen Samen mit der Flüssigkeit zu sich nehmen. Danach noch 2 Tassen Tee trinken, wie oben beschrieben, da er um das Zehnfache quillt und daher Flüssigkeit benötigt.

Dosierung: 1–2 TL Flohsamen im Dinkelbrei oder in ½ Tasse Kräuter- oder Fencheltee.

Dauer: 1–6 Wochen, 1-mal täglich, evtl. länger über 2–3 Monate.

Eine weitere nicht-hildegardische Anwendung des Flohsamens aus der Naturheilkunde soll ebenfalls Erwähnung finden: Es zeigte sich eine cholesterin-senkende Wirkung von Flohsamenschalen. Jene wird auf die Fähigkeit von Flohsamen zurückgeführt, Gallensalze im Darm zu binden. Die gebundenen Gallensalze werden ausgeschieden, wodurch die Leber neue Gallensalze aus dem vorhandenen Cholesterin bildet. Dadurch kann der Cholesterinspiegel sinken.

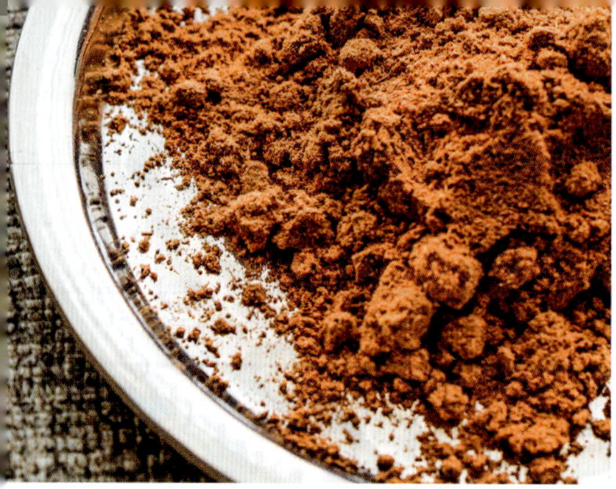

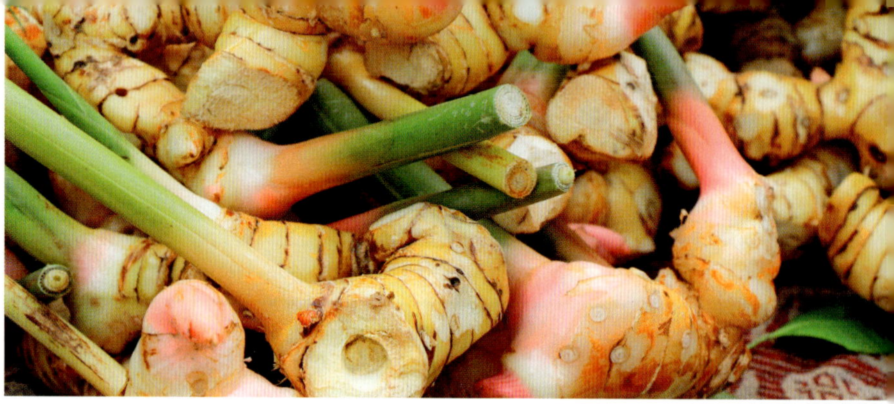

Galgant (Alpinia off.)

Der Galgant gehört neben Bertram zu den am häufigsten verwendeten heilsamen Gewürzen, die Hildegard beschreibt. Er ist gewissermaßen ein „Türöffner" für diese Art von Medizin mit vielen guten Erfolgsberichten.

„Galgant ist fast ganz heiß, hat aber in sich auch eine mäßige Kälte und ist reich an Wirkkraft." (PH, S. 30), so führt Hildegard in dessen Charakteristik ein.

Die wichtigsten Darreichungsformen mit unterschiedlichen Wirkrichtungen sind:

- Galgantwurzel-Tabletten
- Fenchel-Galgantwurzel-Tabletten
- Galgantwurzel-Pulver
- Galgantwurzel-Pulver bei der Nahrungszubereitung
- Galgantwurzel-Pulver im Wasser
- Galgantwurzel-Wein

Hildegard schreibt:
„Wer am Herzen Beschwerden hat und herzbedingt ohnmächtig wird, der soll alsbald Galgant essen, und es wird ihm besser gehen."
(PH, S. 30)

Hinweis:
Bei der täglichen Nahrungszubereitung wird er wegen seiner großen Wirkkraft sehr geschätzt. Galgantwurzel-Pulver sollte nicht dauerhaft gegen eine gesundheitsschädigende Lebensweise verwendet werden. Er macht zwar wieder munter und regt das Herz-Kreislauf-System an, bei Müdigkeit durch Schlafmangel ist jedoch für eine ausreichende Regenerationszeit aller Organe mit Schlaf zu sorgen, welcher laut Studien sogar lebensverlängernd wirkt.

Galgantwurzel-Tabletten oder Galgantwurzel-Pulver

Anwendungsgebiete:

- Herzbeschwerden
- Kreislaufschwäche (Hypotonie)
- Ohnmachts-Neigung durch Herzschwäche
- Kreislaufschwäche durch Müdigkeit
- Konzentrationsschwäche durch Sauerstoffmangel
- Durchblutungsstörung
- Arteriosklerose des Herzens/der Herzkranzgefäße (Koronarsklerose)

Anwendung: Bei Kreislaufschwäche durch Herzschwäche oder Sauerstoffmangel oder Müdigkeit hat sich Galgant als probater „Muntermacher" erwiesen.

Liegt eine Arteriosklerose des Herzens, also der Herzkranzgefäße (Koronarsklerose) vor, wird Galgant zusammen mit Diptamwurzel als Fenchel-Galgantwurzel-Diptamwurzel-Habichtskraut-Pulver (S. 87) eingenommen.

Dosierung: 2–3-mal tägl. 1 Tbl. oder/und 1–2-mal tägl. 1 Msp. zum Essen.

Fenchel-Galgantwurzel-Tabletten

Dauer: 1–3 Wochen für die Tabletten und jeweils bei Bedarf 1–2 Msp. zum Essen regelmäßig über lange Zeiträume. Hierbei wird die von Hildegard genannte Wirkkraft zur Gesunderhaltung genutzt.

Hinweis:
Die reinen Galgantwurzel-Tabletten sind relativ scharf. Aus diesem Grund bevorzugen viele die Kombination mit Fenchel als Fenchel-Galgantwurzel-Tabletten.

Achtung: Qualitätsprüfung des Galgants
Der heilwirksame Galgant muss scharf schmecken. Von dieser Pflanze gibt es verschiedenste Unterarten und nur die arzneiliche (offizinelle) hat die von Hildegard beschriebenen Wirkungen. Bei Qualitätskontrollen nicht offizineller Sorten stellte sich heraus, dass diese andere Inhaltsstoffe haben und die effektiven teilweise fehlen. Geschmacklich haben die fälschlicherweise als Hildegard-Galgant angebotenen Sorten z. B. einen seifenartigen Geschmack.

Hildegard schreibt:
„Ein Mensch, der in sich ein brennendes Fieber hat, soll Galgant zerstoßen und dieses Pulver in Quellwasser trinken, und es löscht das brennende Fieber, weil die Kälte und Süße des Quellwassers, vermischt mit der Hitze des Galgants, die Glut des Fiebers mindert."
(PH, S. 30)

Hinweis für eine ergänzende Behandlung:
Diese Behandlung kann je nach Schwere des Infekts sinnvoll mit der Einnahme der Meisterwurz und der Bertramwurzel ergänzt werden.

Galgantwurzel-Pulver in Wasser

Anwendungsgebiete:

- Fieber
- Infekt
- Erkältungsinfekt
- Grippe, grippaler Infekt

Es erstaunt zunächst, dass der Galgant *„fast ganz heiß"* ist, wie Hildegard schreibt, und trotzdem *„die Glut des Fiebers mindert"*. Im medizinischen Denken ist das Anti-Prinzip – Kaltes gegen Warmes und Warmes gegen Kälte – fest verankert. Hildegard erweitert diese Vorstellung, indem sie hierbei eine *„gute Hitze"* gegen ein *„brennendes Fieber"* als hilfreich erkennt.
Diese „gleichsinnige" Behandlung, eine gute Wärme gegen eine schlechte bzw. gegen eine krankmachende Wärme einzusetzen oder eine gute Kälte gegen eine belastende Kälte, finden wir in Hildegards Ausführungen häufiger und ist differenzierter als in anderen naturheilkundlichen Richtungen.
Was also zunächst schwer verständlich, wenn nicht sogar widersinnig erscheint, ist in einem anderen Bereich wohlbekannt. Bei Erfrierungen in kalten Regionen werden die verkühlten Körperregionen besonders die Hände oder das Gesicht nicht etwa mit warmem Wasser behandelt, sondern mit Schnee eingerieben. Auch hierbei wird eine gute Kälte gegen die krankmachende Kälte eingesetzt.

Anwendung: 1–2 Msp. Galgantwurzel-Pulver in Quellwasser oder in Trinkwasser verrühren und trinken.

Dosierung: 3–4-mal tägl. 1–2 Msp. im frischen Wasser.

Dauer: 2–5 Tage, also auch 1–2 Tage nach Beschwerdefreiheit.

Aus der Praxis: Bei Infekten haben einige Kranke das Bedürfnis, statt eines kalten Getränkes lieber etwas Warmes zu sich zu nehmen. In diesen Situationen hat sich auch die Gabe von Galgantwurzel-Pulver in warmem oder heißem Fenchel- oder Kräutertee als hilfreich erwiesen.

Galgantwurzel-Wein

Anwendungsgebiete:

- Rückenschmerz, besonders durch Kälteeinwirkung
- Flankenschmerz, besonders durch Kälteeinwirkung

Anwendung: 1–2 Tabletten im ½ Glas Wein aufkochen und heiß trinken oder
¼–½ TL Galgantwurzel-Pulver in gleicher Weise anwenden.

Dosierung: 3–5-mal 1–2 EL Galgantwurzel-Wein trinken.

Dauer: 2–5 Tage.

Aus der Praxis: Galgantwurzel-Wein ist besonders angezeigt, wenn die Beschwerden durch feucht-kaltes Wetter, Sitzen auf kaltem Untergrund oder andere Verkühlungen verursacht wurden.

Hildegard schreibt:
„Wer infolge schlechter Säfte am Rücken oder in der Flanke Schmerzen hat, soll Galgant in Wein aufkochen lassen und oft so heiß trinken, und der Schmerz wird nachlassen, weil dieser Schmerz, der von kalten Säften kommt, durch die Hitze des Galgants in erhitztem Wein vertrieben wird.“
(PH, S. 30)

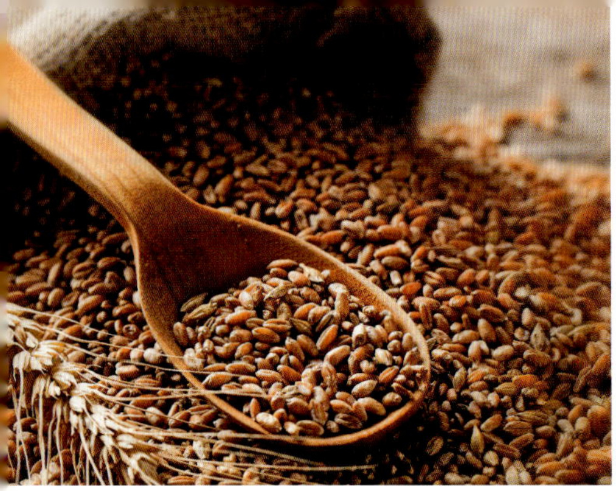

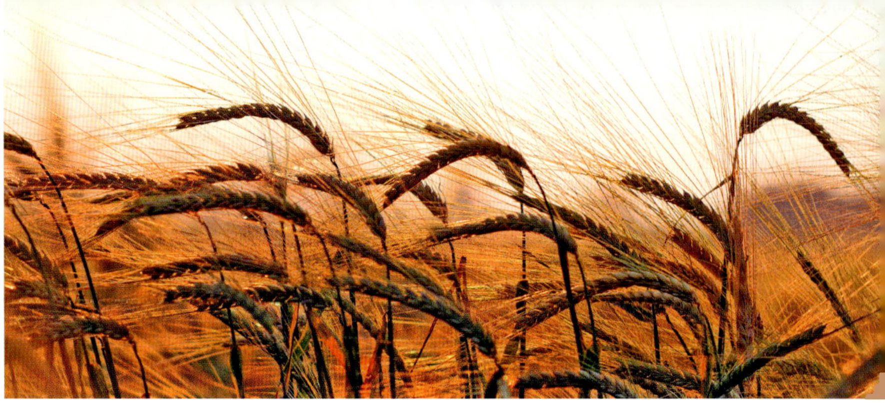

Gerste (Hordeolum vulg.)

Hildegard schreibt:
„Gerste ist kalt und insofern kälter und schwächer als das vorgenannte Getreide [Hafer]. Und wenn sie in Brot oder Mehl gegessen wird, schadet sie Gesunden und Kranken, weil sie nicht so große Kräfte hat wie die übrigen Getreidesorten.“
(PH, S. 25)

Während die Gerste als Getreide für Brot und Mehlspeisen von ihr nicht geschätzt wird (s. Kap. 8.3.1 „Ernährungstabelle“), hat sie sich bei Hauterkrankungen bewährt.

Anwendungsgebiete:

- Hauterkrankungen des Gesichts
- schuppige Haut des Gesichts

Zur Anwendung s. Kap. 7 „Wickel, Packungen und Auflagen“.

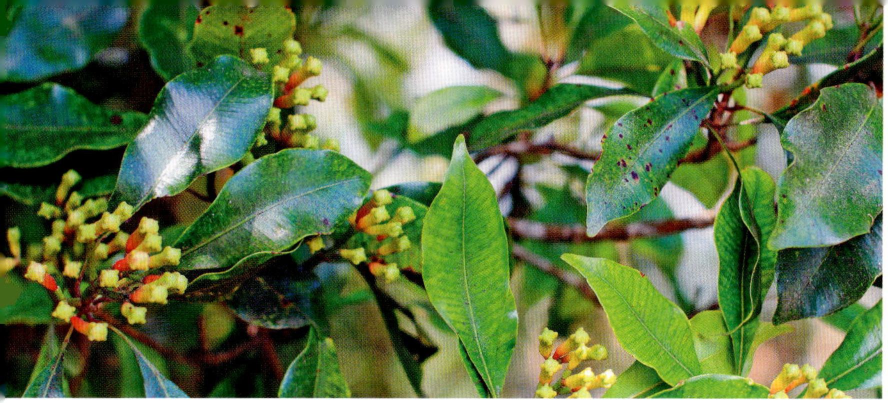

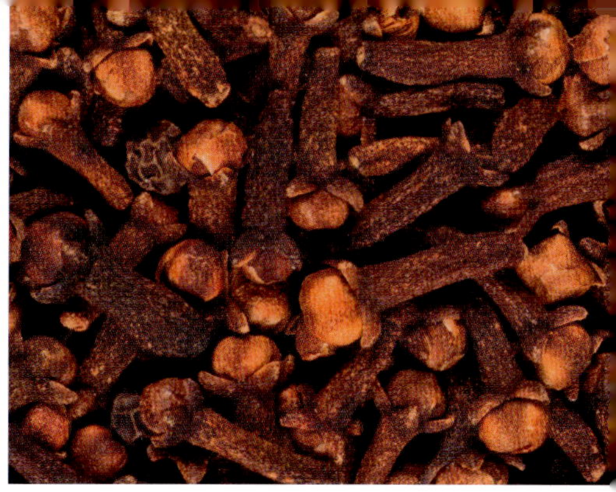

Gewürznelke (Syzygium aromaticum)

Die Gewürznelke ist bekannt als Küchenbeigabe sowie als Gewürz für den vorweihnachtlichen Glühpunsch. Weniger bekannt sind ihre heilsamen Wirkungen, die sich auf mehrere Bereiche erstrecken.

Anwendungsgebiete:

- Hörsturz
- Tinnitus, Ohrgeräusche
- Ödeme
- Wasseransammlung
- Aszites (Bauchwassersucht), begleitend
- Gicht
- Podagra (Gicht im Großzehengrundgelenk)
- Schluckauf (Singultus)

Anwendungsgebiete Hörsturz, Tinnitus, Ohrgeräusche:

Anwendung: Gewürznelke gut kauen (1–2 Min.), dabei entsteht ein intensiver Geschmack, anschließend den Rest aus dem Mund nehmen.

Dosierung: Bei akuten Hörstörungen 3–4-mal stündlich 1 Gewürznelke kauen, danach 2–3-mal täglich.
Bei chronischen Verläufen 2–3-mal 1 Gewürznelke täglich.

Dauer: 3–14 Tage.

Hildegard schreibt:
„Und wenn jemand an seinem Kopf Beschwerden hat, sodass ihm der Kopf betäubt ist, als ob er taub wäre, der soll oft Nelken essen: Das vermindert die Betäubung, die in seinem Kopf ist."
(PH, S. 43)

Hildegard schreibt:
„Und wenn einmal die kranken Eingeweide im Menschen anschwellen ... [und] die Wassersucht wachsen lässt ... soll jener ... oft Nelken essen, und jene unterdrücken den Beginn jener Krankheit“
(PH, S. 43)

Hildegard schreibt:
„Aber auch die Hitze des Marks des Menschen schwitzt vielfach [etwas] aus und bewirkt in ihm die Podagra. Wenn diese ... zu wachsen beginnt und ... jener dann oft Nelken isst, dringt deren Wirkkraft in das Mark des Menschen und verhindert, dass die Podagra wächst ... wenn sie noch am Anfang ist.“
(PH, S. 43)

Hinweis:
Die Gewürznelke ist vor allem für die beginnende Gicht des Großzehengrundgelenkes geeignet und weniger für die bereits fortgeschrittene Erkrankung.

Anwendungsgebiete Ödeme, Wasseransammlungen, Aszites (Bauchwassersucht):

Der Text Hildegards legt eher innere Ödeme des Bauchraumes nahe. Es zeigen sich jedoch auch Erfolge bei Schwellungen (Ödemen) der Beine. Die Gewürznelke kann eingesetzt werden, wenn der Petersilienhonig-Trank nicht genug geholfen hat. Auch eine alleinige Einnahme ist möglich.

Anwendung: Gewürznelken kauen (s. S. 97).

Dosierung: 1 Gewürznelke morgens.
1 Gewürznelke nachmittags (15:00–17:00 Uhr).

Dauer: 1–4 Wochen.

Aus der Praxis: Neben dem Petersilienhonigwein hat sich die Gewürznelke zur besseren Wasserausscheidung bewährt. Auch bei ihr sollte die zweite Gabe nicht zu spät erfolgen, damit die Nachtruhe nicht durch einen zusätzlichen Harndrang gestört wird.

Anwendungsgebiete Gicht/Podagra (Gicht im Großzehengrundgelenk):

Anwendung: Gewürznelken kauen (s. S. 97).

Dosierung: 2–5-mal 1 Gewürznelke kauen.

Dauer: 2–7 Tage.

Anwendungsgebiet Schluckauf (Singultus):

Anwendung: Gewürznelken kauen (s. S. 97).

Dosierung: 2–4-mal 1 Gewürznelke in kurzem Abstand (5–10 Min.) wiederholt kauen.

Dauer: Nur eine kurzfristige Einnahme ist sinnvoll.

Sollte der Schluckauf wiederkommen, kann die Einnahme wiederholt werden. Bei häufigerem Schluckauf ist eine ärztliche Abklärung notwendig.

Hildegard schreibt:
„Wer an Schluckauf leidet, soll häufig nüchtern eine Nelke essen."
(PH, S. 43)

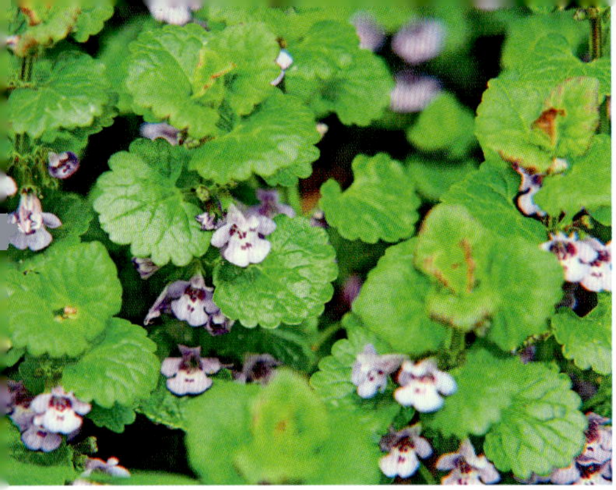

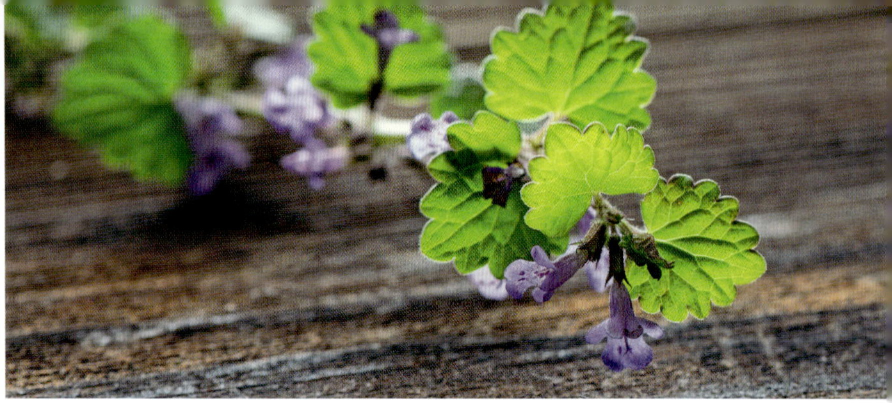

Gundelrebe (Glechoma)

Gundelrebe kann gegessen werden und ist bei Gourmets beliebt als Beigabe in Suppen (s. Kap. 8.3.1 „Ernährungstabelle“), sie ist jedoch auch ein Heilmittel.

Anwendungsgebiete:

- Ohrgeräusche
- Tinnitus

Zur Anwendung s. Kap. 7.3 „Wickel, Packungen und Auflagen – Heilmittel und Anwendungen“.

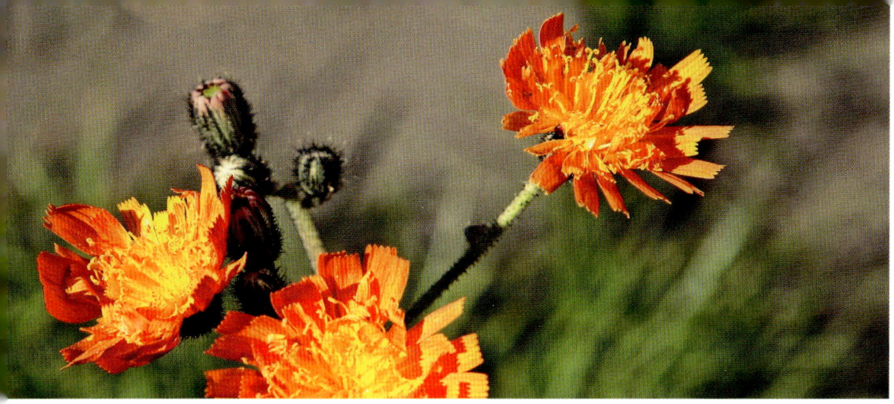
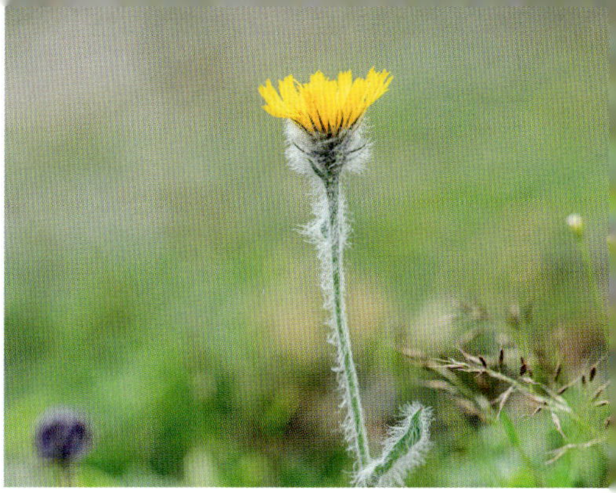

Habichtskraut (Hieracium)

Das Habichtskraut ist ebenfalls ein Mittel gegen Steinbildungen, wenn Diptam alleine nicht genügend wirkte oder die Beschwerden oder Befunde stärker ausgeprägt sind.

Hildegard schreibt:
„Das Habichtskraut ist kalt und gegessen stärkt es das Herz. Es vermindert die schlechten Säfte, die sich an einer Stelle im Menschen sammeln. Aber wer es aus Notwendigkeit isst, soll es nicht allein und einfach essen, weil es zu bitter ist, und deswegen soll er etwas Diptam oder etwas Galgant oder etwas Zitwer beifügen und es, wie gesagt, [so] essen, und es löst die kalten Säfte auf." (PH, S. 110)

Habichtskraut-Pulver (Plv. herbae hieracii)

Anwendungsgebiete:

- Arteriosklerose des Herzens (Koronarsklerose)
- Arteriosklerose anderer Arterien
- Steinleiden
- Gallensteine
- Nierensteine

Anwendung: Das Habichtskraut soll nicht allein, sondern immer in Kombination mit Diptam vor allem bei Steinen oder mit Galgant, besonders wenn das Herz betroffen ist, eingenommen werden.
Es hat sich auch die kombinierte Gabe von Galgant, Diptam und Habichtskraut bei Steinbildungen, Arteriosklerose und Verkalkungen bewährt.

Dosierung: 1–2-mal 1 Msp.

Dauer: 2–4 Monate.

Hinweis:
Habichtskraut ist auch Bestandteil des Fenchel-Galgantwurzel-Diptamwurzel-Habichtskraut-Pulvers (S. 87).

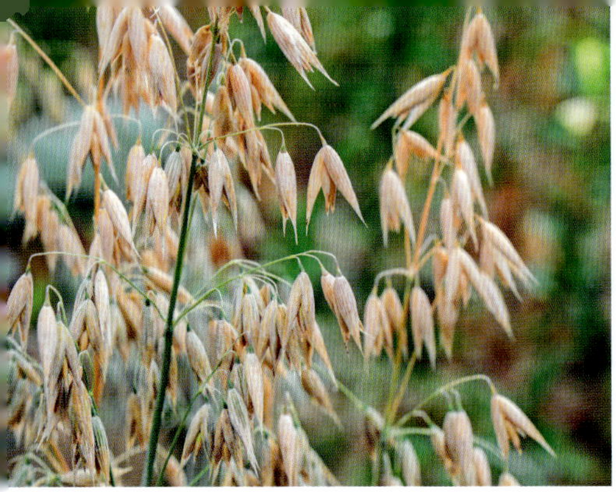

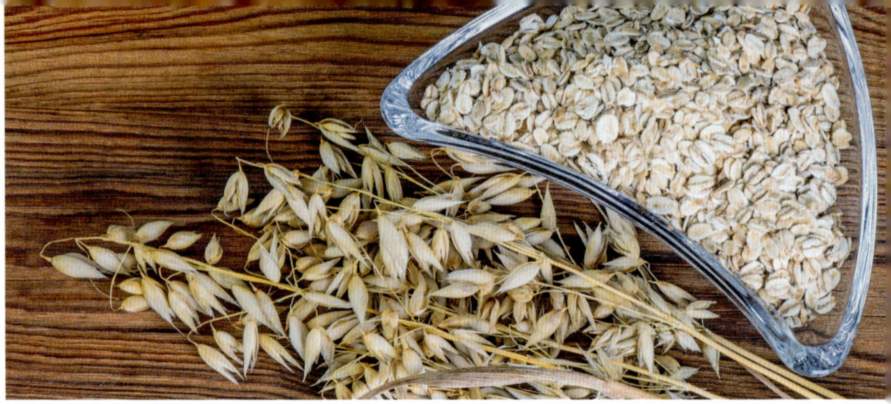

Hafer (Avena sativa)

Der Hafer ist ein heilsames und kräftigendes Nahrungsmittel (s. Kap. 8.3.1 „Ernährungstabelle“) und als Saunasud ebenfalls ein Heilmittel.

Die Darreichungsformen sind:
- Hafer
- Hafer-Sauna

Hafer

Anwendungsgebiete:
- Stimmungsaufhellung
- Verstandesklarheit
- Kräftigungsmittel für mäßig Schwache

Anwendung: Die gebräuchlichsten Formen sind das Haferbrot und Haferflocken.

Dosierung: 2–3 EL Haferflocken kochen oder Brot nach Bedarf.

Dauer: Nach Bedarf.

Hildegard schreibt:
„Hafer ist warm und ... eine ... gesunde Speise für gesunde Menschen. Er verschafft ihnen einen frohen Sinn und einen hellen und klaren Verstand und gibt ihnen eine gute Farbe und gesundes Fleisch. Auch für diejenigen, die ... mäßig krank sind, ist es gut zu essen ... Aber für diejenigen, die sehr schwach und kalt sind, taugt er nicht zum Essen, weil Hafer immer Wärme sucht.“
(PH, S. 25)

Hafer-Sauna

Anwendungsgebiete:

- Gedanken, wankelmütige
- Unentschlossenheit

Anwendung: Für alle, die keine Sauna besitzen, wird folgendes Vorgehen sinnvoll sein:

5–7 EL Haferkörner in 1 l Wasser 5 Min. kochen, die Körner auf dem Kopf und besonders am Oberkörper verteilen sowie das Wasser dem Badewasser zufügen. 10–15 Min. im Wasser baden.

Dosierung: 1–2-mal wöchentlich.

Dauer: 2–3 Wochen.

Hildegard schreibt:
„Wer aber gichtbrüchig ist und dadurch … wankelmütige Gedanken hat … der trage in einem Dampfbad auf seinem ganzen Körper in Wasser gekochten Hafer auf und übergieße mit dem Kochwasser des Hafers die feuerfesten Steine; das soll er oft machen, und er wird wieder zu sich kommen und seine Gesundheit zurückerhalten.“
(PH, S. 25)

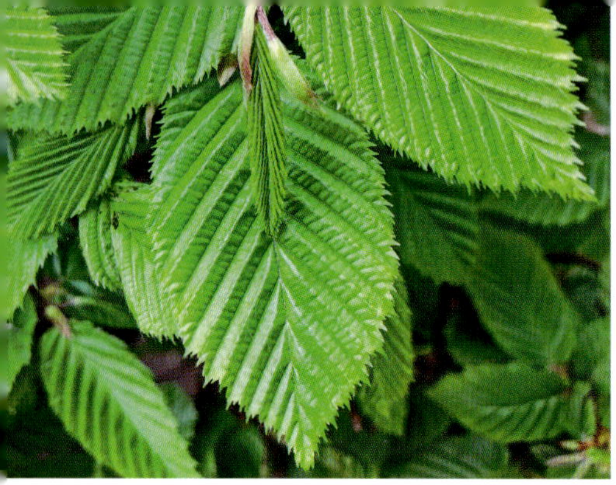

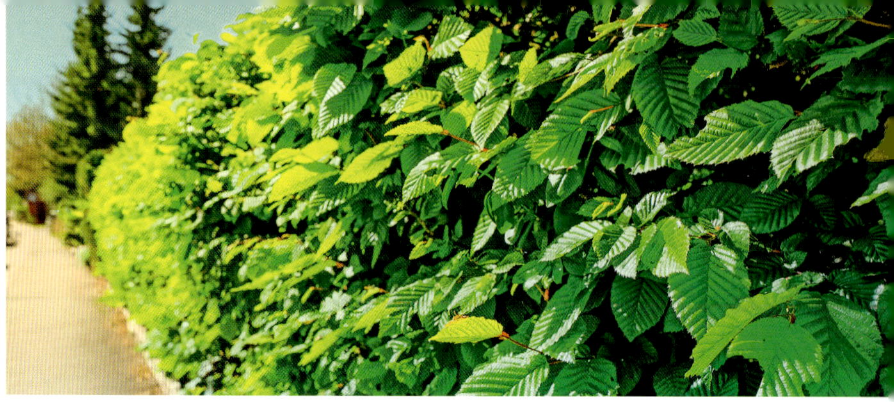

Hagebuche/Hainbuche (Carpinus betulus)

Hildegard schreibt:
„Nimm ihre Ästchen mit Blättern, wenn sie grün sind, und koch sie in Kuh- oder Schafmilch (aber nicht in Ziegenmilch). Verwirf dann Ästchen und Blätter und bereite diese Milch mit Mehl oder mit Eiern zu, damit man sie essen kann. Und so sollen jene Frauen, bei denen die Frucht unterzugehen pflegt, die aber doch … fruchtbar sind, die auf diese Weise zubereitete Milch oft trinken, und sie nützt ihnen sehr hinsichtlich der Schwangerschaft und dass sie die Frucht behalten.“
(PH, S. 229)

„Die Hainbuche … zeigt … ein nicht unerhebliches Gedeihen.“ (PH, S. 229) Diese Charakteristik „des Gedeihens“ hat sich bei unerfülltem Kinderwunsch bewahrheitet. So manches Kind ist mit dieser Unterstützung auf die Welt gekommen

Hainbuchen-Ästchen und -Blätter

Anwendungsgebiete:

- Kinderwunsch, unerfüllter
- Fehlgeburts-Neigung (Abort-Neigung)

Anwendung: 3–4 Hainbuchenblätter mit den kleinen Ästen in 1–2 Tassen Kuh- oder Schafsmilch 5 Min. kochen und absieben. Danach etwas Mehl in kaltem Wasser anrühren und mit dem Schneebesen in die heiße Milch einrühren, nochmals aufkochen und essen. Statt Mehl kann man auch ein Ei nehmen.

Dosierung: 2–3-mal wöchentlich.

Dauer: Nach 2–3 Monaten sollte sich eine Schwangerschaft eingestellt haben. Ist diese eingetreten, empfiehlt sich eine weiterführende Einnahme bis zum Ende der 12. Woche.

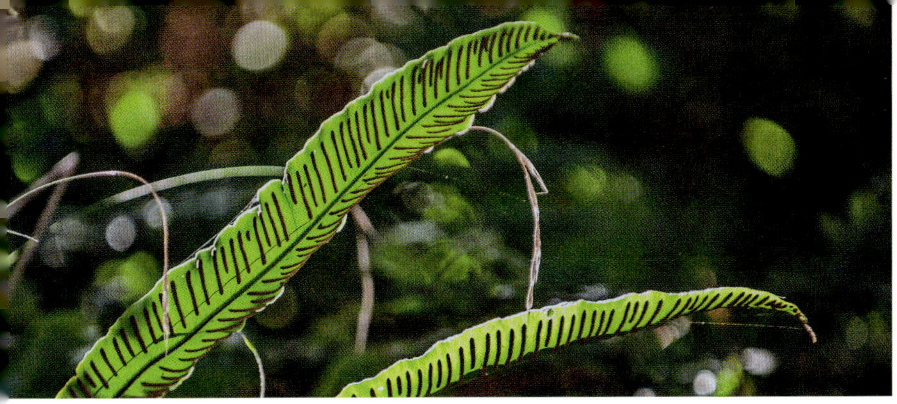 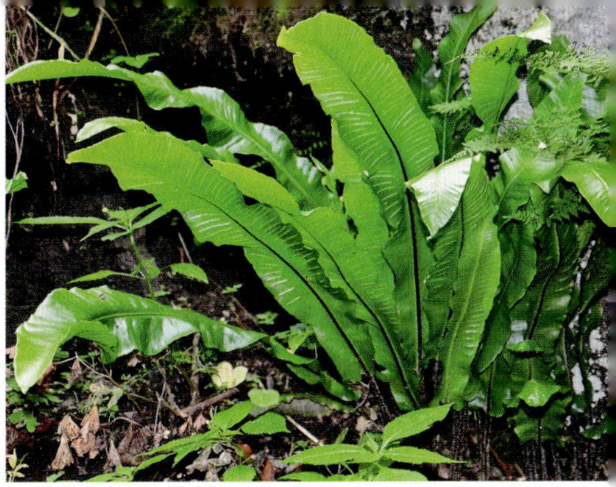

Hirschzungenfarn (Scolopendrium vulgare)

Die Hirschzunge oder genauer der Hirschzungenfarn ist namensgebender Teil des oft verwendeten Tranks. Die Äbtissin schreibt ihm eine gute Wirkung auf Leber, Lunge, Eingeweide, Magen-Darm-Trakt und Hormon-System zu. In Hildegards Sichtweise erkennen wir einen großartigen Aspekt der Naturheilkunde, mehrere Organsysteme in einem Zusammenhang und in Beziehung zueinander zu sehen und ganzheitlich zu behandeln.
So zeigt sich in der Praxis, dass Beschwerden, die im Bereich des Magens angegeben werden, mitunter von einer unzureichenden Funktion der Leber hervorgerufen werden können. Bei der körperlichen Untersuchung findet sich dann eine Empfindlichkeit im Leber-Bereich, ohne dass die Leberwerte im Blut auffällig sein müssen (s. Kap. 3.3 „Der Stoffwechsel").

Von der Hirschzunge gibt es zwei arzneiliche Zubereitungen und drei Wirkrichtungen:
- Hirschzungen(farn)-Kräutertrank
- Hirschzungen(farn)-Pulver pur
- Hirschzungen(farn)-Pulver in doppelt erhitztem Wein

Hildegard schreibt:
„Nimm also Hirschzunge und koch sie kräftig in Wein, füg dann Honig hinzu und lass es dann noch einmal aufwallen. Zerstoß dann Langen Pfeffer und zweimal so viel Zimt und lass das mit dem erwähnten Wein ein weiteres Mal aufkochen. Seih es dann durch ein Tuch und mach so einen Lautertrank und trink diesen oft nach dem Essen wie nüchtern: Er nützt der Leber und reinigt die Lunge und heilt die schmerzenden Eingeweide und entfernt innere Fäulnis und Schleim“ (PH, S. 45)

Hinweis:
Dieser Hirschzungen(farn)-Kräutertrank kann fertig zubereitet gekauft oder aber selber hergestellt werden. Die pflanzlichen Bestandteile dafür sind im Fachhandel erhältlich.

Hirschzungen(farn)-Kräutertrank (Dec. scolopendrii-cinamomi-piperi longi)

Anwendungsgebiete:

- Magenbeschwerden
- Darmbeschwerden
- Reizmagen
- Reizdarm
- Blähbauch
- Leber-Stoffwechselschwäche
- Oberbauchbeschwerden
- Blähneigung
- Wechselnde Stühle bei der Verdauung
- Toxin-Ausleitung
- „Entgiftung“ („Fäulnis“-Minderung)
- Husten/Bronchitis bei gleichzeitigen Bauchbeschwerden
- Unterstützung der Darm-Flora nach Antibiotika-Einnahme (s. Kap. 3.5 „Der Darm – Ein Organ mit vielfältigen Aufgaben“)
- Allergie-Erkrankung
- Hormon-Regulation

Zubereitung: 5 g Hirschzungen(farn)-Pulver (Plv. scolopendrii)
10 g Ceylon-Zimtrinde (Cinnamomum ceyl.)
5 g Langer Pfeffer (Piper longus)
80 g Honig
1 l Wein

Das Hirschzungen(farn)-Pulver 10 Min. in 1 l Wein kochen, danach den Honig zufügen und alles noch einmal kurz aufkochen. Zuletzt den Zimt und den langen Pfeffer in einen Topf gegeben. Nach einem dritten Aufkochen durch ein Sieb, in das ein Tuch zum Filtern gelegt ist, abseihen. Bei der Anwendung hat sich ein einschleichendes Schema bewährt, bei dem die Einnahme zunächst nur nach dem Essen und später auch davor erfolgt:

Dosierung:

Erwachsene

1.–3. Tag	3-mal täglich ½ EL nach dem Essen
4.–6. Tag	3-mal täglich 1 EL nach dem Essen
ab 7. Tag	3-mal täglich ½ EL vor dem Essen zusätzlich und weiter 3-mal täglich 1 EL nach dem Essen

Kinder

1 bis 3 Jahre	1–2 Tr. nach dem Essen
4 bis 8 Jahre	4–8 Tr. nach dem Essen
9 bis 12 Jahre	¼ TL nach dem Essen
ab 13 Jahre	½ TL nach dem Essen
ab 14 Jahre	1 TL nach dem Essen

Dauer: Bei Erwachsenen solange bis 1–2 Flaschen eingenommen sind, bei Kindern 1½–3 Wochen.

Aus der Praxis: In der Sprechstunde klagen häufig Patienten über sog. unspezifische oder funktionelle Magen- oder Bauchbeschwerden, bei denen weder im Blut noch bei einer Ultraschall-Untersuchung (Sonographie) Krankheitszeichen zu finden sind. Auf Nachfrage berichten sie dann häufiger von vorangegangenen Antibiotika-Gaben, die „den Darm durcheinanderbrachten" (s. Kap. 3.5 „Der Darm – Ein Organ mit vielfältigen Aufgaben"). Hierbei hilft die Hirschzunge oft sehr gut zur Beruhigung des Darmes und zur Regeneration der guten und nützlichen Darmbakterien.

Auch wenn es keine vorherige antibiotische Therapie gab, erweist sich diese Behandlung oft als sehr wirkungsvoll, z. B. auch bei Allergien.

Hinweis:
Kinder unter 8 Jahren sollten den Hirschzungen(farn)-Kräutertrank nur in Ausnahmefällen erhalten, da er Wein enthält (s. a. Kap. 3.2.2 „Selbstbehandlung: Möglichkeiten und Grenzen – Einnahme und Dosierung").

Hildegard schreibt:
„Trockne des weiteren Hirschzunge langsam in der brennenden Sonne oder auf einem warmen Ziegelstein, zerstoße sie und leck dieses Pulver nüchtern und nach dem Essen oft von der Hand, und es beseitigt den Schmerz deines Kopfes und deiner Brust und unterdrückt andere Schmerzen, die in deinem Körper sind."
(PH, S. 45f.)

Hinweis:
Da es nicht möglich und auch nicht sinnvoll ist, eine ganze Mahlzeit kurzfristig zu wiederholen, hat es sich in der Praxis bewährt, als *„Speise"* ½–1 Zwieback oder 1 Plätzchen zu nehmen.

Achtung:
Schmerzen sind ein Signal des Körpers, dass im Organismus eine Störung oder Krankheit vorliegt. Diese muss diagnostisch abgeklärt werden, wenn der Schmerz immer wieder kommt oder nicht schnell aufhört.

Länger anhaltender Husten kann mit einer Leberfunktionsschwäche in Zusammenhang stehen oder auch mit Beschwerden des Bauchraums. Hierbei ist ebenfalls an den Hirschzungen(farn)-Kräutertrank zu denken.
Falls das Mutterkraut (S. 151) nicht genügend wirkte, ist an diesen Trank zu denken. Regel- oder hormonanhängige Beschwerden der Frauen können sein: zu schmerzhafte, zu frühe, zu späte, zu heftige, ohne Schwangerschaft ausbleibende Monatsblutung, zyklusbedingte Gemütsänderungen wie Reizbarkeit, Traurigkeit oder Schlafstörungen, Hitzewellen, die zum Teil bis ins höhere Alter auftreten.

Hirschzungen(farn)-Pulver pur (Plv. herbae scolopendrii)

Anwendungsgebiet:
- Schmerzen unterschiedlichster Art

Anwendung: Pulver vor und nach dem Essen aus der Hand – am besten aus der Handinnenfläche –auflecken.

Dosierung: 1 Msp. Hirschzungen(farn)-Pulver vor und nach dem Essen.
Das kann mehrfach (3–5-mal) kurzfristig (alle 10–15 Min.) wiederholt werden.

Dauer: Die Anwendung wird meist nur kurzfristig ½–1 Tag sein. Sie kann jedoch öfter wiederholt werden und bei chronischen Schmerzen auch langfristig erfolgen.

Hirschzungen(farn)-Pulver in doppelt erhitztem Wein

Anwendungsgebiete:

- Ohnmachtsanfälle, schmerz- oder schockbedingt
- Schock-Situation

Anwendung: Bei Schock-Situationen und auch bei plötzlicher Ohnmachtsneigung eine kleine Menge Wein erhitzen, kurz abkühlen lassen (3–5 Min.) und ein zweites Mal erhitzen. Danach sofort Hirschzungen(farn)-Pulver in den heißen Wein geben. Diese Mischung soll schluckweise getrunken werden.
Das Erhitzen von einer kleinen Menge Wein ist am besten möglich, indem ein kleiner Kochtopf über dem Kochfeld hin- und herbewegt wird, weil wegen der geringen Flüssigkeitsmenge evtl. nicht einmal die ganze Oberfläche des Kochtopfbodens mit Wein bedeckt ist.

Dosierung: 20–50 ml Wein (1 Schnapsglas – ½ Glas) mit 1–2 Msp. Hirschzungen(farn)-Pulver versetzen.
Eine 2–3malige Wiederholung nach 10–60 Minuten ist möglich.

Dauer: 1–7 Tage.

Hildegard schreibt:
„Es werden auch der plötzliche Schmerz und das plötzliche Zusammenbrechen, die [beide] von starken heißen und kalten Säften, die plötzlich aufwallen, kommen, durch die Kräfte des erwähnten Krauts und durch die Wärme des doppelt erhitzten Weines eingedämmt. Es soll nämlich der Mensch, der durch irgendwelche Beschwerden sehr und plötzlich ohnmächtig wird, alsbald von diesem Pulver in warmen Wein trinken, und es wird ihm besser gehen.“
(PH, S. 46)

Achtung:
Plötzliche Ohnmachtsanfälle bedürfen immer einer kurzfristigen ärztlichen Abklärung. Bei anhaltender Ohnmacht darf der Wein nicht gegeben werden. Stattdessen muss ein Arzt, evtl. der Notarzt gerufen werden.

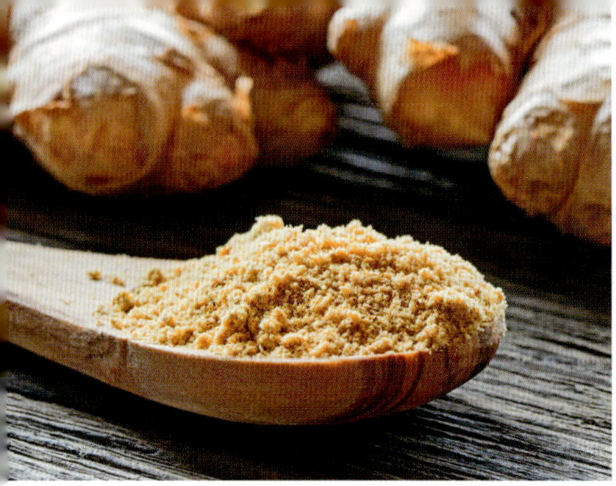

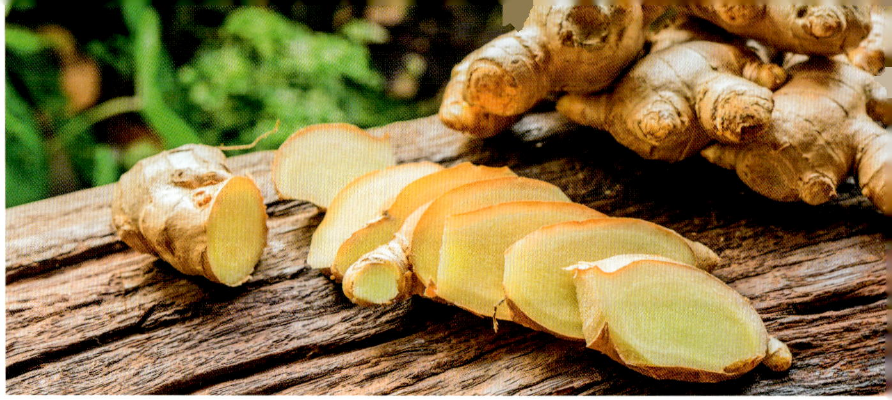

> **Hildegard schreibt:**
> *„Und wer geschwürige, also eitrige, schwärende und trübe Augen hat, soll Ingwer zerstoßen und dieses Pulver in ein Tuch binden und so in Wein einlegen, dass der Wein davon scharf, das heißt herb-säuerlich, wird, und wenn er zur Nacht schlafen geht, soll er [etwas] von diesem Wein um die Lider und Augen streichen."*
> *(PH, S. 33)*

Ingwer (Zingiber off.)

Der Ingwer erfährt bei Hildegard von Bingen eine ganz andere Einschätzung als in der traditionellen chinesischen oder auch ayurvedischen Medizin. Als Gewürz soll ihn nur ein sehr Kranker in Form von *„Pulver in mäßiger Menge nüchtern in der Morgensuppe einnehmen und auch zwischendurch etwas mit Brot essen, und er wird gebessert werden"* (PH, S. 33) (s. Kap. 8.3.1 „Ernährungstabelle").

Ingwer-Pulver (Plv. zingiberis)

Anwendungsgebiete:

- Augengeschwüre mit Augentrübung
- Augen-Eiterung mit Augentrübung

Anwendung: ½–1 TL Ingwer-Pulver in ein Tuch binden und ungefähr 3–6 Stunden in ½ Glas Wein legen, bis dieser einen scharf-säuerlichen Geschmack angenommen hat. Zwischendurch sollte der Wein durch Eintippen des Fingers „probiert" werden, ob sich der Geschmack schon ausreichend verändert hat.

Dosierung: Zur Nacht mehrfach einen Finger in den Wein tippen und die Flüssigkeit um die Augen streichen.

Dauer: 3–10 Tage bis zur Besserung.

Ingwer-Galgant-Zitwer-Essig-Wein

Anwendungsgebiete:

- Hautausschläge
- Psoriasis (Schuppenflechte)

Zubereitung: 2 TL Ingwer-Pulver (Plv. zingiberis)
4 TL Galgantwurzel-Pulver (Plv. rhiz. galangae)
1 TL Zitwerwurzel-Pulver (Plv. zedoariae)
Von diesem gemischten Pulver ½ TL in ein Tuch binden und zusammen in
3 EL Essig mit
½ EL Wein
30–60 Min. ziehen lassen.

Anwendung: Mit dem feuchten Tuch samt dem Pulver die betroffenen Hautareale bestreichen.

Aus der Praxis: Dr. med. Karlinger hat in ihrer Praxis mit dieser Anwendung gute Rückmeldungen bekommen.

Dosierung: 1–2-mal täglich.

Dauer: 1–3 Wochen.

Hildegard schreibt:
„Auch soll ein Mensch ... Ingwer und zweimal so viel Galgant und halb so viel Zitwer zerstoßen ... Und wenn jemand einen Ausschlag an seinem Körper hat, soll er etwas von diesem Ingwerpulver in ein Tuch binden und in Essig legen und ein bisschen Wein zugeben, damit es nicht zu scharf, also herb-säuerlich, wird. Dann soll er mit jenem Tuch und dem Pulver die Stelle, wo der Ausschlag an ihm ist, bestreichen und er wird geheilt werden."
(PH, S. 34)

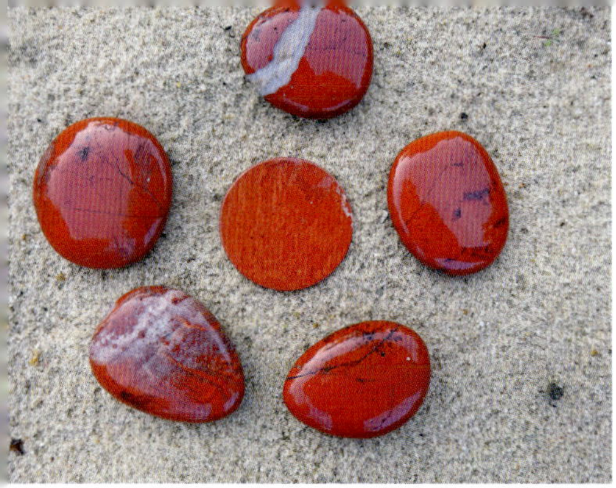

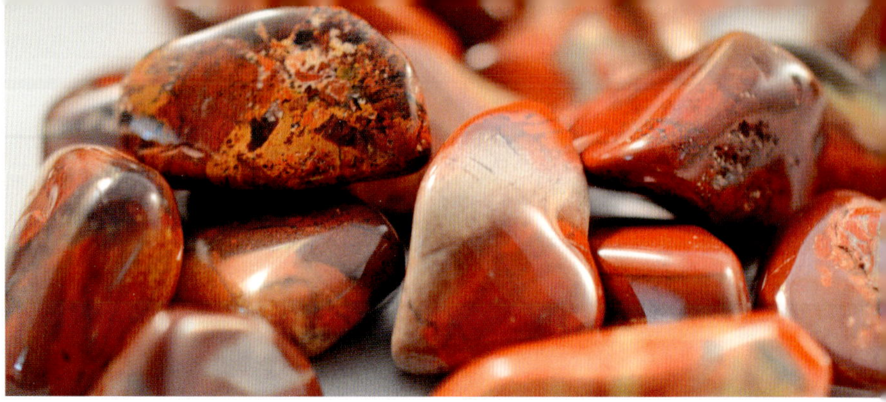

Hildegard schreibt:
„Und wenn sich im Herzen oder in den Nieren oder an einem anderen Glied des Menschen Säftestürme im Sinne der Gicht erheben, soll man einen Jaspis über jene Stelle legen und aufdrücken, bis er dort warm wird, und die Gicht wird weichen, denn seine gute Wärme und seine Kraft beruhigen jene unrecht heißen und unrecht kalten Säfte.“
(PH, S. 266)

Jaspis

Zur „Verwendung von Heilsteinen“ siehe S. 36.

Der Jaspis gehört mit dem Amethysten zu den beiden meistgenutzten Steinen, bei denen es viele positive Rückmeldungen bei sehr unterschiedlichen Beschwerden in folgenden Organgebieten gibt:

- Gelenke und Wirbelsäule/Rücken
- Ohren
- Nase
- Herz
- Gedanken und Schlaf

Anwendungsgebiete Gelenke und Rücken/Wirbelsäule:

- Rheuma
- Gicht
- Rückenschmerzen, besonders
- Nackenschmerzen
- Lendenschmerzen
- Gelenkschmerzen, insbesondere
- Hüftschmerzen
- Knieschmerzen
- Schulterschmerzen

Anwendung: Die häufigste Anwendung findet der Jaspis als „Rücken- und Gelenk-Heilstein“ bei verschiedensten Gelenkschmerzen. Wenn er warm geworden ist, soll er beiseitegelegt und kann nach Erkalten auf Zimmertemperatur erneut verwendet werden.

Dosierung: 3–5-mal täglich bis zum Warmwerden des Steines.

Dauer: 1–5 Tage und jeweils bei Bedarf.

Aus der Praxis: Die Skepsis gegenüber Steinen ist zunächst sehr verständlich. Im Sinne der Erfahrungsheilkunde lassen sich viele Erkrankte auf diesen „Versuch" ein. Die eindrucksvollste Rückmeldung über den Jaspis war von einer ungefähr 70-jährigen Patientin, die eine Kniespiegelung (Arthroskopie) wegen ihrer Schmerzen bekommen sollte. Da sie diese vermeiden wollte, fragte sie um Rat und bekam den Jaspis „verordnet". Lange hörte ich nichts von ihr. Als sie einmal wegen eines Infektes wieder in die Praxis kam, fragte ich sie nach dem Knie. Darauf erhielt ich ihre Antwort: „Das Knie ist gut geworden ohne Operation und ohne Spiegelung. Den Stein habe ich an meine Nachbarin weitergegeben, die nach der Anwendung ebenfalls eine Arthroskopie ihres Knies absagen konnte."

Hinweis:
Der Jaspis lässt sich gut mit der Wermutcreme (S. 207) kombinieren.

Anwendungsgebiet Herz:

- Herzattacken, plötzliche
- Herzunruhe
- Herzklopfen
- Herzrhythmusstörungen ohne kardiologische Behandlungsnotwendigkeit

Anwendung: Sog. funktionelle Herzrhythmusstörungen, bei denen sich im EKG und auch mit eingehenden kardiologischen Untersuchungen kein organischer Befund erheben lässt, reagieren oft gut auf den Jaspis. Versuchsweise kann der Stein ebenfalls bei anderen subjektiv unangenehm empfundenen Herzunregelmäßigkeiten – auch parallel zu einer pharmakologischen Herz-Medikation – eingesetzt werden.

Dosierung: 3–5-mal täglich bis zum Warmwerden des Steines.

Dauer: 1–5 Tage und jeweils bei Bedarf.

Hildegard schreibt:
„Ein Mensch, der auf einem Ohr taub ist, soll einen Jaspis an seinen Mund reichen und mit seinem warmen Atem auf ihn ausatmen, sodass er davon warm und feucht wird. Alsbald soll er ihn in sein Ohr stecken und dünnes Werg über jenen Stein legen und ihn so im Ohr verschließen, damit die Wärme dieses Steins in jenes Ohr übergeht.“
(PH, S. 265)

Hinweis:
Der Jaspis sollte in die Vertiefung der Ohrmuschel vor dem Gehörgang passen.

Anwendungsgebiet Ohren:

- Schwerhörigkeit, besonders durch Infekte der Nasennebenhöhlen
- Mittelohrentzündung
- Trommelfell-Durchbruch (Perforation), sog. offenes Ohr

Anwendung: Den Jaspis mehrfach anhauchen und an das Ohr halten. Darüber statt Werg (nach Prof. Hildebrandt ein Hanfbüschel), etwas Watte oder ein kleines Tuch halten und mit Pflaster oder einem Stirnband fixieren.

Dosierung: 1–3-mal täglich.

Dauer: 2–7 Tage.

Aus der Praxis: Schwerhörigkeiten (Taubheit) kommen häufiger bei Infekten im Bereich der Nasennebenhöhlen vor als Folge eines Tubenkatarrhs. Dabei ist das Hören eingeschränkt, wie es bei einer Bergfahrt in den Alpen oder beim Landeanflug im Flugzeug vorkommen kann.
Eine positive Rückmeldung gab es sogar bei einer chronischen Mittelohr-Eiterung eines 5-jährigen Mädchens mit einem Trommelfell-Durchbruch (Perforation) eines Ohres, während das andere gesund war. Trotz regelmäßiger Vorstellung beim HNO-Arzt stellte sich über 2–3 Wochen keine Besserung ein. Wenige Tage nach dem Einsatz des Jaspis war der Facharzt so erstaunt vom Heilerfolg, dass er zunächst dachte, er habe statt in das kranke in das gesunde Ohr geschaut. So außergewöhnlich gut war die Besserung vorangeschritten.

Anwendungsgebiet Nase:

- Schnupfen
- verstopfte Nase (Stockschnupfen)

Anwendung: Den angehauchten Jaspis etwas in den Naseneingang einführen. Die Größe und Form muss passen, damit er nicht zu tief in den Nasengang rutscht.

Dosierung: 2–4-mal täglich.

Dauer: 2–5 Tage.

Hildegard schreibt:
„Und wer einen Schnupfen hat, soll einen Jaspis an seinen Mund halten und mit seinem warmen Atem auf ihn hauchen. Damit er warm und feucht wird, und soll ihn so in die Nasenlöcher legen und die Nase mit der Hand zusammendrücken, damit seine Wärme in den Kopf eindringt, und die Säfte des Hauptes werden sich umso schneller und leichter lösen.“
(PH, S. 266)

Anwendungsgebiete Gedanken und Schlaf:

- Gedanken, sich aufdrängende
- Schlafstörung durch Gedanken-„Karussell“
- Schlafstörung durch Albträume

Anwendung: Die Begriffe Blitze und Donnerschläge mögen im Zusammenhang mit Trugbildern befremdlich erscheinen. Menschen, die das kennen oder davon sogar geplagt sind, können diese Bezeichnungen durchaus nachvollziehen, auch wenn sie nicht unserer medizinischen Fachsprache gemäß sind. Die meisten positiven Erfahrungen existieren bei Schlafstörungen durch Albträume. Dabei kann es sinnvoll sein, einen Jaspis unter das Kopfkissen zu legen.

Dosierung: 2–4 Stunden tragen oder zur Nacht unter das Kissen legen.

Dauer: 3–7 Tage, evtl. 1–2 Wochen.

Hildegard schreibt:
„Und wenn Blitze und Donnerschläge erscheinen … ist es gut, dass der Mensch einen Jaspis bei sich hat, weil die Fantasien und Trugbilder … ihn dann fliehen und meiden.“
(PH, S. 266)

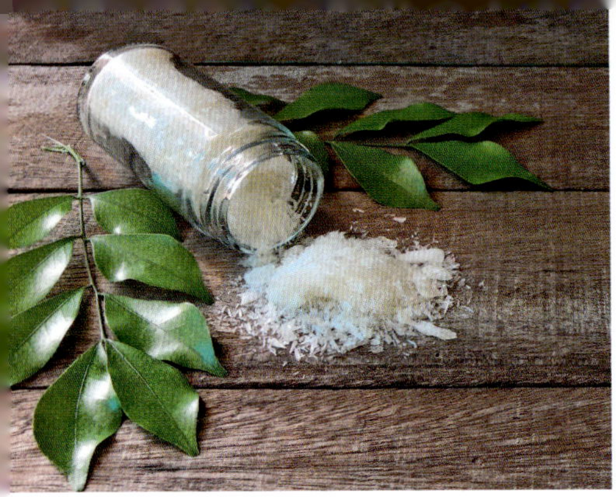

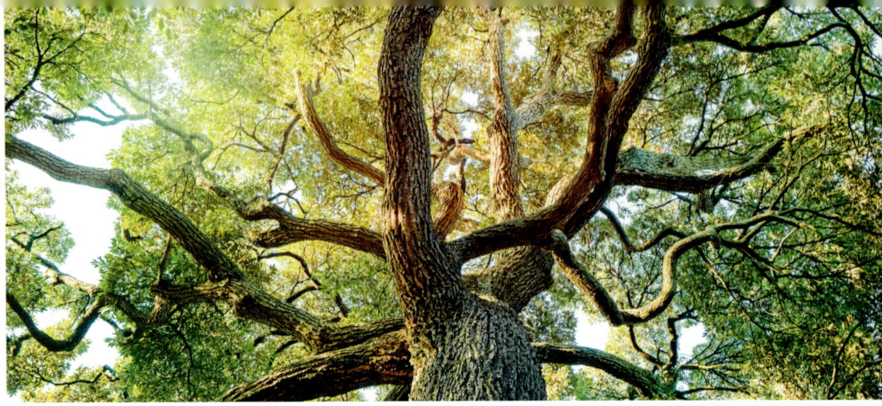

Kampfer (Camphora)

Hildegard schreibt:
„Nimm aber gleich viel Aloe und Myrrhe und ein bisschen weniger Kampfer als es von einem der beiden ist, und lass das in einer Schüssel miteinander verfließen ... und füg etwas wilden Lattich hinzu. Dann mach daraus mit Semmelmehl Küchlein und trockne sie an der Sonne oder auf einem von Feuer erhitzen Stein. Zerreib die getrockneten [Zutaten] zu Pulver und nimm oft ein wenig von diesem Pulver nüchtern in warmer Honigwürze ein. Und wenn du gesund und stark bist, wirst du überraschend noch gesünder und kräftiger sein, und deine Kräfte werden sich auf rechte Weise ausprägen. Und wenn du schwach bist, dann richtet es dich in erstaunlicher Weise auf und stärkt dich, wie die Sonne einen trüben Tag erleuchtet“ (PH, S. 52)

„Kampfer nun, also ein Harz, das aus Bäumen austritt, enthält in sich blanke Kälte und eine scharfe Wirkkraft wie die Wirkung im Stein. Aber der Baum, aus dem der Kampfer ausschwitzt, hat in sich scharfe und reine Kälte und seine Beschaffenheit ist rein.“ (PH, S. 51)

Aloe-Myrrhe-Kampfer-Lattich-Pulver auch genannt Lattich-Mischpulver (Plv. Aloe-Myrrhae-Camphorae-Lactucae)

Anwendungsgebiete:
- Kreislaufbeschwerden
- Kreislaufschwäche
- Ohnmachtsneigung
- Schwächezustände
- Gesundheits-Stärkung

Zubereitung: 5 g Aloe (Aloe)
5 g Myrrhe (Myrrha)
3,5 g Kampfer (Camphora)
in einem Topf leicht erwärmen und 5 Min. vermischen. Danach mit 10 g Lattich (Lactuca domestica) und etwas Weizenmehl verrühren, in kleine Portionen aufteilen und im Ofen bei geringer Hitze abbacken. Evtl. vorher wenig Wasser zugeben. Zum Schluss alles in einem Mörser fein zerreiben.

Anwendung: Das fertig hergestellte Lattich-Mischpulver wird in Honigwürze (s. Kap. 3.2.2 „Einnahme und Dosierung“) eingenommen.

Dosierung: 3–5-mal 1 Msp. Lattich-Mischpulver in warme Honigwürze geben. In der Praxis hat sich auch die Einnahme in warmem Tee – mit und ohne Honig – bewährt.

Dauer: In akuten Situationen:
4–5-mal in kürzeren Abständen (alle 10–20 Min.) bis zur Besserung. Bei länger andauernden Schwächezuständen 2–3-mal täglich 2–4 Wochen.

Hinweis:
Die Frage, welche Pflanze mit Lattich gemeint ist, hat der Sprachwissenschaftler Prof. Dr. R. Hildebrandt, Physica Band 3 genau erklärt: Es ist der Gartenlattich.

Hinweis:
Kampfer wurde früher in Riechfläschchen genutzt, um ihn bei Ohnmachtsneigung schnell griffbereit zu haben. Auch andere kampferhaltige Arzneien haben einen intensiven, belebenden Geruch. Das Lattich-Mischpulver ist ein schnell wirksames Heilmittel. Allein die Aussage Hildegards *„stärkt dich, wie die Sonne einen trüben Tag erleuchtet“*, beschreibt dies sehr anschaulich.

Hildegard schreibt:
„Kein Mensch ihn einfach [allein] essen, [denn] „das Feuer, das im Menschen ist, [würde] von seiner Kälte behindert.“ (PH, S. 52)

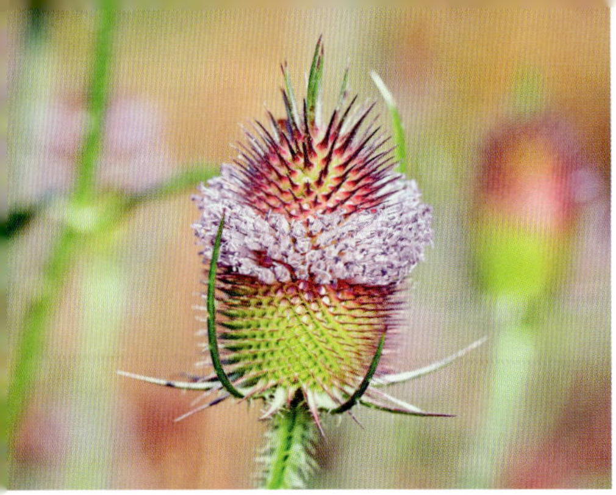

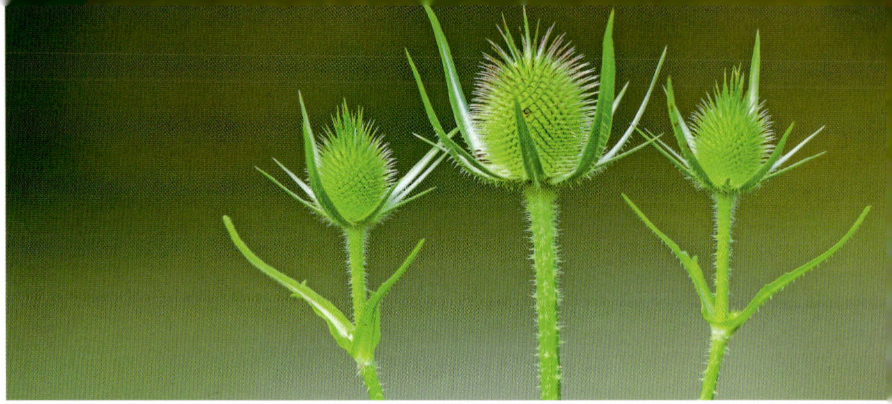

Hildegard schreibt:
„Und wenn jemand einen Ausschlag an seinem Körper hat, soll er dieses Pulver mit frischem Schmalz vermischen und sich damit einreiben und er wird geheilt werden."
(PH, S. 168)

Karde (Dipsacus fullonum)

Die Karde ist als Weberkarde bekannt.

Kardensalbe (Ungt. dipsaci)

Anwendungsgebiete:

- Hautausschläge
- Ekzem

Anwendung: Mit der Salbe werden die betroffenen Hautareale zunächst nur an einer kleinen Stelle eingerieben, später dann auch größere Flächen (s. Kap. 3.2.2 „Einname und Dosierung", S. 18).

Dosierung: 1–3-mal täglich dünn einreiben.

Dauer: 2–8 Wochen.

Aus der Praxis: In der Naturheilkunde gibt es Berichte über die Wirksamkeit der Karde bei chronischer Borreliose, welche durch Zecken ausgelöst wird. Ob sich auch die Kardensalbe sinnvollerweise begleitend einsetzen lässt, kann noch nicht gesagt werden. Ein Versuch ist es jedenfalls wert.

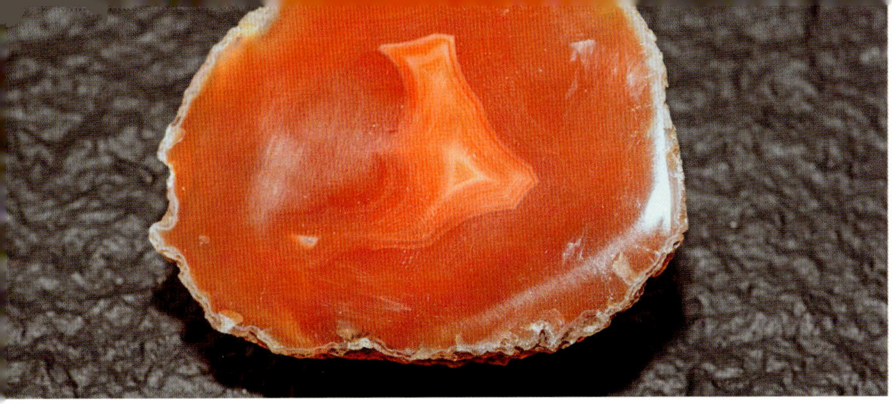

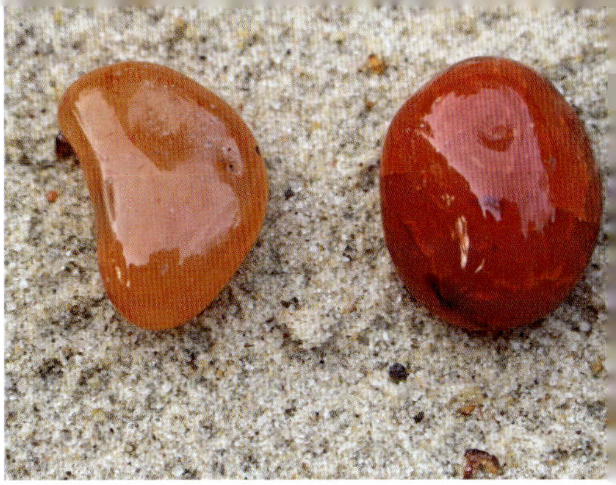

Karneol (Carneolus)

Zur „Verwendung von Heilsteinen“ siehe S. 36.

Der Karneol ist ein rotfarbener Stein.

Anwendungsgebiet:

- Nasenbluten

Anwendung: Den Karneol 10 Min. in ein $\frac{1}{8}$–$\frac{1}{4}$ Glas mit erwärmten Wein legen, anschließend den Wein schluckweise trinken.

Dosierung: 1-mal täglich 5–10 Tage lang.

Aus der Praxis: Bei Kindern hat sich statt Wein die Verwendung von Wasser ebenfalls als wirksam herausgestellt.

Der Karneol erweist sich sowohl bei akutem Nasenbluten als auch bei chronischen Verläufen als wirkkräftig. So wurden mithilfe des Karneols über Monate hinweg in unregelmäßigen Abständen auftretendes Nasenbluten geheilt, wie Patienten erleichtert berichteten.

Hildegard schreibt:
„Wenn jemandem Blut aus der Nase fließt, dann erwärme Wein, leg in den erwärmten [Wein] einen Karneol und gib es jenem zu trinken, und das Blut wird aufhören auszufließen, weil die gute und reine Wärme [des Steins] zusammen mit der Wärme des erwärmten Weines das unrechte Anfluten des Blutes in der Nase zum Stehen bringt.“ (PH, S. 284)

Hinweis:
Bei dem Symptom Nasenbluten sollte eine ärztliche Abklärung erfolgen, um Veränderungen in der Nase oder Störungen der Blutbildung oder der Gerinnung auszuschließen. Dies gilt vor allem bei wiederkehrenden oder länger anhaltenden Beschwerden.

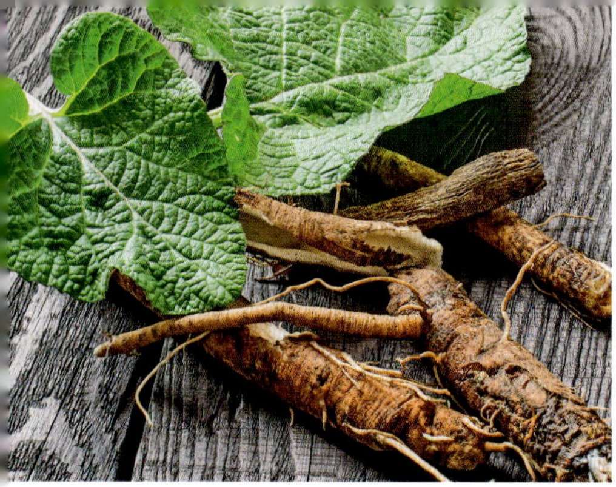
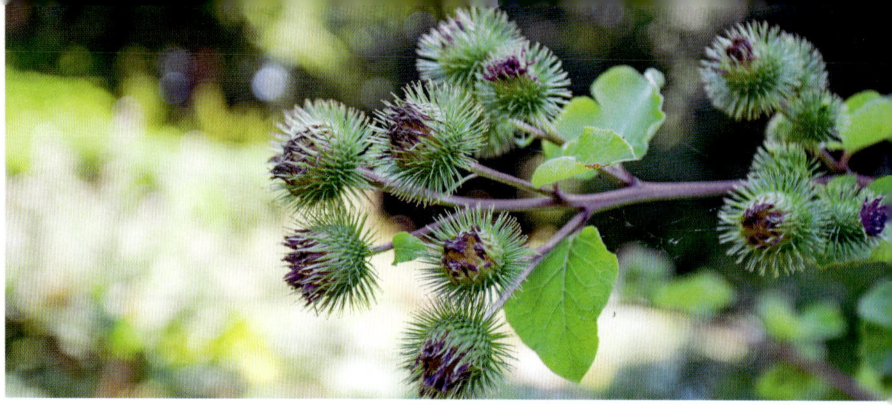

Hildegard schreibt:
„Jener soll die Blätter dieser Pflanze in bestem Wein kochen, den Wein durch ein Tuch seihen und warm sowohl nach dem Essen wie nüchtern trinken, und durch dessen Stärke wird der Stein in ihm zerrieben.“
(PH, S. 93)

Klette (Lappa)

Die Klette wird nur selten angewendet, kann jedoch sehr wertvolle Dienste leisten.

Klettenblätter-Wein (Dec. foliae lappae)

Anwendungsgebiete:

- Nierenstein
- Steinleiden

Anwendung: 10 Blätter in ½l Wein 5 Min. lang kochen und danach absieben. Der vor und nach dem Essen warm getrunkene Klettenblätter-Wein kann den Abgang der Steine auf natürlichem Weg befördern.

Dosierung: 3–4-mal täglich je ½–1 EL vor und nach dem Essen warm trinken.

Dauer: 1–2 Wochen.

Aus der Praxis: Es ist eine große Freude zu sehen, wenn Patienten allein auf die Gabe von Klettenblätter-Wein den Stein rasch loswurden, ohne dass ein urologischer Eingriff notwendig war. Als weiterführende und vorbeugende Maßnahme ist an die Gabe von Diptam (S. 69) und Habichtskraut (S. 101) zusammen mit Galgant (S. 92) zu denken.

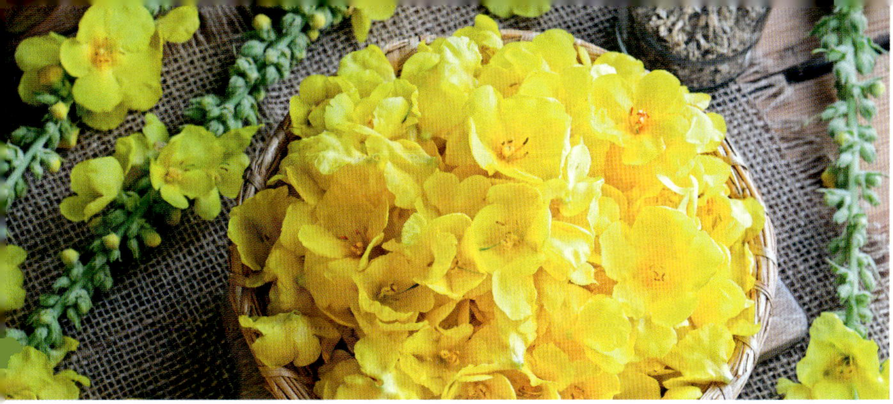
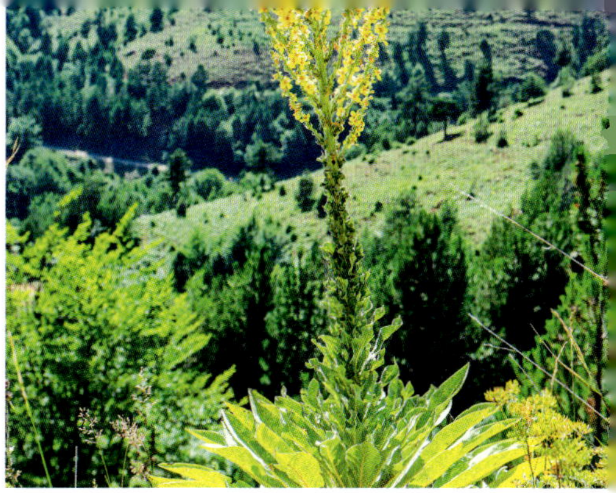

Königskerze (Verbascum thapsiforme)

Die Königskerze, auch Wollblume genannt, hat zwei heilkundliche Zubereitungsformen:

- Königskerzen-Blüten
- Königskerzen-Fenchel-Wein

Hildegard schreibt:
„Und wer ein schwaches und trauriges Herz hat, soll Königskerze ohne andere Kräuter mit Fleisch oder Fischen oder Küchlein kochen und oft essen, und sie stärkt und erfreut das Herz." (PH, S. 115)

Königskerzen-Blüten (Flores verbasci)

Anwendungsgebiet:

- Herzschwäche mit Traurigkeit

Anwendung: Königskerzenblüten mit Fleisch oder Fisch kochen. Erst am Schluss zufügen.

Dosierung: 1–2-mal wöchentlich ½–1 EL.

Dauer: 4–6 Wochen.

Königskerzen-Fenchel-Wein (Dec. verbasci c. foeniculi)

Anwendungsgebiet:

- Heiserkeit, auch der Sänger/innen

Anwendung: 2 EL Königskerzenblüten, die viel leichter sind, und 1 EL Fenchelkörner werden 5 Min. in ½ l Wein gekocht und anschließend abgesiebt.

Dosierung: 3–5-mal 1 EL.

Dauer: 5–10 Tage.

Aus der Praxis: Eine der ersten meiner Patientinnen für die Königskerze war eine Schülerin, die ein Solo in einem Chor singen sollte. Wegen einer starken Heiserkeit erschien es ihr fast unmöglich, ihren Part zu singen. Es blieben 3–4 Tage bis zum Auftritt, in denen dieser Wein so gut wirkte, dass die Stimme wieder vollständig leistungsfähig war.

Hildegard schreibt:

„Auch wer an der Stimme oder in der Kehle rau ist und wer Beschwerden in der Brust hat, der nehme gleich viel Königskerze und Fenchel und koche diese in gutem Wein, seihe das durch ein Tuch und trinke es oft, und er bekommt seine Stimme zurück, und es heilt die Brust, denn die gute Wärme dieser Kräutlein, aktiviert mit der Wärme des Weines, vertreibt die Kälte, die Stimme und Brust schädigt.“ (PH, S. 115)

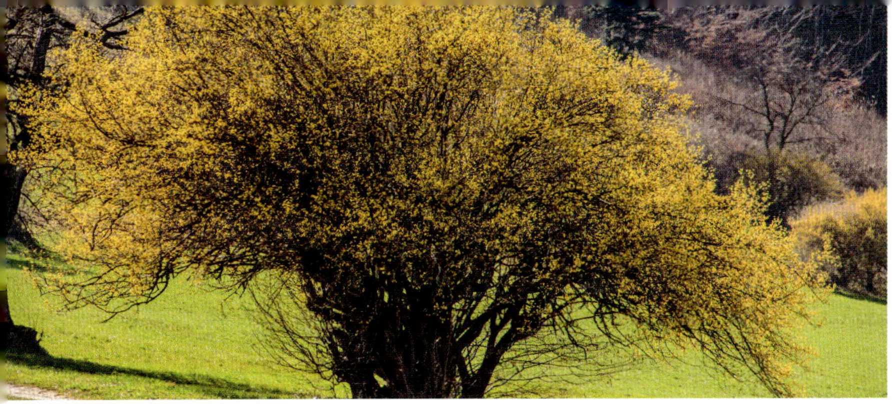 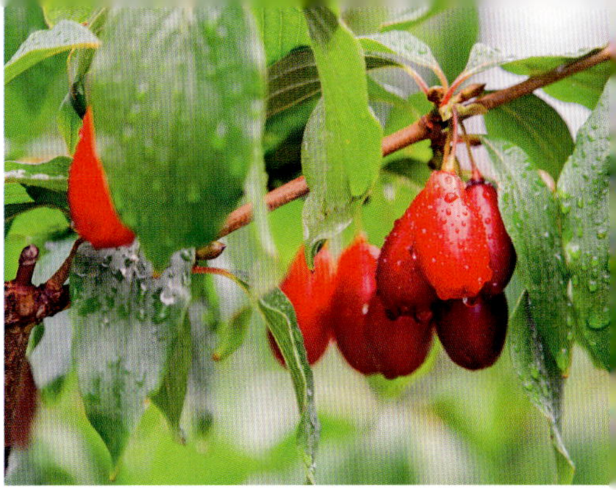

Kornelkirsche (Cornus)

Die Kornelkirsche erfreut die Menschen bereits im Winter mit ihren leuchtenden gelben Blüten, die bei den ersten wärmeren Tagen aufbrechen. Schon im Herbst sind deren Knospen in einer schützenden lederartigen Hülle angelegt. Nur die Zaubernuss ist in ihrer Vegetationsphase noch etwas früher. Deren Blüten sind der der Kornelkirsche ähnlich, bilden jedoch Braunanteile aus.

Anwendungsgebiete:

- Magenbeschwerden
- Magenstärkung
- Gesundheits-Unterstützung

Anwendung: Die Kornelkirsche gehört zur leckeren Arznei, die auch ohne Beschwerden gut schmeckt. Begleitend wird sie beim empfindlichen Magen eingesetzt (s. Kap. 8.3.1 „Ernährungstabelle“).

Dosierung: 1–3-mal täglich 2 TL als Brotaufstrich oder pur.

Hildegard schreibt:
„Die Kornelkirsche ist mehr warm als kalt, und jene Wärme ist sanft und enthält eine süße Feuchtigkeit in sich. Wenn man die Frucht dieses Baumes isst, schadet sie dem Menschen nicht, sondern reinigt und stärkt den gesunden wie kranken Magen und verhilft dem Menschen zur Gesundheit.“
(PH, S. 231)

Hinweis:
Die Kornelkirschen schmecken auch zur Reife noch relativ sauer und sind schwer vom großen Kern zu trennen. Trotzdem gilt es, zur Erntezeit schnell zu sein. Ein Nachbar stellte erstaunt eines Morgens fest, dass Amseln großen Gefallen an den Früchten des Baumes gefunden hatten. Es war keine einzige Kirsche mehr für den eigenen Bedarf vorhanden.

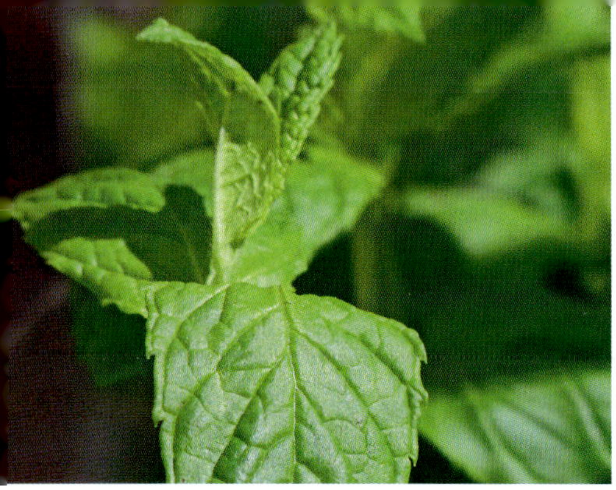
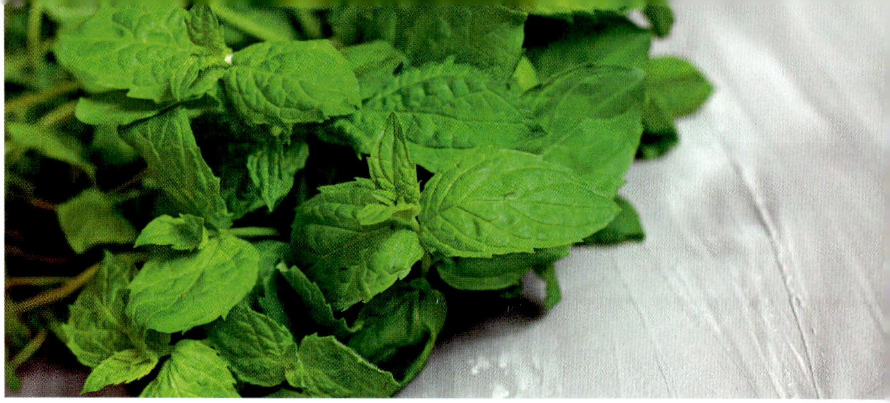

Krauseminze (Mentha crispae)

Die Krauseminze im Wein ist die zweithäufigste innerlich eingenommene Verordnung bei rheumatischen und Gelenk-Beschwerden.

Hildegard schreibt:
„Und wem die Gicht Schaden zufügt, zerstoße diese [Minze], passiere ihren Saft durch ein Tuch, füge etwas Wein hinzu und trinke das morgens, abends und auf die Nacht, und die Gicht wird weichen.“
(PH, S. 82)

Krauseminzen-Wein (Dec. menthae crispae)

Anwendungsgebiete:

- Rheuma
- Gicht
- Harnsäure-Erhöhung
- Gelenkschwellungen mit knotigen Verdickungen z. B.
  - Fingergelenksverdickungen
  - Sehnenverdickungen

Anwendung: 20 ml Krauseminzensaft werden mit ¼ l Wein vermischt.

Dosierung: Morgens, abends und zur Nacht jeweils 1–2 EL Krauseminzen-Wein trinken. Eine Zuordnung zu Mahlzeiten ist nicht gegeben.

Dauer: 4–8 Wochen. Nach einer Pause von 1–2 Wochen ist eine Wiederholung von 4–8 Wochen möglich.

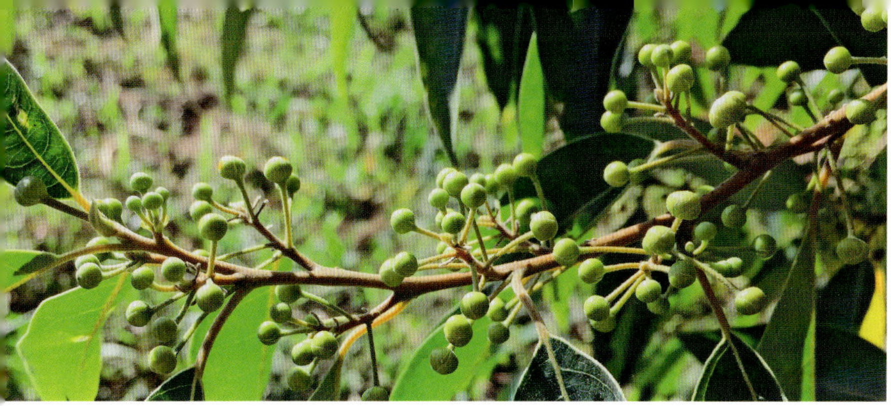

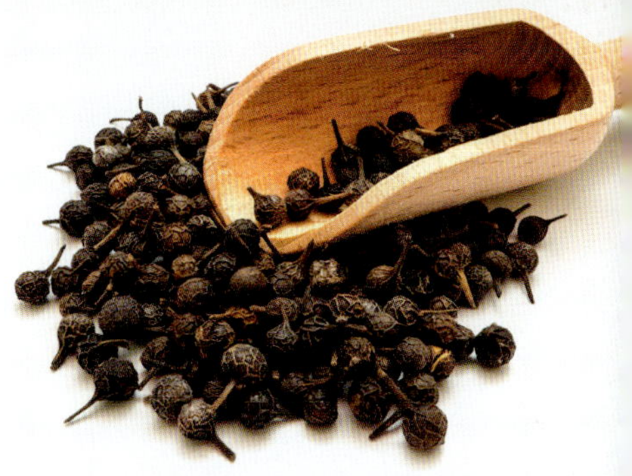

Kubebenpfeffer (Cubeba)

Der Text Hildegards zu dieser Pflanze erscheint zunächst fremdartig, doch die Kubebenfrüchte haben sich – ganz oder in gemahlener Form – besonders bei unruhigen Kindern sowie übermäßigen Temperamentsausbrüchen in jedem Alter bewährt.

Hildegard schreibt:
„Kubebenpfeffer ist warm, und jene Wärme hat ein Maß in sich ... Und wenn jemand Kubeben isst, wird jene unwürdige Glut, die in ihm ist, gemäßigt. Aber er macht auch seinen Sinn froh und seinen Verstand und sein Wissen klar"
(PH, S. 42)

Kubeben/-Pulver (Fruct. aut Plv. fruct. cubebae)

Anwendungsgebiete:
- Hyperkinetische Kinder (ADHS)
- „Zappelphilippe"
- Emotionen, überschießende

Anwendung: Der Kubebenpfeffer schmeckt sehr intensiv. Deshalb ist eine vorsichtige und geringe Dosierung angezeigt. Am leichtesten ist das mit den feingemahlenen Körnern mittels einer Pfeffermühle möglich. Er lässt sich als Pfeffrersatz in der Küche anwenden.

Dosierung: 1–2-mal 1 Kubebenfrucht oder 1 Msp. Pulver des Kubebenpfeffers zu einer Mahlzeit kauen bzw. essen.

Dauer: 1–6 Wochen, gegebenenfalls nach einer Pause von 1–2 Wochen wiederholen.

Hinweis:
Die Mütter kennen den Geschmack ihrer Kinder oft am besten. Sie sollten zuerst „vorkosten“, ob die mit dem Kubebenpfeffer zubereitete Nahrung auch angenommen wird, ansonsten weniger nehmen.

Aus der Praxis: Aus der Kinderheilkunde ist das Phänomen der „Zappelphilippe“ bekannt, für die z.B. jede Fliege an der Wand interessanter ist, als das, was die Lehrer/innen gerade erzählen. In der Schule fällt es ihnen oft besonders schwer, still und konzentriert mitzuarbeiten. Hierbei kann dieses Heilmittel eine Hilfe sein. Zudem ist an die Kubebe zu denken, wenn Kinder oder Erwachsene bisweilen Mühe haben, ihre Emotionen zu steuern.

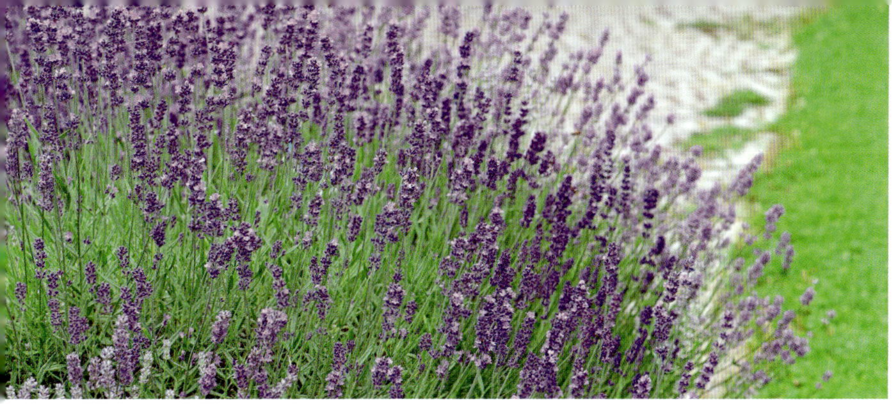

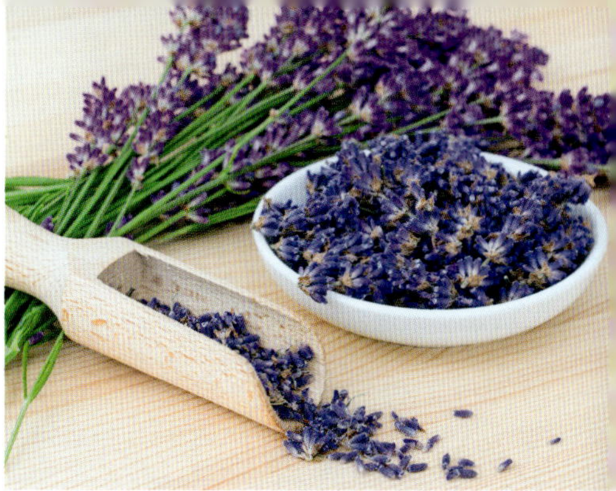

Lavendel (Lavendula off.)

Anwendungsgebiete:

- Gedanken, sich aufdrängende
- „Kopfkino“
- Gedanken-Karussel

Anwendung: Mehrfach an einem Lavendelsäckchen riechen. Das kann öfter wiederholt werden.

Dosierung: 2–5-mal täglich je 2–5 Min.

Dauer: 1–5 Tage, bei Bedarf wiederholen.

Aus der Praxis: Eine Fügung machte mich auf die Wirkmächtigkeit des Lavendels aufmerksam. Eine 10-jährige Schülerin wurde von der Mutter in der Praxis vorgestellt und klagte bekümmert über viele Gedanken, die sie gar nicht haben wollte. Während des Gesprächs musste sie kurz zur Toilette und kam mit einem völlig entspannten Gesichtsausdruck zurück. Bei der Frage, was den plötzlichen Wandel ihres Befindens ausgelöst haben könnte, fiel mir die Lavendelseife im WC ein. Beim Nachlesen des hildegardischen Textes erschloss sich mir dessen Sinn: *„bändigt er auch sehr viele üble Dinge, und daher werden die bösen Geister erschreckt.“* Seitdem rate ich gern bei ähnlichen Klagen, bei Bedarf mehrfach an einem Lavendel-Säckchen zu riechen. Die Rückmeldungen sind sehr positiv.

Hildegard schreibt:
„Lavendel ist heiß und trocken, weil er [nur] mäßig Saft enthält ... Und sein Duft macht die Augen klar, denn er hat die gewisse Wirkkraft der stärksten [Düfte] und auch den Nutzen der bittersten Gerüche in sich, und deshalb bändigt er auch sehr viele üble Dinge, und daher werden die bösen Geister erschreckt.“
(PH, S. 48)

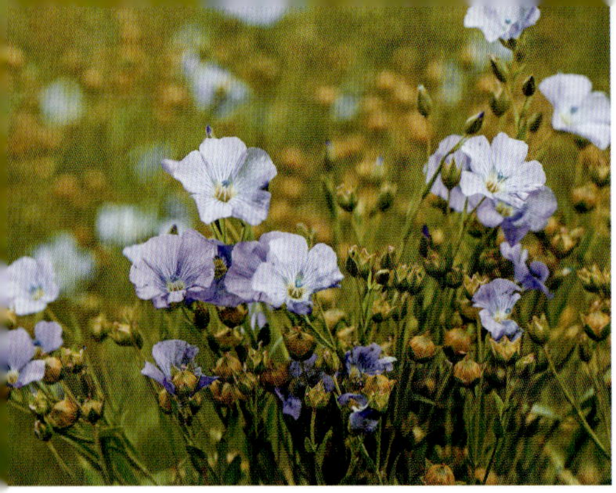

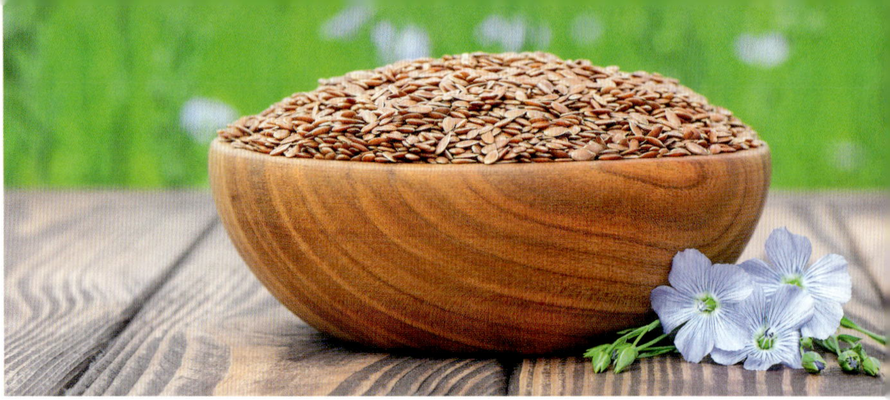

Leinsamen (Linum semen)

„Leinsamen ist warm und taugt dem Menschen nicht zum Essen." (PH, S. 133)

Diese Einschätzung Hildegards steht im Gegensatz zu der gern gegebenen Empfehlung, Leinsamen zur Vermeidung von Verstopfung des Darms (Obstipation) einzusetzen. Stattdessen bietet sich der Flohsamen an (s. Flohsamen, S. 89).

In der äußerlichen Anwendung ist der Leinsamen nach Hildegard jedoch gut für die Haut und die Leber.

Anwendungsgebiete:

- Verbrennung 1. und 2. Grades, wenn eine äußerliche Anwendung erlaubt ist
- Gürtelrose (Herpes Zoster)
- Allergien mit Hautrötungen
- Leber-Stoffwechselschwäche

Zur Anwendung s. Kap. 7 „Wickel, Packungen und Auflagen".

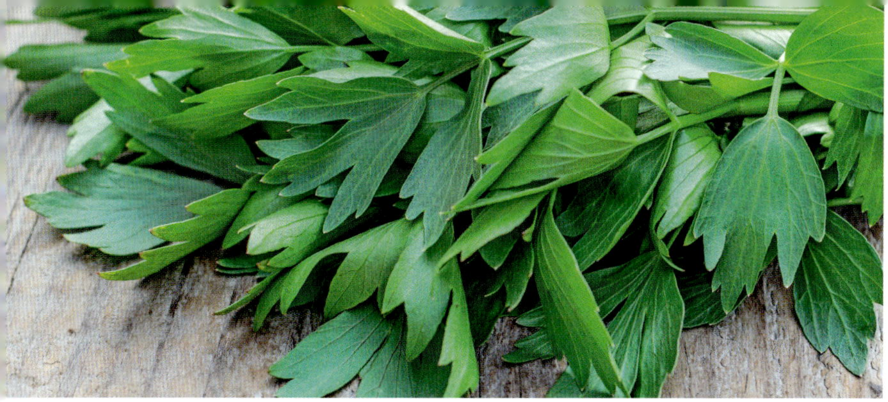
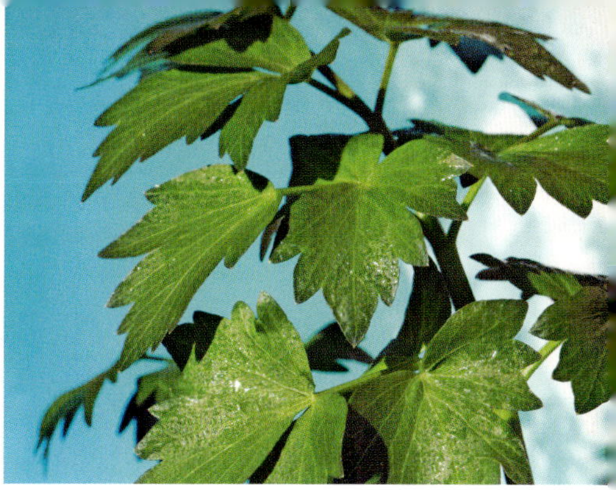

Liebstöckel (Levisticum off.)

Liebstöckel, auch Maggikraut genannt, wird nach Hildegard am besten *„mit anderen Gewürzen gekocht und gegessen, dann schadet es dem Esser nicht sehr."* (PH S. 127)
(s. Kap. 8.3.1 „Ernährungstabelle")

Seine heilsamen Qualitäten beweist es als:
- Liebstöckel-Gundelreben-Wickel
- Liebstöckel-Salbei-Fenchel-Wein

Liebstöckel-Gundelreben-Wickel (Herba levistici/Herba glechomae)

Anwendungsgebiete:
- Schilddrüsen-Funktionsstörung
- Schilddrüsen-Vergrößerung (Struma)

Zur Anwendung s. Kap. 7 „Wickel, Packungen und Auflagen".

Hildegard schreibt:

„Und wenn jemand aus der Brust heraus hustet, sodass er dort zuerst Beschwerden zu haben beginnt, soll er Liebstöckel und ebenso viel Salbei nehmen sowie zweimal so viel Fenchel, wie es von den beiden ersteren ist, und soll das so lange in guten Wein einlegen, bis dieser Wein von diesen [Kräutern] den Geschmack angenommen hat. Dann werfe man die Kräutlein weg, erwärme diesen Wein und trinke ihn heiß nach dem Essen, bis man geheilt wird. Denn [Salbei], vermischt mit der gemäßigten Wärme des Liebstöckels [und] mit der Wärme des Fenchels, löst den Bodensatz der krankhaften Säfte, die sich dort gesammelt haben, wie jemand, der einen Gefesselten von seinen Banden befreit. Wenn der Husten aber mäßig ist, soll der Mensch das erwähnte Tränklein nicht erwärmt trinken, weil die Beschwerden leicht sind. Wenn jedoch die Beschwerden stark sind, soll er diesen Wein erhitzt trinken, damit er umso sanfter befreit wird.“

(PH, S. 127f.)

Liebstöckel-Salbei-Fenchel-Auszug im Wein (Extract. levistici-salviae-foeniculi)

Anwendungsgebiet:

- Husten/Bronchitis mit langem Verlauf

Anwendung: 10 g Liebstöckel (Herba levestici)
10 g Salbei (Herba salviae)
20 g Fenchel (Fruct. foeniculi)
1 EL dieser Mischung in ¼ l Wein liegen lassen bis der Wein den Geschmack der Kräuter angenommen hat (nach 1 ½–4 Stunden).

Dosierung:
Bei starken Beschwerden: 3–4-mal 1 EL heiß nach dem Essen trinken.
Bei geringen Beschwerden: 3–4-mal 1 EL kalt nach dem Essen trinken.

Dauer: 1–3 Wochen.

Aus der Praxis: Der Liebstöckel-Salbei-Fenchel-Weinauszug ist insbesondere dann angezeigt, wenn die bisher gegebenen Hustenarzneien keine ausreichende Wirkung gezeigt haben.

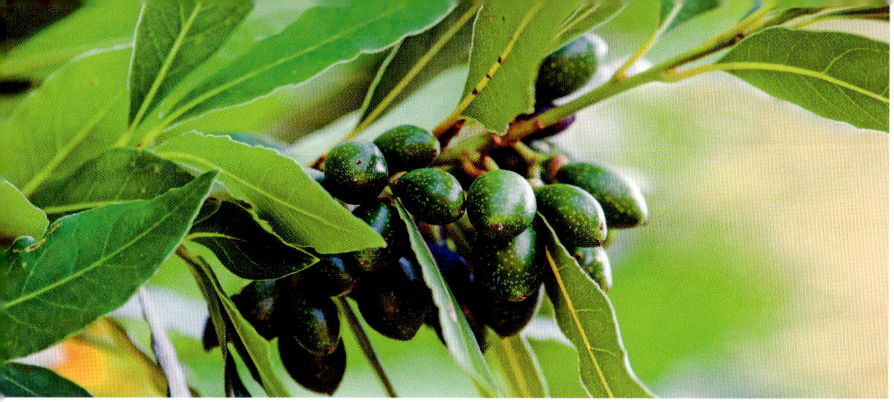

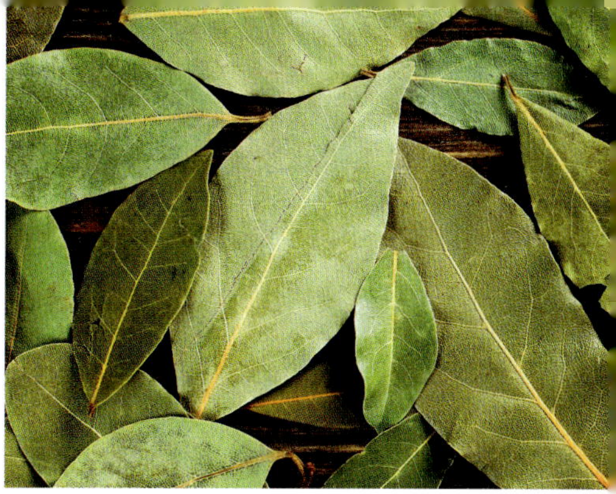

Lorbeer (Laurus)

Vom Lorbeerbaum beschreibt Hildegard verschiedene Anwendungsmöglichkeiten. Die wichtigste ist folgende:

Lorbeer-Wurzel-/Blätter-Salbe (Ungt. rhiz. et foliae lauri)

Anwendungsgebiete:

- Gelenkbeschwerden
- Rückenschmerzen
- Rheuma
- Kopfschmerzen

Anwendung: Die Lorbeersalbe findet dann Anwendung, wenn die Wermutcreme nicht den gewünschten Erfolg zeigte.

Dosierung: 2–4-mal täglich die schmerzenden Körperregionen dünn einreiben.

Dauer: 1–3 Wochen, bei Bedarf auch 1–2 Monate lang.

Hildegard schreibt:
„Koch auch Wurzel, Rinde und Blätter dieses Baumes in Wasser und mach aus diesem Trester und Bockstalg eine Salbe. Und wenn du im Kopf oder in der Brust oder in der Seite oder im Rücken oder in den Lenden Schmerzen hast, dann reib dich dort damit ein und es wird dir besser gehen. Denn die Wärme des Saftes jenes Baumes, in Verbindung mit der Süße des erhitzten Wassers und mit der Wärme des Bockstalgs, unterdrückt die unrecht warmen und unrecht kalten Körpersäfte, die dem Menschen Schmerzen bereiten."
(PH, S. 206)

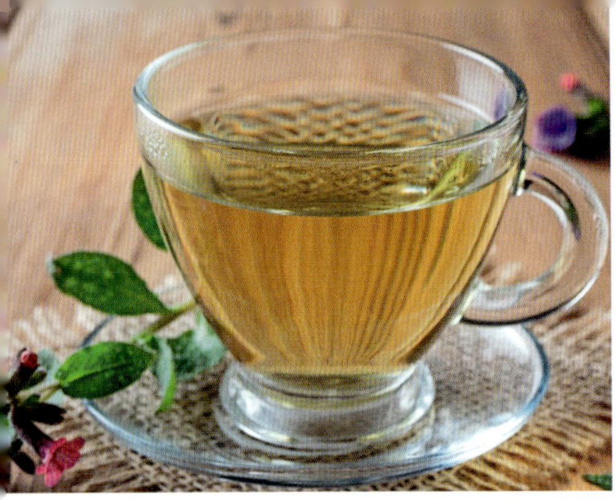

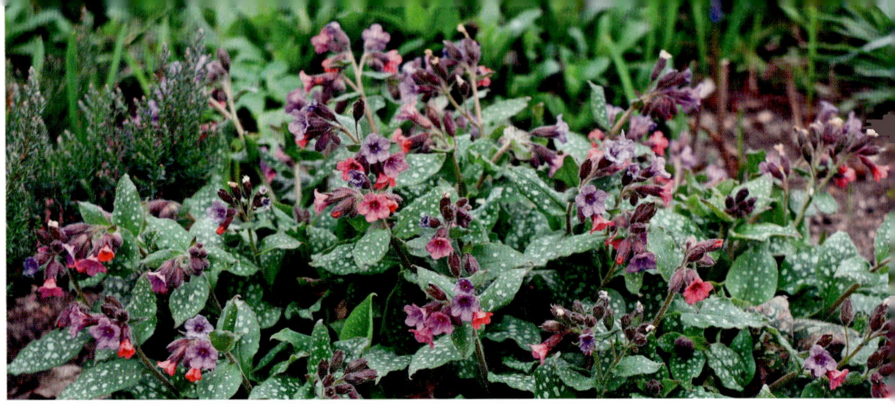

Hildegard schreibt:
„Wenn schlechte und stinkende Säfte schädlichen Rauch zum Gehirn des Menschen schicken, das diesen Rauch zur Lunge lenkt und sie schmerzen lässt, nehme jener Mensch Lungenkraut und koche es in Wasser und nicht in Wein, weil dieses Kraut mit Wein gekocht weniger stark wäre, und den so gekochten und durch ein Tuch geseihten [Absud] gieße er in einen Topf und trinke ihn über eine Woche. Und wenn dieser Trank aufgebraucht ist, soll er noch einen in gleicher Weise kochen. Er soll ihn jeden Tag nüchtern trinken (nicht nachdem er gegessen hat), bis er geheilt wird. Die Lunge wird nämlich von Herzschmerzen und der Wärme des Magens vielfach geschwächt, und die Kälte dieses Krautes beruhigt diese Schwäche, wenn sie mit der Süße des Wassers gemischt ist.“
(PH, S. 44f.)

Lungenkraut (Pulmonaria off.)

Das Lungenkraut ist gut an den charakteristischen Blättern zu erkennen, die helle Tüpfelungen aufweisen. Die Blüten sind pink-lila bis blau und erscheinen zum Ende der Winterzeit. Schon aus dem lateinischen (wie dem deutschen) Namen „Pulmonaria“, der auch in der Bezeichnung für den Lungenfacharzt, dem Pulmonologen, vorkommt, lässt sich auf die Wirkrichtung dieser Pflanze schließen. Verwendet werden die Blätter.

Hildegard von Bingen gibt zwei unterschiedliche Zubereitungen für je verschiedene Krankheitsbilder der Lunge an:
Lungenkraut(blätter)-Tee und
Lungenkraut(blätter)-Wein

Lungenkraut(blätter)-Tee

Anwendungsgebiete:
- Husten/Bronchitis mit Schnupfen
- Husten/Bronchitis mit Nasennebenhöhlenreizung/-Entzündung
- Husten/Bronchitis, schmerzhaft
- Herzhusten (Husten durch Herzschwäche)

Anwendung: Verwendung finden können sowohl die frisch geernteten Blätter oder die getrockneten aus der eigenen Bevorratung, der Apotheke oder dem Fachhandel.
1 EL getrocknetes Lungenkraut oder 3 frische Blätter Lungenkraut in ½ l Wasser 5–7 Min. kochen und anschließend durch ein Tuch abseihen.

Dosierung: 3–5-mal täglich ½ Tasse vor den Mahlzeiten trinken.

Dauer: Bei akuter Bronchitis: 1–2 Wochen.
Bei Herzhusten: 4–8 Wochen.

Hinweis:
Als Herzhusten wird ein Husten bezeichnet, der durch eine Herzschwäche (Herzinsuffizienz) besonders der rechten Herzhälfte im kleinen Lungen-Kreislauf entsteht.

Lungenkraut(blätter)-Wein (Dec. pulmonariae)

Anwendungsgebiete:

- Obstruktive Bronchitis
- Husten/Bronchitis mit Atemenge/Atemnot
- Asthma bronchiale
- COPD

Anwendung: Wie bei Wasser, nur stattdessen Wein.

Dosierung: 3–5-mal täglich 1–2 EL vor den Mahlzeiten einnehmen.

Dauer: 2–5 Wochen. Nach einer Pause von 1–2 Wochen ist eine Wiederholung von 2–5 Wochen möglich.

Aus der Praxis: Eine vollständige Heilung einer asthmatischen Erkrankung durch das Lungenkraut habe ich noch nicht gesehen. Allerdings ist eine deutliche Besserung der Luftnot und der Leistungsfähigkeit mit einer größeren Bewegungsfreiheit möglich, die für die Erkrankten sehr erleichternd ist.

Hildegard schreibt:
„Ferner soll ein Mensch, dem die Lunge aufgebläht ist, sodass er hustet und kaum Atem holen kann, Lungenkraut in Wein kochen und oft nüchtern trinken und er wird geheilt werden, weil sich die Lunge, die durch das unrechte Anfluten von Hitze aufgebläht ist, durch die Kälte des Lungenkrauts zusammenzieht und durch den warmen Wein ausgeglichen wird, sodass sie die Gesundheit zurückerhält“ (PH, S. 45)

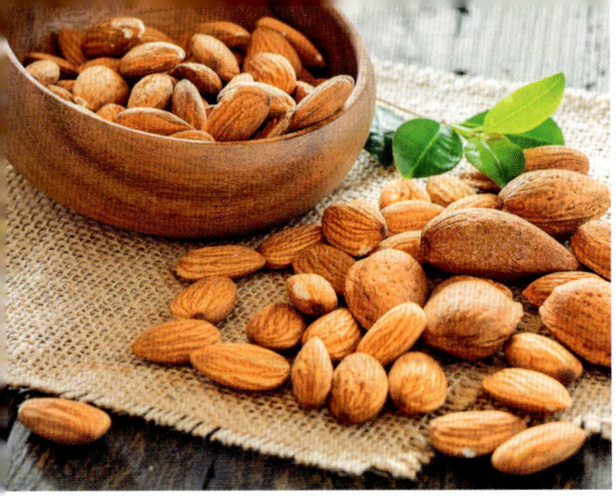

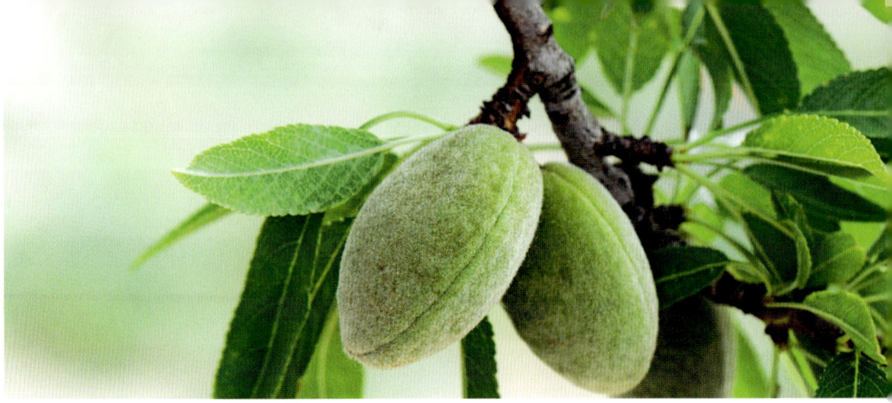

Mandelbaum (Amygdalus)

Hildegard schreibt:
„Der Mandelbaum ist sehr heiß und hat mäßig Feuchtigkeit in sich. Rinde, Blätter und sein Saft taugen nicht viel zu Arzneien, weil seine ganze Kraft in der Frucht ist. Und wem das Hirn leer ist und das Gesicht von schlechter Farbe und wer davon Kopfschmerzen hat, der esse oft die inneren Kerne dieser Früchte, und es füllt das Hirn und macht es munter und gibt ihm die richtige Farbe ... Wer an der Lunge geschwächt ist und an der Leber Gebrechen hat, der esse diese Kerne oft roh oder gekocht, und sie geben der Lunge Kräfte und machen die Leber munter und geben dem Blut die rechte Farbe und beseitigen die Fäulnis von ihnen, weil sie den Menschen ... stark machen.“ (PH, S. 201)

Mandeln sind nach Hildegard für mehrere Organbereiche gut.

Mandelkerne

Anwendungsgebiete:

- Gedächtnisschwäche
- Lungenschwäche
- Bronchitis-Neigung
- Lungenerkrankungen, Neigung zu
- Leberstoffwechsel-Schwäche
- „Fäulnis-Minderung“

Anwendung: Mandeln sind schmackhaft, sie können auch als Mandelmus oder geröstet gegessen werden.

Dosierung: 5–7 Mandeln täglich.

Dauer: 4–6 Wochen, nach einer Pause wiederholbar.

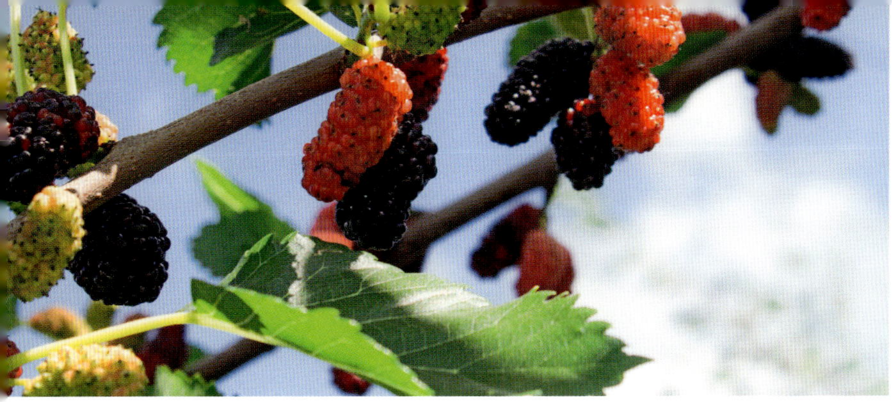

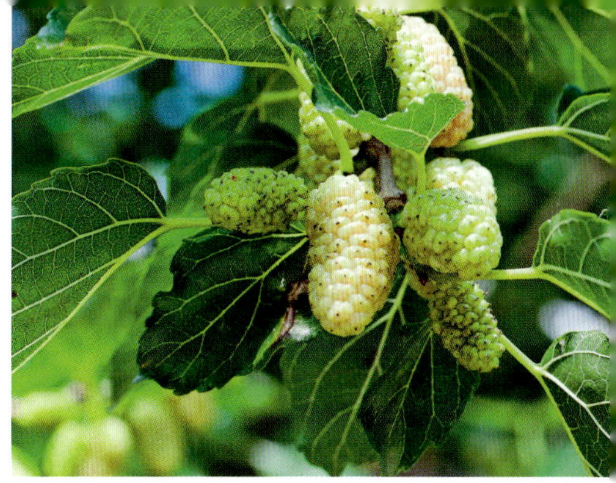

Maulbeerbaum (Morus alba, Morus nigra)

Maulbeerbäume bieten Nahrung für die Seidenspinnerraupen, um mit deren Hilfe Seide für Textilien zu gewinnen. Neben den Früchten dieses Baumes, die hilfreich und wohlschmeckend sind (s. Kap. 8.3.1 „Ernährungstabelle“), gibt es zwei arzneiliche Zubereitungen:

- Maulbeer-Wermut-Wein (Dec. mori)
- Maulbeerblätter-Bäder

Maulbeer-Wermut-Wein (Dec. mori)

Anwendungsgebiete:

- „Vergiftung“ durch unbekömmliches Essen
- „Vergiftung“ durch Schadstoffe in der Nahrung
- Asthma bronchiale

Anwendung: 50 ml Maulbeerblättersaft
40 ml Wermutsaft mit
400 ml Wein einmal aufkochen und danach abkühlen lassen.
Nach dem Essen in kleinen Mengen einnehmen.

Dosierung: 3–5-mal ½–1 EL nach dem Essen.

Dauer: Eine Flasche mit 500 ml, evtl. kürzer.

Aus der Praxis: Der Begriff „Vergiftung“ hat in der naturheilkundlichen Medizin eine andere Zuordnung als in der wissen-

Hildegard schreibt:
„Wer Gift im Essen oder Trinken eingenommen hat, soll diese Blätter zerreiben und ihren Saft ausdrücken und diesem etwas weniger Wermutsaft zufügen und auch zweimal so viel reinen und guten Wein beimischen und dann zusammen kochen, dass es aufwallt. Und wenn es dann abgekühlt ist, soll jener es nach dem Essen in kleinen Mengen trinken, aber doch oft, und er wird jenes Gift entweder durch Erbrechen ausspeien oder es wird mit dem Stuhl durch ihn hindurchgehen.“
(PH, S. 200)

schaftlichen Hochschulmedizin (s. Kap. 3.3.1 „Ausleitung/Entgiftung"). Von polnischen Ärzten und einem Lungenarzt kam der Hinweis, dass sie den Maulbeer-Wermut-Wein gerne bei Patienten mit Asthma bronchiale einsetzen und gute Erfahrungen zurückgemeldet bekamen. Asthmatische Erkrankungen können u. a. Folge einer allergischen Reaktion oder toxischen Belastung aufgrund verschiedenster Chemikalien sein oder der Kombination von beidem. Durch die „entgiftende" Funktion lassen sich die Erfolge erklären. Auch bei Belastungen des Organismus z. B. durch Umweltgifte oder andere Schadstoffe in der Nahrung ist der Einsatz sinnvoll.

Hildegard schreibt:
„Und wer die Krätze hat, soll seine Blätter in Wasser kochen und in diesem Wasser baden oder sich in einem Dampfbad mit diesem Wasser kräftig waschen und das oft tun, und seine Haut wird geheilt werden"
(PH, S. 200)

Maulbeerblätter-Bäder

Anwendungsgebiet:

- Krätze (Skabies)

Anwendung: 1–2 Handvoll Maulbeerblätter 5–8 Min. in 1–2 l Wasser kochen und dieses Wasser dem Badewasser zugeben.

Dosierung: Alle 1–2 Tage ein Bad von 5–10 Min. nehmen.

Dauer: 1–2 Wochen.

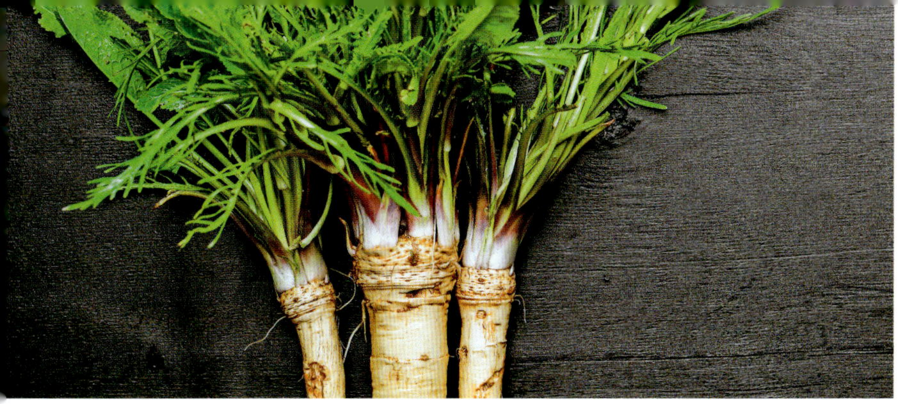
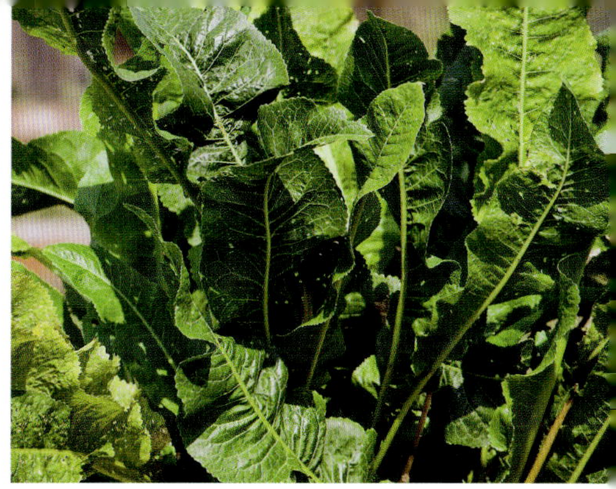

Meerrettich (Raphanus sativus)

Der Meerrettich ist nach Hildegard im Frühjahr, *„wenn ... alle Pflanzen grün werden ... für gesunde und starke Menschen gut, da er in ihnen die Grünkraft guter Säfte stärkt ... Ein magerer und dürrer Mensch [kann auch zu anderen Zeiten] Meerrettich essen ... um davon etwas gekräftigt zu werden [aber] in Maßen“* (PH, S. 112)

Der Meerrettich ist nicht nur ein Lebensmittel, sondern auch eine heilkräftige Pflanze.

Hildegard schreibt:

„Und wenn der Meerrettich grün ist, soll man [ihn] an der Sonne trocknen und ihm gleich viel Galgantpulver zufügen. Und wer Herzbeschwerden hat, soll dieses Pulver nach dem Essen und nüchtern mit Brot essen ... Aber auch wer an der Lunge Beschwerden hat, soll dieses Pulver entweder in warmem Wein oder in warmem Wasser nüchtern und nach dem Essen trinken ... weil die Wirkkraft der besagten Pflanzen in dieser Mischung die Lunge erwärmt“ (PH, S. 112)

Meerrettich-Galgantwurzel-Pulver (Plv. raphani sat./Plv. galangae off.)

Anwendungsgebiete:

- Herzbeschwerden
- Rechtsherzschwäche
- Herz-Unterstützung bei chronischen Lungenerkrankungen, chronische Bronchitis, Lungenemphysem, COPD, Asthma bronchiale

Anwendung: Seine wichtigste Anwendung findet das Meerrettich-Galgantwurzel-Pulver 1:1 gemischt zur Unterstützung des Herzens bei chronischen Lungenerkrankungen.

Dazu wird folgende Mischung über einen längeren Zeitraum eingenommen, oft auch im Wechsel mit Petersilienhonig-Trank.
50 g Meerrettich-Pulver (Plv. raphani sat.)
50 g Galgantwurzel-Pulver (Plv. galangae off.)

Dosierung: 2–3-mal 1 Msp. vor dem Essen und nach dem Essen.

Dauer: 4–8 Wochen. Nach einer Pause von 1–2 Wochen ist eine Wiederholung möglich.

Aus der Praxis: Bei chronischen Lungenerkrankungen muss die rechte Herzhälfte oft gegen einen erhöhten Widerstand im kleinen Lungenkreislauf anarbeiten. Um einer möglichen Herzschwäche (Insuffizienz) vorzubeugen, ist die begleitende Behandlung des Herzens sinnvoll. Patienten berichten dann erleichtert von einer besseren Atmung. (s. auch Lungenkraut(blätter)-Tee, S. 132)

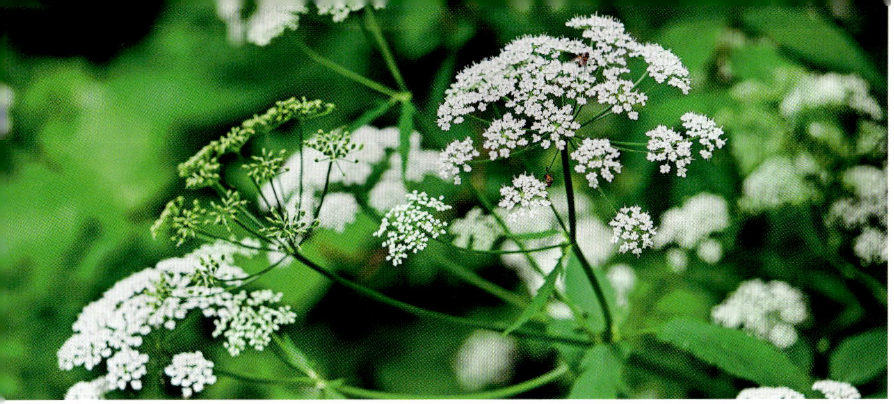

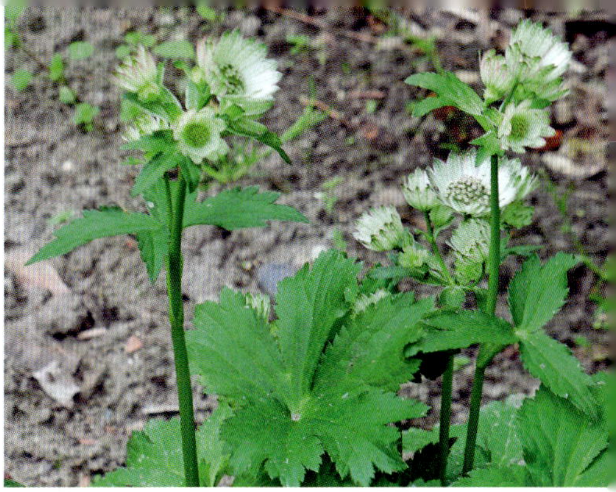

Meisterwurz (Imperatoria ostruthium)

Die Meisterwurz wächst vornehmlich ab 600–700 Höhenmetern in den Alpen. Ihre Anzüchtung kann jedoch auch im flachen Land gelingen. Wegen ihrer guten Wirkung zählt sie zu den sehr häufig verwendeten Hildegard-Heilmitteln. In der Praxis hat sie sich als „pflanzliches Antibiotikum“ gegen krankmachende Bakterien bewährt und erweist sich gleichzeitig als „virushemmendes Mittel“, welches bei Virusinfektionen wirksam ist.
Im Text von Hildegard wird die Strenze beschrieben, welche M. L. Portmann, die Übersetzerin der lateinischen Handschrift der Pariser Physica, als Meisterwurz benannte.
Auch Prof. Dr. Irmgard Müller, Bochum, führt in ihrem Buch die Meisterwurz auf und schreibt: „Der Name dürfte sich auf die große Wertschätzung beziehen, die die Pflanze in der alten und noch jetzt in der volkstümlichen Heilkunde genießt“ (Müller 1993, S. 39).
Der von Hildegard verwendete Begriff „Fieber“ kann heutzutage sinnvollerweise erweitert gesehen werden. Während früher bei vielen Infektionen Fieber auftrat, sehen wir jetzt in den Praxen oft Patienten, bei denen eigentlich Fieber zu erwarten wäre, ohne dass es auftritt.
Selbst bei ausgeprägten Lungenentzündungen entwickeln einige Kranke kein Fieber mehr, obwohl es heilsam und notwendig wäre zum „Verbrennen“ der Krankheitserreger.
Naturheilkundlich wird dies als Zeichen einer Abwehrschwäche gesehen, die sich meistens (noch) nicht im Labor nachweisen jedoch mit den angebenden pflanzlichen Heilmitteln behandeln lässt. Meisterwurz kann also bei allen Entzündungen und Infektionen, auch solchen ohne Fieber, eingesetzt werden.

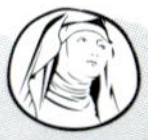

Hildegard schreibt:
„Die Strenze [Meisterwurz] ist warm und wirkt gegen Fieber. Wer Fieber hat, welcher Art auch immer sie sind, soll Strenze nehmen, sie vorsichtig zerstoßen ... Dann gieße man guten Wein in diesen Becher über die Strenze ... und hebe sie so mit dem Wein über Nacht auf. Dann am Morgen fülle man nochmals Wein auf und trinke das so nüchtern. Das soll man drei oder fünf Tage lang tun und man wird geheilt werden, weil die Wärme der Strenze vermischt mit der Wärme des Weines und so im Trank eingenommen, auch die Fieber vertreibt, wenn sie über Nacht aufbewahrt wird, damit sie sich umso besser mit dem Wein vermengt.“
(PH, S. 143)

Hinweis zum Wein:
Alkohol ist in der Chemie als gutes Lösungsmittel bekannt. So löst auch der Wein die Inhaltsstoffe aus Meisterwurz. Der Wein sollte möglichst aus biologischem Anbau sein, da konventionell produzierter Wein mehrfach gespritzt wird. Bei Kranken, die keinen Wein trinken dürfen und eventuell bei Kindern hat sich gezeigt, dass – in Abwandlung der Originalrezeptur – statt Wein Wasser genommen werden kann und die Meisterwurz trotzdem eine gute Wirkung erzielt. Wo immer möglich, ist jedoch der Wein zu bevorzugen.

Meisterwurz-Wein

Anwendungsgebiete:

- Fieber
- Infekte
- Eiterungen
- Entzündungen wie z. B.
  - Halsentzündung
  - Infekte der oberen Luftwege
- Schnupfen/Nasennebenhöhlen-Reizung/-Entzündung mit Schleimbildung, besonders gelbem oder grünem Schleim und/oder Kopfdruck
- Kieferhöhlenentzündung
- Stirnhöhlenentzündung
- Bronchitis
- Grippaler Infekt/Grippe
- Lungenentzündung, begleitend
- Blasenentzündung
- Harnwegsinfekt
- Zahnvereiterung
- Zahnwurzelentzündung
- Zahnfleischentzündung
- Zeckenbiss

Anwendung: 1 TL Meisterwurz an jedem Abend neu in einem Glas gut mit Wein bedeckt (Rot- oder Weißwein nach Belieben) ansetzen und über Nacht stehen lassen. Am Morgen etwas Wein zufügen, sodass die Menge für den Tag ausreicht.

Dauer: 5 Tage bzw. Abende zum Ansetzen des Meisterwurzweins. Nur bei einem sehr schnellen Heilungsverlauf kann die Zeit auf 3 Tage verkürzt werden.
Bei chronisch-entzündlichen Krankheitsverlauf, wie z. B. dem akuten Schub einer immer wiederkehrenden Blasen- oder Harnwegsinfektion, kann es sinnvoll sein, nach der Einnahme 1–3 Tage Pause einzulegen und erneut die Meisterwurz für 3 Tage anzuwenden.

Dosierung:

1–3 Jahre	4–5-mal täglich	1–2 Tr. Meisterwurz-Wein oder 2–4 Tr. Meisterwurz-Wasser
4–7 Jahre	4–5-mal täglich	4–7 Tr. Meisterwurz-Wein oder 8–14 Tr. Meisterwurz-Wasser
8–12 Jahre	4–5-mal täglich	¼ TL Meisterwurz-Wein oder ½ TL Meisterwurz-Wasser
ab 13 Jahren	4–5-mal täglich	½ TL Meisterwurz-Wein oder 1 TL Meisterwurz-Wasser
ab 14 Jahren	4–5-mal täglich	1 TL Meisterwurz-Wein
Erwachsene	4–5-mal täglich	1 TL bis 1 EL Meisterwurz-Wein

Hinweis für Kinder:
Wird die Meisterwurz für Kinder angesetzt, die eine kleinere Menge als Dosierung benötigen, kann ½ TL Wurzelstückchen mit entsprechend weniger Flüssigkeit angesetzt werden.

Anwendung bei akuten Erkrankungen in der ersten Tageshälfte: Tritt eine akute Infektionserkrankung am Morgen bis zum frühen Nachmittag auf, sollte man mit dem Behandlungsbeginn nicht bis zum nächsten Morgen warten, wie aus dem hildegardischen Text zu entnehmen ist. In der Praxis hat es sich bewährt, in diesem Fall sofort die Meisterwurz anzusetzen, 1½–2 Stunden zu warten und nach der Zugabe von Wein (evtl. Wasser) schon gleich in Abständen von 1–2 Stunden eine kleinere Menge der Flüssigkeit (ohne Wurzelstückchen) einzunehmen. Dieser Tag mit der 1½–2 stündigen Zeit zählt als Tag 1. Am Abend werden dann wie oben beschrieben neue Wurzelstücke für den nächsten Tag (Tag 2) angesetzt.

Aus der Praxis: Viele Patienten mit einer naturheilkundlichen Ausrichtung zögern die Einnahme von Antibiotika gerne hinaus. Im Gegensatz dazu kann bei Infektionen oder Fieberanstiegen frühzeitig mit der Meisterwurz begonnen werden.

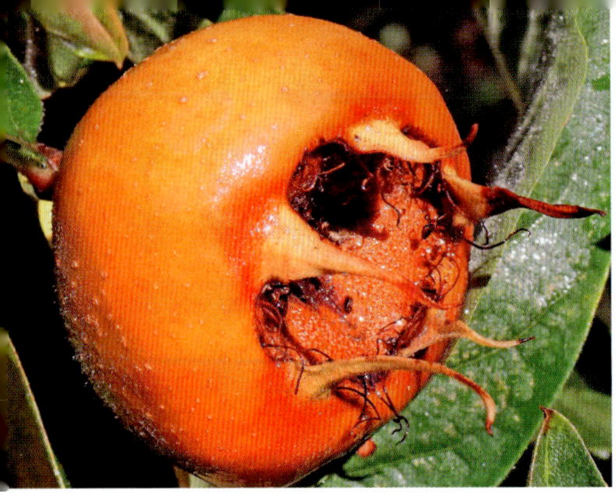

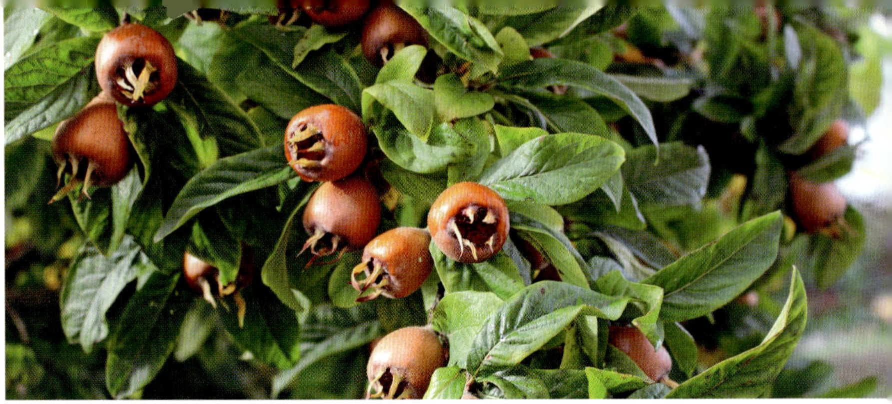

Hildegard schreibt:
„Die Frucht dieses Baumes ist für gesunde und kranke Menschen nützlich und gut, wie viel immer sie davon essen, weil sie mit ihren guten Kräften ihr Fleisch wachsen lässt und ihr Blut reinigt.“
(PH, S. 204)

Hinweis:
Die Mispel ist nicht zu verwechseln mit den Misteln, die auf verschiedenen Bäumen mit ballartigen Zweigen als sog. Schmarotzer wachsen und z. B. auf Weihnachtsmärkten angeboten werden.

Mispel (Mespilus germ.)

Die Mispel ist ein nicht so bekannter Baum, dessen Früchte nach Hildegard von Bingen heilsam sind (s. Kap. 8.3.1 „Ernährungstabelle“).

Mispel-Frucht

Anwendungsgebiete:

- Gesundheitsunterstützung
- Blutreinigung

Anwendung: Mispel-Früchte müssen bis zum Frost am Baum bleiben und sollen danach verarbeitet werden. Sie sehen dann zwar sehr braun-matschig aus, haben jedoch durch die Kälte den richtigen Geschmack erhalten. Sie sind am besten zu Marmelade zu verarbeiten oder als Früchte einzufrieren, um sie bei Bedarf aufzutauen.

Dosierung: 1–3 TL Mispelmarmelade oder 1–2 aufgetaute Mispel-Früchte täglich essen.

Dauer: 3–8 Wochen oder nach Belieben.

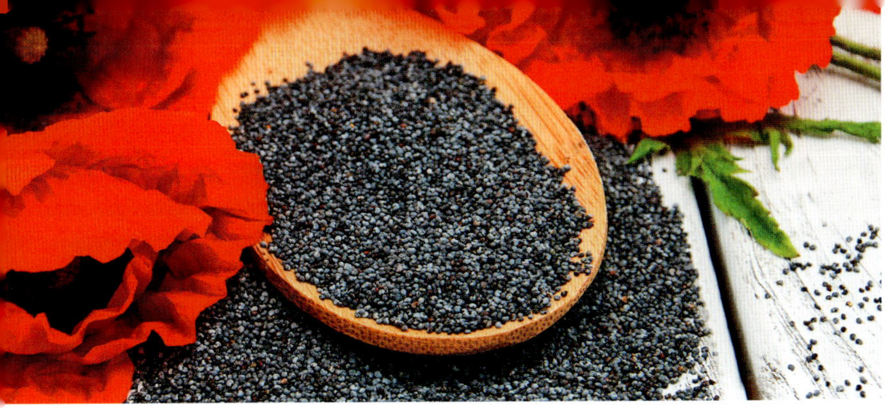

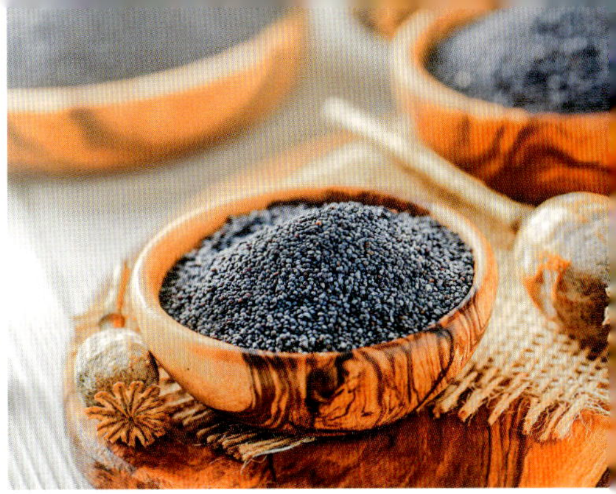

Mohn (Papaver somniferum)

Der Mohn ist bekannt als Speisemohn für Mohnkuchen. Er hat jedoch auch heilsame Qualitäten.

Anwendungsgebiete:

- Schlafstörungen
- Juckreiz
- Allergie-Erkrankung
- Nahrungsmittel-Unverträglichkeiten

Anwendung: Der Mohnsamen kann roh gegessen werden. Am angenehmsten ist es, die Samen vorher in Wasser 10–15 Min. quellen zu lassen.

Dosierung: 1–3-mal täglich 1 TL, bei Schlafstörungen auf jeden Fall 1 TL 20–30 Min. vor dem Zubettgehen.

Dauer: 3–14 Tage.

Aus der Praxis: Mohn ist eine wertvolle Hilfe bei Juckreiz. Bei diesem ist es wichtig, mögliche Ursachen zu erkunden. Oft ist eine Funktionsschwäche des Stoffwechsels der Grund für den Juckreiz (s. Kap. 3.3 „Der Stoffwechsel"). Aber auch an Allergien und an unverträgliche Umwelt(Schad)stoffe z.B. in der Nahrung, in Kosmetika,

Hildegard schreibt:
„Mohn ist kalt und mäßig feucht, und seine Samenkörner bringen Schlaf, wenn man sie isst, und lindern Juckreiz und bekämpfen ausschwärmende Läuse und Nissen ... In Wasser gequollen können [die Körner] gegessen werden, aber roh sind sie besser und nützlicher zu essen als gekocht ... Das Öl ist kalt, die Samenkörner aber warm"
(PH, S. 91)

Hinweis:
Der Mohn fördert den gesunden Schlafrhythmus. So kann er auch tagsüber 1–2-mal eingenommen werden, besonders wenn ein gleichzeitiger Juckreiz besteht, ohne dass jemand ungewollt vom Schlaf überrascht wird. In der Naturheilkunde wird dieses Phänomen mit dem Begriff Selbstregulation beschrieben. Lediglich das regelrechte Einschlafen und Durchschlafen werden unterstützt, ohne eine unnatürliche Müdigkeit zu verursachen.

Waschmitteln oder in der Wohnraumluft z.B. durch Ausdünstungen neuer Möbel oder Bodenbeläge ist zu denken. In der Praxis von Dr. med. Karlinger hat sich der Mohn häufig bewährt mit sehr vielen positiven Rückmeldungen. Er kann nach ihrer Erfahrung auch in Apfelmus gegessen werden.

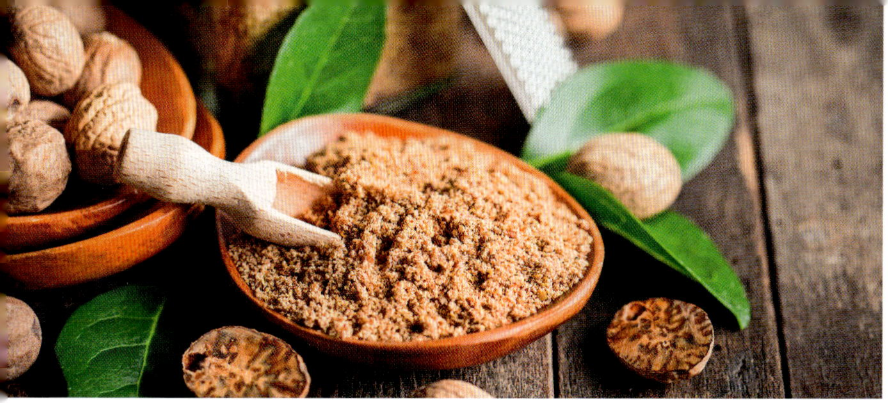

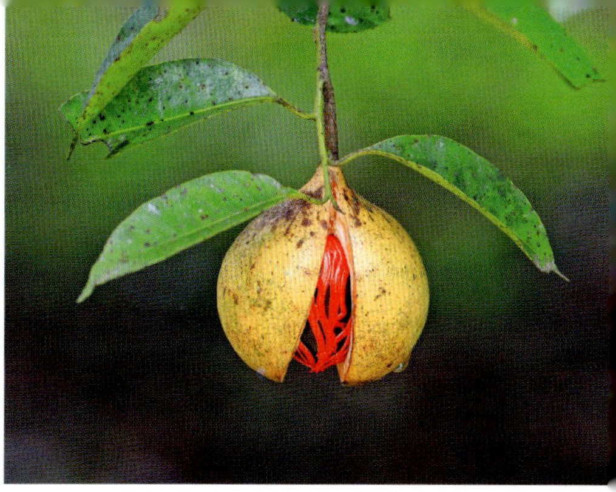

Muskatnuss (Nux moschata)

Die Muskatnuss ist ein Küchengewürz und hat gleichzeitig heilsame und anregende Qualitäten (s. Kap. 8.3.1 „Ernährungstabelle“).

Für die Muskatnuss gibt es zwei Anwendungsarten:

- Muskatnuss-Pulver
- Muskatnuss-Zimt-Nelken-Küchlein (Kekse)

Hildegard schreibt:
„Die Muskatnuss hat große Wärme und eine gute Mischung in ihren Kräften. Wenn der Mensch Muskatnuss isst, öffnet sie sein Herz, reinigt seine Sinne und bringt ihm eine gute Stimmung.“ (PH, S. 39)

Muskatnuss-Pulver

Anwendungsgebiete:

- „Herzensöffnung“ und Empfindungsvermögen für andere
- Traurigkeit
- Depressive Stimmung
- Stimmungsaufhellung
- Lebensfreude weckend
- Aufmerksamkeitsförderung
- Konzentrationsförderung
- Unterstützung des Sinnes- und Nervensystems

Anwendung: Die Muskatnuss wird auf einer feinporigen Reibe zu Pulver gerieben oder als Pulver gekauft.

Dosierung: 1-mal täglich 1 Msp. zum Mittag- oder Abendessen.

Dauer: 1–2 Wochen täglich oder nur 2–3-mal wöchentlich über mehrere Wochen.

Hinweis:
Das Öl der Muskatnuss, das Myristicin, gilt als die Psyche aktivierend, was die oben aufgeführten guten Eigenschaften erklärt. In hoher Überdosierung kann es berauschend wirken. Als normale Gegenreaktion des Körpers stellen sich dann jedoch Übelkeit und Erbrechen, evtl. auch Herzerregungen ein. Zur Vorsicht im Haushalt mit kleinen Kindern Muskatnuss-Pulver und Muskatnüsse für die Kleinen unerreichbar aufbewahren.

Hildegard schreibt:
„Nimm Muskatnuss und ebenso viel Zimt und etwas Nelke, zerstoße das und mache mit diesem Pulver und mit Semmelmehl und etwas Wasser Küchlein und iss diese häufig: Es beruhigt jede Bitterkeit deines Herzens und Gemüts, öffnet dein Herz und deine abgestumpften Sinne und macht deinen Verstand froh. Es reinigt deine Sinne, vermindert alle schädlichen Säfte in dir, verschafft deinem Blut guten Saft und macht dich stark.“
(PH, S. 39)

Hinweis zum Zimt:
Zimt wird aus den zwei Ländern Sri Lanka(ehemals Ceylon) und China importiert. Im Zusammenhang mit diesem Gewürz sind Belastungen durch Cumarine bekannt, die leberschädigend sind. Diese entstehen durch unterschiedliche Erntemethoden und betreffen nur den chinesischen. Der Ceylon-Zimt enthält keine oder keine nennenswerten Belastungen.

Muskatnuss-Zimt-Nelken-Kekse

Anwendungsgebiete:

- Traurigkeit
- Depressive Stimmung
- Verbitterung des Herzens
- „Abstumpfung“
- Stimmungsaufhellung
- „Herzensöffnung“
- Unterstützung des Sinnes- und Nervensystems
- Stoffwechsel-Unterstützung
- „Entgiftung“
- Blut-Unterstützung

Zubereitung: 2 EL Muskatnuss-Pulver,
2 EL Zimt-Pulver,
½ TL Nelken-Pulver mit
250 g vollwertigem Weizenmehl und
wenig Wasser durchkneten und in dünne Rollen formen. Diese in kleine Taler schneiden und bei 180–190 °C bis zum leichten Goldbraun abbacken.

Dosierung: 1–3-mal 1 Keks essen.

Dauer: 2–3 Wochen und als Kur wiederholen.

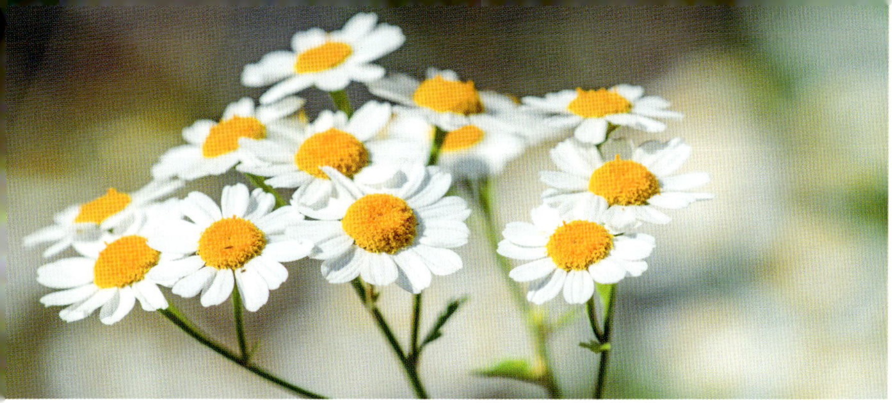

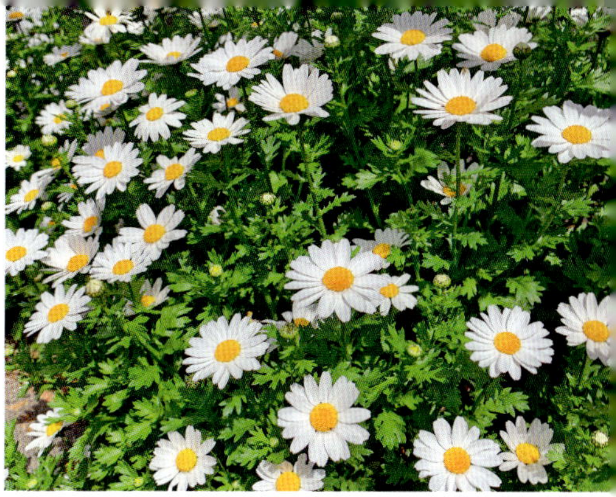

Mutterkraut (Chrysanthemum Parthenium)

Der Name Mutterkraut deutet an, dass diese Pflanze vor allem bei gynäkologischen Beschwerden wirksam ist, aber auch im Bauchbereich. Sie findet Verwendung als Suppe.

Hildegard schreibt:
„Mutterkaut ist warm und hat einen süßen Saft und ist für diejenigen, die an den Eingeweiden Beschwerden haben, wie eine milde Salbe. Wer in den Eingeweiden Beschwerden hat, soll Mutterkraut mit Wasser und Fett oder Öl kochen, Semmelmehl hinzufügen und so eine Suppe bereiten und diese essen: Sie heilt seine Eingeweide. Und wenn Frauen ihre Monatsblutung haben, sollen sie eben die besagte Suppe bereiten und essen: Sie bewirkt sanft und mild eine Reinigung von Schleimen und inneren Fäulnisprodukten und führt das Monatsblut sanft aus.“
(PH, S. 110)

Mutterkraut-Suppe

Anwendungsgebiete:

- Regelstörungen in der Pubertät
- Ausbleiben der Regelblutung (Menses) sofern keine Schwangerschaft vorliegt
- Regelblutung zu kurz, zu lang, zu häufig
- Regelblutung, schmerzhaft
- Begleitbeschwerden vor oder bei der Menses wie
  - Stimmungsschwankungen, Traurigkeit, Reizbarkeit Wechseljahrsbeschwerden, Hitzewellen
- Bauchbeschwerden
- Eingeweidebeschwerden
- Darmbeschwerden

Anwendung: Für die Mutterkraut-Suppe wird die Mutterkraut-Tinktur (Tct. parthenii) verwendet. 4–7 Tropfen 3–5 Min. mit einer großen Tasse Wasser und etwas Fett z. B. Butter kochen, dies schmeckt meist besser als Ölbeigaben. Nach Zugabe von 1 EL Weizenmehl – in etwas kaltem Wasser angerührt – und erneutem Aufkochen ist die Suppe zubereitet.

Dosierung: Zunächst 1-mal täglich 1 Teller Suppe, später bei Bedarf während der Regelblutung.

Dauer: 3–4 Wochen, später bei Bedarf.

Aus der Praxis: Nur wenige Frauen mögen die Suppe geschmacklich nicht. Jene aber nahmen – anders als von Hildegard beschrieben – die Tropfen nur in etwas Wasser ein und berichteten auch von guten Erfolgen. Die Mutterkrautsuppe ist jedoch nicht nur ein Frauenmittel. Hilfreich kann sie ebenfalls bei wiederkehrenden rezidivierenden Bauch- und Darmbeschwerden bei Männern und Frauen sein, deren Ursache nicht geklärt werden konnte.

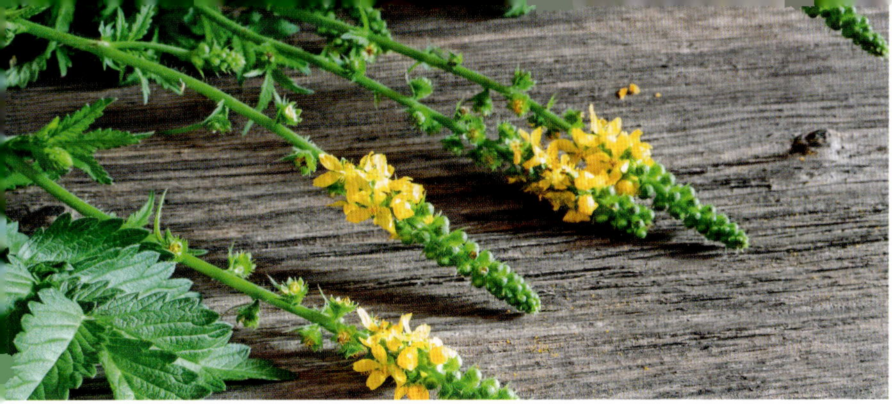

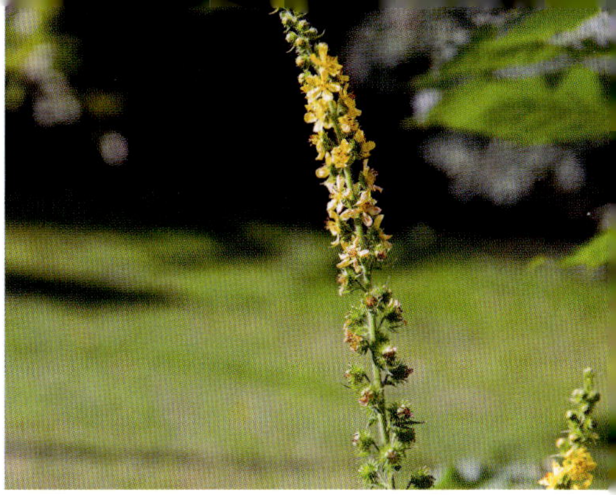

Odermennig (Agrimonia eupatoria)

„Odermennig ist warm“ (PH, S. 107), so beschreibt Hildegard diese Pflanze mit ihren kleinen gelben Blüten an den langen Stängeln.

Anwendungsgebiete:

- Schnupfen/Nasennebenhöhlen-Reizung/-Entzündung mit reichlicher Schleimabsonderung und Magen-Darm-Funktionsschwäche oder Magen-Kälteempfindlichkeit
- Husten/Bronchitis mit reichlicher Schleimabsonderung und Magen-Darm-Funktionsschwäche oder Magen-Kälteempfindlichkeit

Anwendung: 1 TL Odermennig (Herba agrimoniae) in ½ Glas (50 ml) Wein
10–30 Min. einlegen und danach abseihen.

Dosierung: 3–4-mal täglich vor und nach dem Essen je 1 TL–1 EL einnehmen.

Dauer: 1–4 Wochen je nach Dauer der bestehenden Beschwerden.

Hildegard schreibt:
„Wer ferner Schleim und viel Phlegma infolge kranker Eingeweide ausscheidet und auswirft und auch einen kalten Magen hat, soll Odermennig in Wein einlegen und immer nach wie vor dem Essen trinken; und er vermindert die Ausscheidung von Schleim und reinigt und wärmt den Magen.“
(PH, S. 107)

Hinweis:
Unter dem Begriff „kalter Magen“ versteht man Beschwerden im Magen, die durch eine nicht vollwertige/schlechte Ernährung bzw. eine angeborene Magenfunktionsschwäche entstehen. Kennzeichen sind dabei eine besondere Empfindlichkeit für kalte Speisen und eine Verdauungsschwäche.

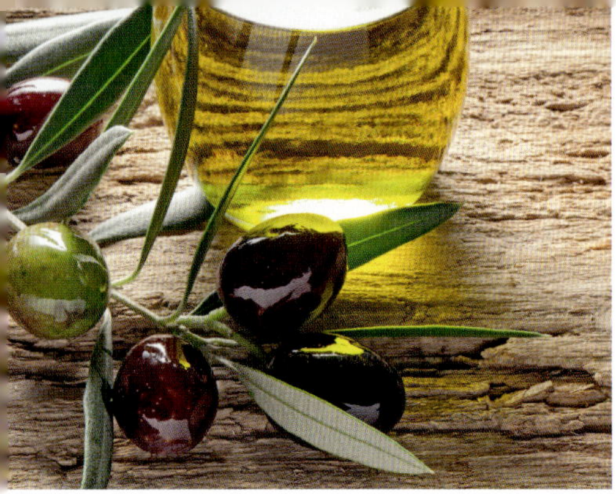

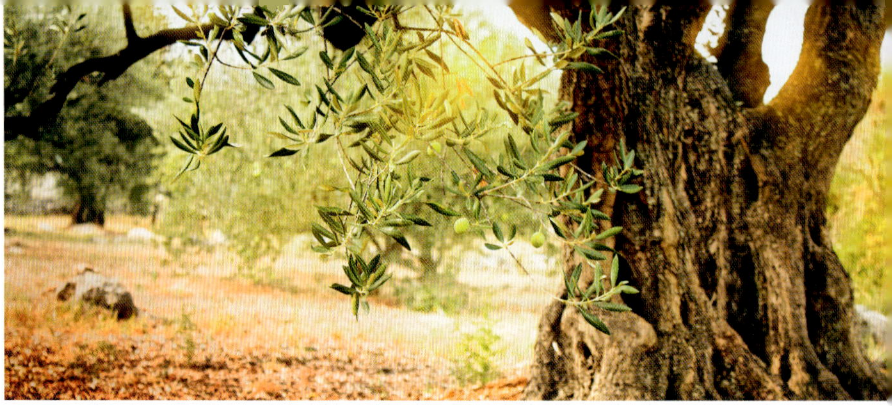

Ölbaum/Olivenbaum (Oliva)

Hildegard schreibt:
„Koch die äußere Rinde und die Blätter dieses Baumes in Wasser und mach dann mit Wasser und mit altem Fett eine Salbe. Und wenn jemand am Herzen oder im Rücken oder in der Seite oder an den Nieren (oder Lenden) von der Gicht Beschwerden hat, reib ihn dort mit dieser Salbe ein: Sie durchdringt seine Haut wie Schmalz einen neuen Topf, wenn es darin ans Feuer gesetzt wird, und es wird ihm besser gehen.“
(PH, S. 209)

Der Ölbaum, auch Olivenbaum genannt, symbolisiert nach Hildegard das Mitleid. *„Das Öl von der Frucht dieses Baumes taugt nicht viel zum Essen … Aber für sehr viele Arzneien ist es geeignet“* (PH, S. 209), schreibt sie weiter.

Diese Angabe mag zunächst verwundern angesichts der oft propagierten mediterranen Kost. Eine Forschergruppe der Westfälischen Wilhelms-Universität Münster wies 2008 dagegen entzündungsfördernde Inhaltsstoffe im Olivenöl nach. Zudem ergibt sich die Frage, ob Bewohner des Mittelmeerraumes nicht doch einen anderen Stoffwechsel haben als die Menschen in etwas kühleren Regionen mit weniger Sonne (s. Kap. 8.3.1 „Ernährungstabelle“).

Als Heilmittel haben sich bewährt:
- Ölbaum(Blätter-Rinden)-Salbe (Ungt cortic. et foliae olivae)
- Olivenöl

Ölbaum(Blätter-Rinden)-Salbe (Ungt. cortic. et foliae olivae)

Anwendungsgebiete:
- Herzbeschwerden bei Gicht/mit rheumatischen Beschwerden
- Rückenschmerzen
- Nierenbeschwerden
- Nieren-Funktionsschwäche
- Gicht

- besonders auch, wenn bei den Erkrankten das Stichwort „Mitleid" zutrifft

Anwendung: Die Salbe an den schmerzenden Stellen bzw. in der Nierenregion einreiben.

Dosierung: 1–2-mal täglich anwenden.

Dauer: 3–14 Tage, im Bereich der Nieren auch bis zu 3 Wochen.

Aus der Praxis: Ein wichtiger Hinweis für ihre Anwendung ist die Charakterisierung des Ölbaums von Hildegard: „Mitleid". Menschen, auf die dieses Stichwort zutrifft, sei es, dass sie durch zu großes Mitempfinden selbst krank zu werden drohen oder dass sie kein notwendiges Mitgefühl in einer schweren Lebenssituation erhalten, signalisieren bei der Erwähnung der Ölbaum(Blätter-Rinden)-Salbe und ihrer Bedeutung oft spontan ihre Zustimmung. Sie nehmen dann die Salbe gerne und zeigen gute Behandlungserfolge.

Hinweis:
Die Ölbaum(Blätter-Rinden)-Salbe wird weniger häufig verordnet als die Wermut- und die Lorbeersalbe. Doch falls diese Salben keine überzeugende Wirkung gezeigt haben, kann sie sehr wertvoll sein.

Olivenöl (Ol. olivae)

Anwendungsgebiete:

- Krämpfe der Muskulatur z.B.
    - Muskelkrämpfe
    - Wadenkrämpfe

Anwendung: Krampfende Muskelpartien dünn einreiben, evtl. kurzfristig wiederholen.

Dauer: Meist reicht eine 1(–2)-malige Anwendung, die jedoch bei Bedarf mehrfach wiederholt werden kann.

Aus der Praxis: Viele Patienten nehmen natives (kaltgepresstes) Olivenöl, das fast überall erhältlich ist, als gute Hilfe bei verschiedensten Muskelkrämpfen an und berichten von schneller, nachhaltiger Besserung.

Hildegard schreibt:
„Wenn ein Krampf einen Menschen irgendwo in seinem Körper beeinträchtigt, nehme er Olivenöl und reibe sich kräftig an genau der Stelle, wo es weh tut, ein."
(PH, S. 211)

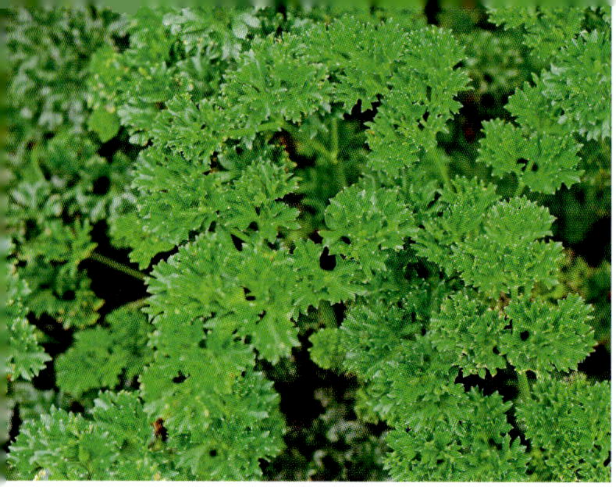 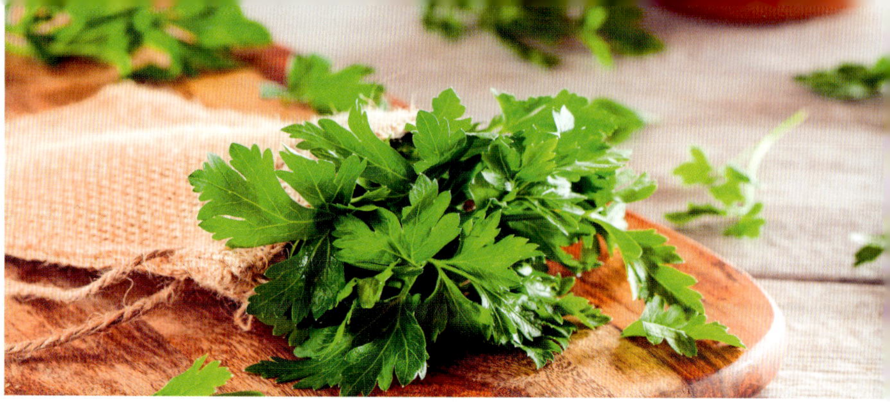

Hildegard schreibt:
„Wer am Herzen oder an der Milz oder in der Seite Schmerzen hat, soll Petersilie in Wein kochen, etwas Essig und reichlich Honig zufügen und das durch ein Tuch seihen. Das soll er oft trinken, und es heilt ihn.“
(PH, S. 76)

Petersilie (Petroselinum)

Die Petersilie gehört zu den bekannten Küchenkräutern. Nach Hildegard von Bingen soll sie besser roh als gekocht gegessen werden.

Petersilienhonig-Trank (Dec. petroselini c.mel.)

Anwendungsgebiete:

- Herzbeschwerden
- Herzschwäche (Herzinsuffizienz), leichte
- Arteriosklerose des Herzens (Koronarsklerose)
- Ödeme (Wasseransammlungen), leichte
- Seitenschmerz
- Nieren-Funktionsschwäche
- Herz-Unterstützung bei chronischen Lungenerkrankungen (chronische Bronchitis, Lungenemphysem, COPD, Asthma bronchiale)

Zubereitung: Der Petersilienhonig-Trank kann leicht selbst hergestellt werden. Dafür sind nötig:

10–12 Petersilienstängel (von glatter oder krauser Petersilie)
1 l Wein (Weiß- oder Rotwein)
2 EL Weinessig (wertvoller als Apfelessig)
100 g Honig

Die Petersilienstängel gut gewaschen und im Wein 10 Min. kochen. Nach dem ersten Aufkochen mit kleiner Energie weiterköcheln lassen, dabei den Topf mit einem Deckel bedecken. Nach den 10 Min. den Essig und den Honig zufügen. Wenn sich dieser ganz aufgelöst hat, die Abkochung durch ein Tuch abseihen und in Flaschen füllen. Das geht am bequemsten, indem das Tuch in ein Sieb gelegt und beides über einen Trichter gehalten wird. Achtung: Die Flasche und den Verschluss vorher heiß ausspülen – so hält sich der Petersilienhonig-Trank länger.

Dosierung: 1–3-mal täglich ½–1 EL am besten morgens, evtl. gegen 11:00 Uhr, und nachmittags evtl. zwischen 15:00–17:00 Uhr.

Dauer: 2–4 Wochen, nach einer Pause von 1 Woche evtl. wiederholen.

Aus der Praxis: Mit dem Petersilienhonig-Trank gibt es viele gute Erfahrungen. Er gehört zu den häufig verordneten Rezepturen. Bemerkenswert ist neben der Herzunterstützung bei Herzinsuffizienz seine mild wassertreibende Wirkung bei Ödemen (Schwellungen) zum Beispiel der Knöchel oder Beine. Im Gegensatz zu Diuretika (Entwässerungspräparaten), welche neben dem Wasser auch Elektrolyte wie Natrium oder Kalium ausschwemmen, hat die Petersilie nur einen sog. aquaretischen Effekt. Das bedeutet, es wird das überflüssige Gewebewasser über die Nieren ausgeschieden und die wertvollen Elektrolyte bleiben im Körper. Zeichen einer beginnenden Herzschwäche können sein:

- nächtlicher Harndrang mit mehrfachem Wasserlassen,
- Notwendigkeit des Schlafens mit erhöhtem Oberkörper (großes Kissen) und/oder
- Luftnot bei kleineren Anstrengungen (Treppen-Steigen zu einem Stockwerk).

Bei chronischen Lungenerkrankungen wie z. B. chronischer Bronchitis, Lungenemphysem, COPD oder Asthma bronchiale erleichtert eine Verbesserung der Herzleistung durch den Petersilienhonig-Trank oft zugleich die Atmung. Es ist auch sinnvoll, Petersilienhonig-Trank im Wechsel mit Meerrettich-Galgantwurzel-Pulver jeweils über mehrere Wochen einzunehmen und zwischendurch Pausen von 1–3 Wochen einzulegen.

Hinweis:
Bei der Dosierung gibt es unterschiedliche Vorstellungen. In der Praxis hat sich jedoch gezeigt, dass eine zu späte Einnahme in den Abendstunden oder kurz vor dem Schlafengehen zu anregend für das Herz sein kann, mit den Folgen des Nicht-Einschlafen-Könnens oder des Einflusses auf Nieren und die Blase und daraus resultierendem nächtlichen Harndrang.

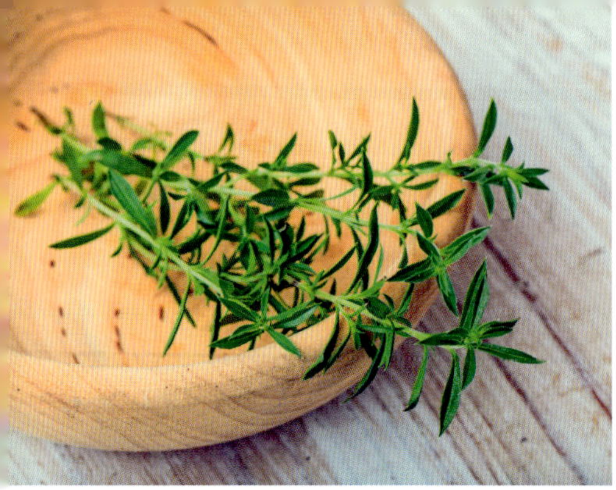

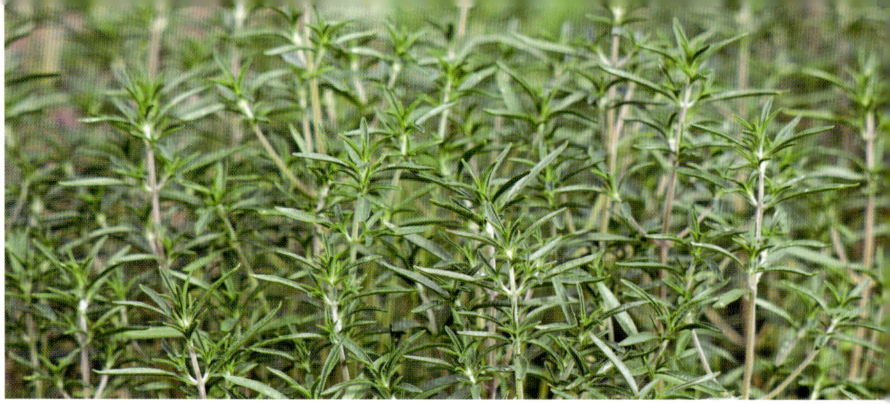

Hildegard schreibt:
„Wenn jemand, der ein trauriges Gemüt hat, es ebenfalls isst, macht es ihn fröhlich, und gegessen heilt und klärt es auch die Augen des Menschen, denn seine Wärme vertreibt die Kälte der Schwarzgalligkeit, von der das Gemüt des Menschen beschwert wird und durch die sich die Augen verdunkeln, und so wird das Gemüt des Menschen froh und die Augen hell."
(PH, S. 50)

Pfefferkraut (Bohnenkraut) (Satureja hortensis L.)

„Pfefferkraut ist warm und feucht, und diese Feuchtigkeit ist gemischt, und es ist Gesunden wie Kranken gut und nützlich zu essen." (PH, S. 50) Pfefferkraut ist besser bekannt als Bohnenkraut und gehört zu den Pflanzen, die in der Küche Verwendung finden und gleichzeitig Heilmittel sein können.

Anwendungsgebiete:

- Traurigkeit
- Depressive Stimmung
- Augentrübung
- Linsentrübung (Katarakt)

Anwendung: Bohnenkraut wird meist mit Speisen gekocht, kann jedoch z. B. auch roh zu Salaten gegessen werden.

Dosierung: 1 Msp.–½ TL alle 2–5 Tage zu den Speisen geben.

Dauer: Nach Belieben über viele Wochen.

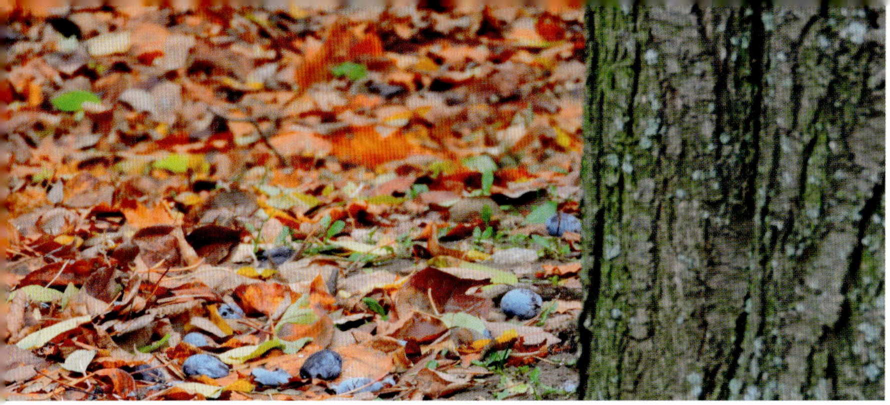

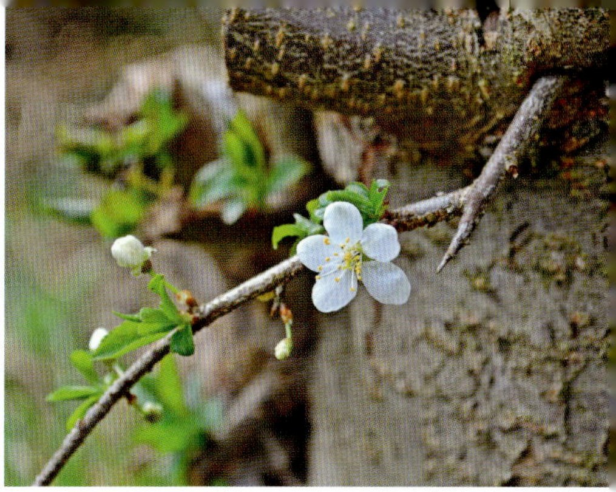

Pflaumenbaum (Prunus domestica)

Vom Pflaumenbaum lässt sich ein Heilmittel für die Kopfhaut und die Haare herstellen, während die Frucht nach Hildegard nicht gut zu essen ist (s. Kap. 8.3.1 „Ernährungstabelle“).

Hildegard schreibt:
„Mach ferner aus der Rinde und den Blättern dieses Baumes Asche und bereite aus dieser Asche eine Lauge. Und wenn dein Kopf schuppig oder räudig ist, dann wasch ihn oft mit dieser Lauge, und er wird schön sein und bringt viele schöne Haare hervor.“
(PH, S. 198)

Pflaumen(holz)aschen-Lauge

Anwendungsgebiete:

- Kopfhaut-Ekzem
- Kopfhaut-Schuppen
- Haarausfall, auch bei und nach Chemotherapien

Anwendung: Rinde und Blätter des Pflaumenbaums werden zerkleinert und getrocknet, anschließend ohne Zugabe von Anzünder, Papier oder anderem Holz zu Asche verbrannt. Von dieser Asche wird ½ EL in ½ l Wasser einen Tag belassen und zwischendurch mehrfach verschüttelt. Anschließend kann die Flüssigkeit (Lauge) nach vorsichtigem Abgießen, bei dem der Großteil der Asche zurückbleibt, Verwendung finden.
2–4-mal wöchentlich die Haare mit Pflaumen(holz)aschen-Lauge waschen, kurz einwirken lassen und mit Wasser ausspülen.

Dosierung: 1–2 Hände voll zum Waschen nehmen.

Dauer: 3–4 Wochen, als Kur wiederholen.

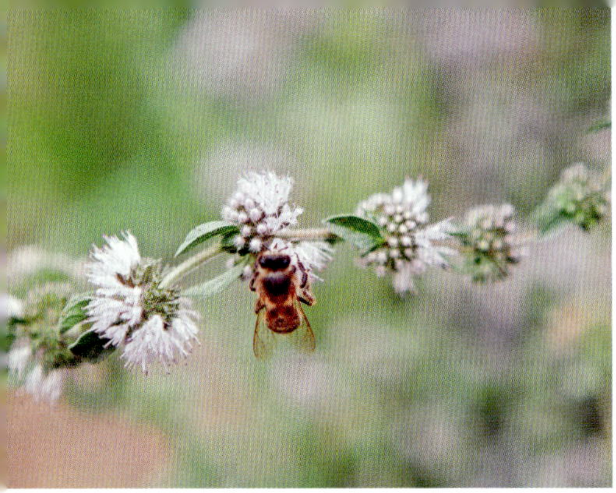 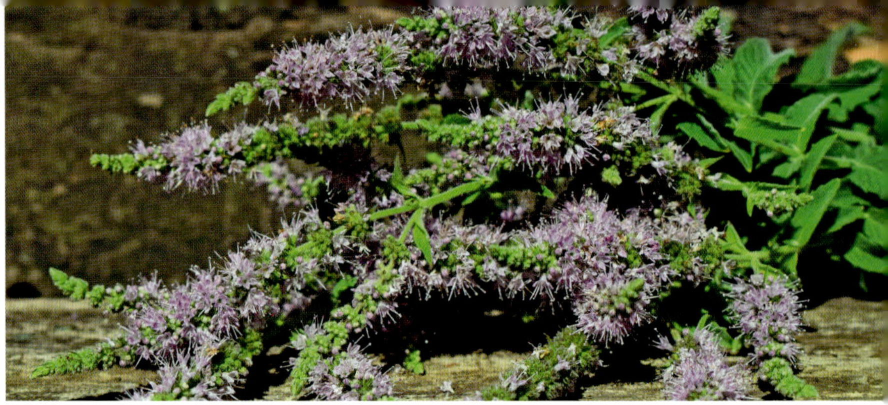

Polei(minze) (Mentha pulegium)

Hildegard schreibt:
„Zerstoße ferner Polei und schütte dieses Pulver in [eine Mischung aus] Essig und Honig zu gleichen Teilen und trink das oft nüchtern, und es reinigt deinen Magen und macht deine Augen klar, weil die kombinierte Wärme von alledem die Kälte des Magens und die kalten Säfte der Augen vertreibt.“
(PH, S. 117)

Die Poleiminze ist die einzige Pflanze, die nach Hildegard die Wirkkraft mehrerer Kräuter in sich vereint. Sie schreibt: *„Polei hat eine sanfte Wärme und ist doch feucht. Polei hat jedoch mit folgenden fünfzehn Kräutern eine bestimmte Wirkkraft in sich: Zitwer, [Gewürznelke nach Portmann], Galgant, Ingwer, Basilikum, Beinwell, Lungenkraut, Fieberwurz (oder Osterluzei), Schafgarbe, Eberraute, Engelsüß, Odermennig, stur (als Pflanze, ist nach Prof Hildebrandt nicht zu ermitteln, Bd. 3), Storchschnabel und Bachminze: Alle diese Kräuter wirken gegen Fieber.“* (PH, S. 116)

Anwendungsgebiete:

- Magenbeschwerden bei
  - Augentrübung
  - Linsentrübung (Katarakt)

Anwendung: Je ½–1 TL Honig und Essig mischen und 1 Msp. Poleiminze zugeben.

Dosierung: Alle 1–2 Tage diese Mischung einnehmen.

Dauer: 1–3 Wochen.

Hinweis:
Besonders Magenempfindliche können Essig zum Teil nur schlecht vertragen. Es gibt jedoch unterschiedlich sauer schmeckende Essigsorten, sodass dann ein milderer zu empfehlen ist.

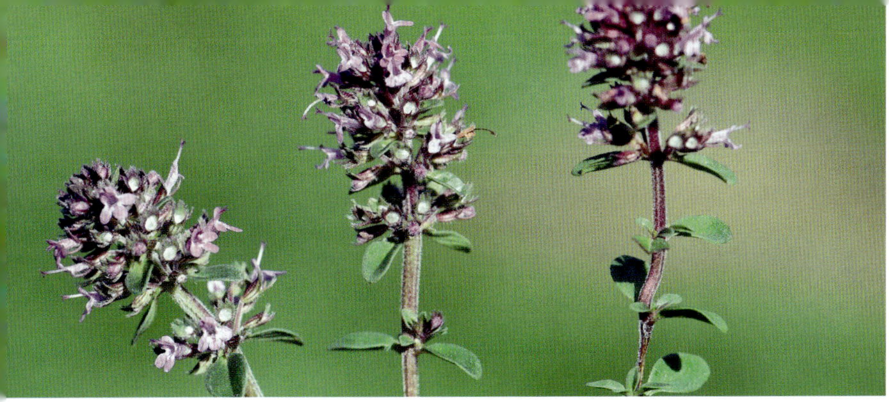

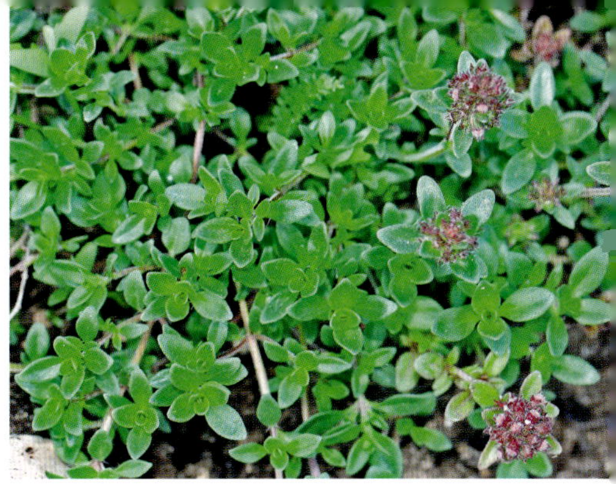

Quendel (Serpyllum)

Quendel, auch Feldthymian genannt, findet Anwendung in drei verschiedenen Darreichungsformen:

- Quendelpulver
- Quendel-Salbe
- Quendel-Küchlein

Quendelpulver (Plv. serpylli)

Anwendungsgebiete:

- Hautausschläge
- Ekzem
- Neurodermitis

Anwendung: Quendel soll immer mitgekocht gegessen werden, das kann auch im morgendlichen Dinkelbrei sein. (s. Kap. 8.2.1 „Frühstück und Dinkelbrei“ und s. a. Kap. 3.3 „Der Stoffwechsel“)

Dosierung: 1–2-mal täglich 1 Msp. gekocht im Essen.

Dauer: 4–6 Wochen.

Hildegard schreibt:
„Ein Mensch, der schwaches Körperfleisch hat, sodass sein Fleisch wie Krätze ausblüht, soll oft Quendel entweder mit Fleisch oder in einem Mus gekocht essen, und sein Körperfleisch wird von innen geheilt und gereinigt werden.“
(PH, S. 46)

Hinweis:
Die Weitsicht Hildegards erstaunt: *„von innen geheilt und gereinigt.“* Im Gegensatz zur Ansicht, eine rein äußerliche Behandlung von Hauterkrankungen durch Salben sei ausreichend, betont die Benediktinerin die Notwendigkeit der Heilung von innen. Erkrankungen der Haut zeigen einen gestörten Stoffwechsel der inneren Organe an. Diese Auffassung ist in der Naturheilkunde auch heute noch gültig.

Hildegard schreibt:
„Wer aber die leichtere Krätze, auch Kleine Räude (oder Kleiner Grind) [genannt], hat, sodass er an Juckreiz leidet, der verrühre Quendel mit frischem Fett und mache so eine Salbe und reibe sich damit ein, und er wird seine Gesundheit erhalten."
(PH, S. 46)

Quendelsalbe (Ungt. serpylli)

Anwendungsgebiete:

- Hautausschläge
- Ekzem
- Neurodermitis
- Grind, auch Kopfgrind
- Krusten der Haut, auch Kopfkrusten
- Juckreiz

Anwendung: 25 g Quendelpulver werden z. B. mit 75 g frischem Ziegen- oder Rinderfett vermischt.

Die Quendelsalbe wird zunächst an einer kleinen Hautstelle eingerieben, danach großflächiger (s. auch Kap. 3.2.2 „Einnahme und Dosierung").

Dosierung: 1–2-mal täglich einreiben.

Dauer: 2–6 Wochen.

Hildegard schreibt:
„Wem das Gehirn schwach und wie leer ist, zerstoße Quendel, vermische dieses Pulver in Wasser mit Semmelmehl und mache so Küchlein. Und diese esse er oft, und seinem Gehirn wird es besser gehen."
(PH, S. 46)

Quendel-Küchlein

Anwendungsgebiet:

- Gedächtnisschwäche
- Hirnleistungsstörung

Anwendung: 20–30 g Quendelpulver mit 250 g vollwertiges Weizenmehl und etwas Wasser mischen, als Teigrolle formen und in dünne Scheiben schneiden. Im Backofen bei 180 °C durchbacken.

Dosierung: 3–5 Quendel-Küchlein täglich essen.

Dauer: 3–5 Wochen.

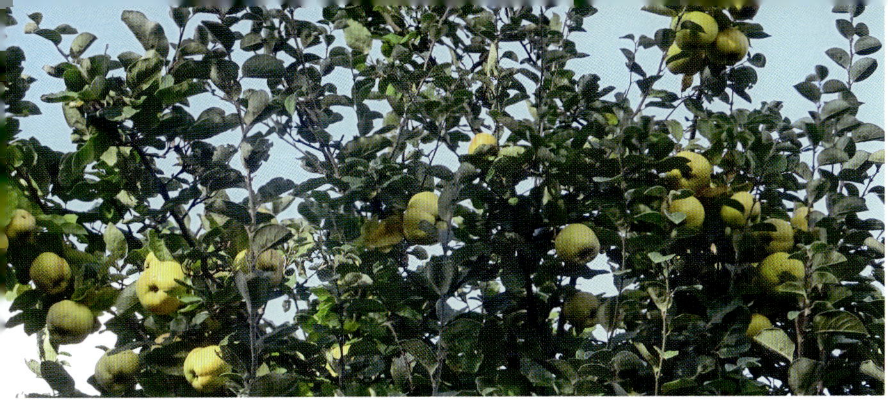

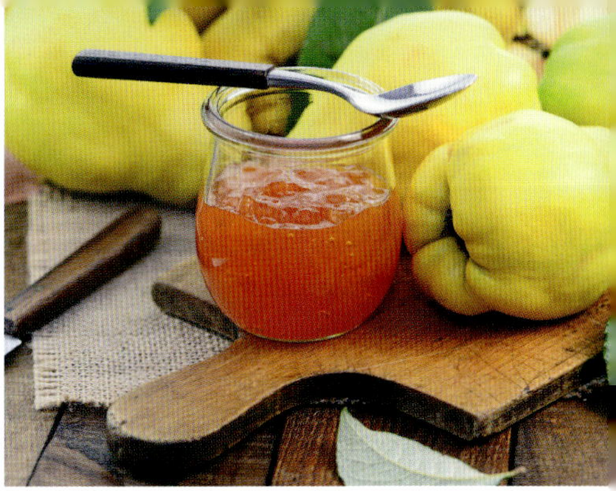

Quitte (Cydonia oblonga)

Die Frucht des Quittenbaums gehört zu den Heilmitteln, die gleichzeitig Nahrungsmittel sind und zudem noch gut schmecken (s. Kap. 8.3.1 „Ernährungstabelle“).

Anwendungsgebiete:

- Gicht
- Rheuma

Anwendung: Quittenmarmelade pur, als Brotaufstrich in anderen Speisen oder als Quittenbrot essen. Die Quitte ist ein begleitendes Heilmittel.

Dosierung: 1–2 TL pro Tag.

Dauer: 2–4 Wochen. Nach einer Pause von wenigen Tagen ist eine Wiederholung möglich.

Hildegard schreibt:
„Seine Frucht ist warm und trocken und hat in sich eine gute Mischung. Wer gichtbrüchig ist, soll diese Frucht häufig gekocht oder gebraten essen, und sie hält die Gicht in ihm so im Zaum, dass sie weder seine Sinnen betäubt noch seine Glieder bricht oder hilflos macht. Und weil diese Frucht warm und trocken ist, leistet sie der Gicht, die kalt und feucht ist, Widerstand.“
(PH, S. 192)

Hinweis zur gekochten Quitte:
Die Quitte wird häufig als Quittengelee angeboten, welches nur aus Quittensaft hergestellt wird. Besser ist die Verwendung der Marmelade, welche aus der ganzen Frucht hergestellt ist.

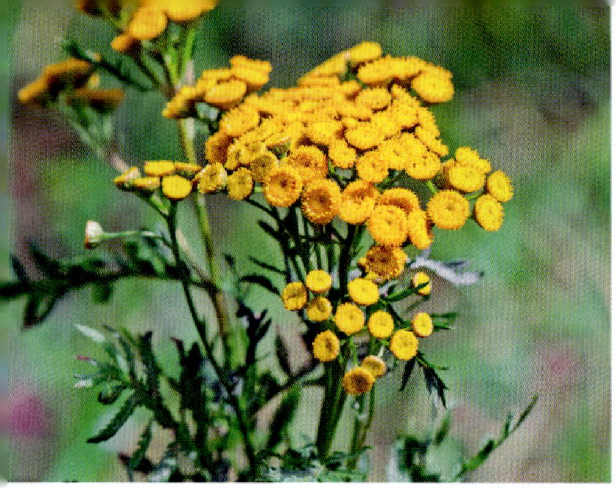

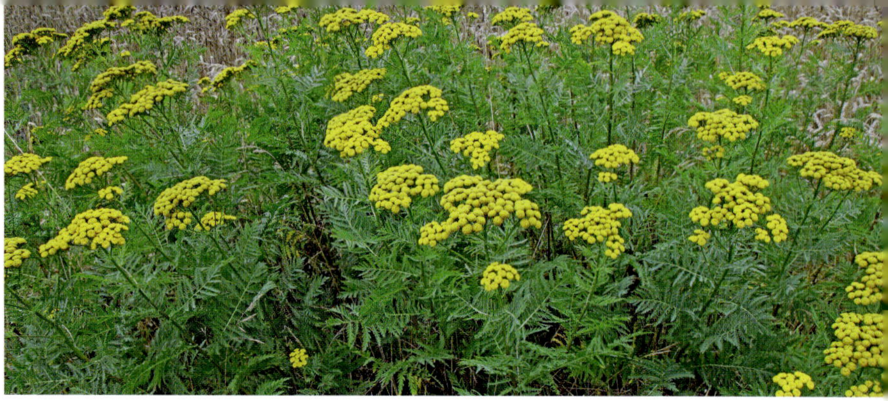

Hildegard schreibt:
„Rainfarn ist warm und etwas feucht und wirkt gegen alle über- und ausfließenden Säfte. Wer Schnupfen hat und davon hustet, soll Rainfarn essen, entweder in Suppen oder in Küchlein oder mit Fleisch oder auf irgendeine andere Weise, und so unterdrückt er, mit anderen Gewürzen vermischt, durch seine gute Wärme die Säfte, damit sie nicht in jenem überhand nehmen, und so lassen sie nach.“
(PH, S. 103)

Rainfarn (Tanacetum vulgare)

Der Rainfarn blüht vom Sommer bis in den Herbst mit seinen gelben „Knöpfen“, welche jedoch giftig sind. Die restlichen Bestandteile sind heilsam. Man sieht ihn oft am Straßenrand. Er hat wie andere Pflanzen auch völlig unterschiedliche Wirkrichtungen in Abhängigkeit von der Zubereitungsform:

- Rainfarn-Pulver (Plv. herbae tanaceti)
- Rainfarn-Trank (Dec. tanaceti)

Rainfarn-Pulver (Plv. herbae tanaceti)

Für das Rainfarn-Pulver sind wiederum zwei unterschiedliche Zubereitungsformen beschrieben, je nachdem ob ein Husten eher durch die Nasennebenhöhlen ausgelöst oder durch die Bronchien verursacht wird.

Anwendungsgebiete:

- Nasennebenhöhlen-Reizung/-Entzündung mit Husten durch Schleimabsonderung in den Rachen

Anwendung: Wenn bei einer Nasennebenhöhlen-Reizung/-Entzündung das Sekret, der Schnupfen, nach hinten in den Rachen abläuft, sodass dieses dann Husten auslöst, ist das Rainfarnpulver angezeigt, jeweils 1 TL mit den Speisen gekocht. Oft können die Betroffenen den Schleim dabei nach hinten in den unteren Rachen „hineinziehen“.

Dosierung: 1–3-mal 1 TL in Speisen gekocht.

Dauer: 5–14 Tage.
Bei chronischen Nebenhöhlenentzündungen kann die Dauer auf 3–4 Wochen ausgedehnt werden mit einer 3–4-mal wöchentlichen Gabe.

Hildegard schreibt:
„Wer trockenen Husten hat, soll mit Semmelmehl und Rainfarn eine Suppe bereiten und oft essen, und so werden die Trockenheit und die inneren Geschwüre jenes Hustens gelöst, und zwar so, dass jener Mensch diesen Schmutz im Auswurf ausspeit, und es wird im besser gehen.“
(PH, S. 103)

Anwendungsgebiete:

- Husten/Bronchitis, trocken
- Keuchhusten (Pertussis) bei älteren Kindern und Erwachsenen

Anwendung: 1 TL Rainfarn-Pulver mit 1–2 EL vollwertiges Weizenmehl kurz in ¼ l Wasser aufkochen.

Dosierung: 2–3-mal täglich essen.

Dauer: 3–7 Tage.

Rainfarn-Trank (Dec. tanaceti)

Hildegard schreibt:
„Wer kein Wasser lassen kann, weil [der Ausgang] von einem Stein verstopft ist, soll Rainfarn zerreiben, seinen Saft durch ein Tuch seihen, etwas Wein zugeben und das oft trinken, und er wird vom Harnverhalt befreit werden und Wasser lassen können.“
(PH, S. 104)

Anwendungsgebiete:

- Harnverhalt
- Prostata-Vergrößerung

Anwendung: Rainfarn-Trank hat sich als hilfreiches pflanzliches Heilmittel bei Prostata-Vergrößerungen und der damit verbundenen Beschwerden erwiesen.

Dosierung: 2–3-mal täglich 1 EL unabhängig von den Mahlzeiten.

Dauer: 4–8 Wochen. Nach einer Pause von 1–2 Wochen kann die Einnahme wiederholt werden.

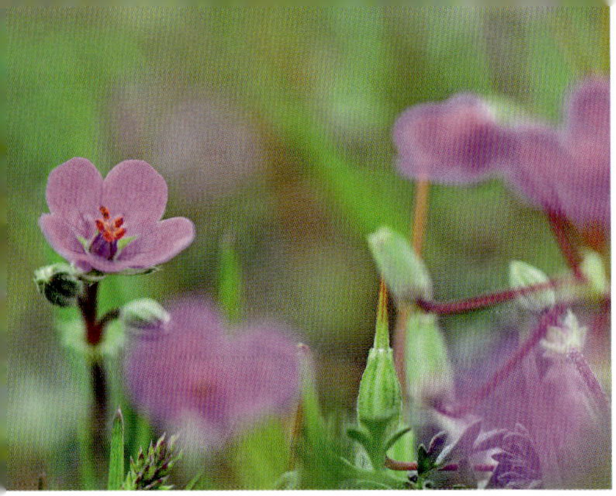
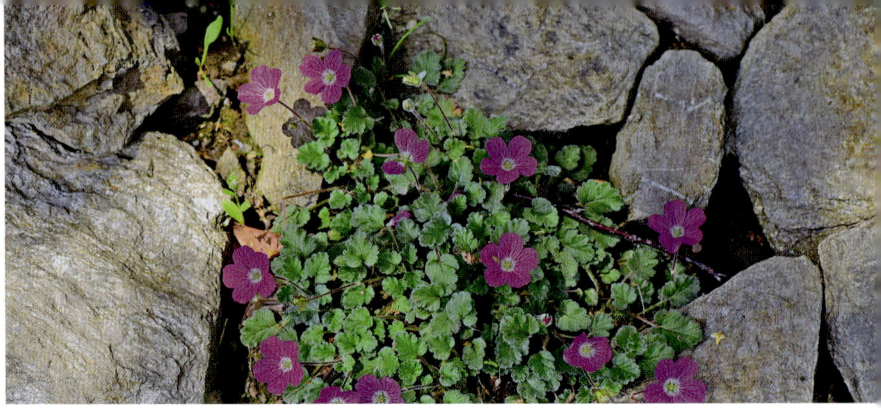

Hildegard schreibt:
„Reiherschnabel ist sehr heiß und enthält etwas Feuchtigkeit ... Nimm also Reiherschnabel und weniger Bertram, als es vom Reiherschnabel ist, und Muskatnuss (weniger als es vom Bertram ist), mach das zu Pulver und vermisch es miteinander“ (PH, S. 130)

Reiherschnabel (cranchsnabel), Pelargonie

Die Frage, welche Pflanze Hildegard von Bingen mit Reiherschnabel bezeichnet, haben die ersten Übersetzer, Anwender und Firmengründer, die als Pioniere in der 2. Hälfte des 20. Jahrhunderts die Heilmittel herstellten, unterschiedlich beantwortet. Zu der übergeordneten Pflanzen-Familie der Geraniaceae gehören mehrere Gattungen als „Familien-Mitglieder“:

- Reiherschnäbel z. B. Erodium cicutarium,
- Pelargonien wie die Edelpelargonie (Pelargonium anglicum) und
- Storchenschnäbel, denen Hildegard aber ein eigenes Kapitel widmete (s. Storchenschnabel, S. 181).

Neben Erodium cic. das auch in „Heilkraft der Natur“ von M. L. Portmann aufgeführt ist, kommen neben der Edelpelargonie der blutrote Kranichschnabel (Geranium sanguineum) zur Anwendung.

Pelargonie-(Reiherschnabel)-Bertram-Muskatnuss-Pulver, kurz: Pelargonien-Gewürzmischung

Hildegard von Bingen benennt bei diesem Pulver mehrere Anwendungsmöglichkeiten, die verschiedene Wirkungen haben.
Die wichtigsten sind:

- inhalieren
- essen oder auflecken
- mit Wein trinken

Pelargonien-Bertram-Muskatnuss-Pulver, inhaliert

Anwendungsgebiete:
- Schnupfen/Nasennebenhöhlen-Reizung/-Entzündung
- verstopfte Nase (Stockschnupfen)
- Verschleimung der Nasennebenhöhlen
- Erkältungsinfekt
- Grippaler Infekt

Aus der Praxis: Das Einatmen lediglich des Duftes bei Schnupfen mag zunächst manche verwundern, ist jedoch in der Aromatherapie lange bewährt. Die befreiende Wirkung wird von Patienten jedoch oft berichtet. Erstaunliche Bestätigungen zur Wirksamkeit zeigen sich aus medizinischen Forschungen bei der Kapstadt-Pelargonie. Untersuchungen von Prof. Dr. med. Daschner ergaben zwei Mechanismen.
Der erste ist folgender: Nach dem Einatmen eines Erregers über die Nase oder den Mund muss sich dieser zunächst an der Schleimhaut der Atemwege „festkrallen" (andocken), um anschließend über die äußere Zellmembrane in das Innere vorzudringen.
Die Pelargonie macht jedoch die äußere Schicht der Zellen so dicht oder glatt, dass die krankmachenden Keime sich gar nicht erst anheften oder festhalten können. Beim nächsten Ausatmen werden sie mit der Atemluft wieder nach draußen ins Freie „geschleudert".
Auch der zweite Mechanismus ist ein geschickter Weg, um mit den Erregern besser fertig zu werden. Unter dem Einfluss der Pelargonie ziehen bereits zerstörte einzelne Schleimhautstellen die Keime besonders an. Was zuerst widersinnig scheint, erweist sich in der Abwehrstrategie des Organismus als klug. Die abgestorbenen Zellen locken besonders stark die spezialisierten Abwehrzellen, sog. Killerzellen an, welche die zerstörten Zellen samt der sich darin befindenden Erreger vernichten.
So macht Hildegards Aussage im Licht der heutigen Wissenschaft Sinn, wenn sie schreibt: *„weil diese … die krankhaften Säfte … bekämpfen."*

Anwendung: 10 g Reiherschnabel-Pulver (Plv. erodii cic.)
6 g Bertramwurzel-Pulver (Plv. rad. pyrethri)
4 g Muskatnuss-Pulver (Plv. nux mosch.)
miteinander vermischen.

Hildegard schreibt:
„Und wer Schnupfen hat, soll dieses Pulver an seine Nase bringen und seinen Duft in sich hinein ziehen, und der Schnupfen wird sich leichter und sanfter lösen und schnell verschwinden ohne Gefahr für jenen Menschen, weil diese miteinander vermischten Wärmen die krankhaften Säfte, die aus Wärmen und Kälte entstehen, bekämpfen." (PH, S. 130f.)

Hinweis:
Beim Einatmen die Hand dicht zur Nase führen und einatmen. Vor dem Ausatmen die Hand jeweils von der Nase weghalten, weil sonst die feinen Kräuter bzw. Gewürze weggepustet werden.

Eine Prise der Pelargonien-Gewürzmischung auf die Tabatière der Hand streuen und den Duft des Pulvers einatmen. Die Tabatière ist die Handkuhle zwischen Daumen und Zeigefinger auf der Mittelhand, die entsteht, wenn beide Finger nach oben zum Handrücken abgespreizt werden. An diese Stelle wurde früher der Schnupf-Tabak gebracht, daher der Begriff „Tabatière". In der Wärme des Handrückens entfaltet sich der angenehme Duft und befreit oft sehr schnell die zugeschwollenen Nasengänge.

Dosierung: 1 Prise (1–2 Msp.) Pelargonien-Gewürzmischung 3–5-mal täglich auf die Hand geben und den Duft 2–4 Min. „inhalieren".

Dauer: 3–7 Tage.

Hildegard schreibt:
„Wer am Herzen Beschwerden hat, soll dieses Pulver entweder mit Brot oder ohne Brot von seiner Hand lecken, und es wird ihm besser gehen, weil es ein ausgezeichnetes Pulver ist für die Gesundheit des Herzens, denn wenn sich die Wärmen dieser [Zutaten] vermischen, wird der Schmerz des Herzens, der von Kälte kommt, vertrieben." (PH, S. 130)

Pelargonien-Bertram-Muskatnuss-Pulver, gegessen oder aufgeleckt

Nach dem Inhalieren kann die Mischung von der Hand aufgeleckt werden, um bei einem Infekt das Herz-Kreislauf-System zu unterstützen.

Anwendungsgebiet:

- Herz-Funktionsschwäche, vor allem bei akuten Infekten

Auch wer, ohne einen Infekt zu haben, sein Herz spürt oder dort Beschwerden hat, kann dieses Pulver verwenden.

Anwendung: Mit Brot oder aus der Hand auflecken.

Dosierung: 2–3-mal täglich 1 Msp.

Dauer: 3 Tage bis 3 Wochen.

Pelargonien-Bertram-Muskatnuss-Pulver in Wein

Anwendungsgebiete:

- Atemnot
- Asthma bronchiale
- Heiserkeit

Anwendung: Die Pelargonien-Gewürzmischung wird in warmen Wein getrunken und kann ein Folgemittel nach dem Lungenkraut(blätter)-Wein sein.

Dosierung: 2–3-mal 1 Msp. in 20 ml (1 Schnapsglas) Wein.

Dauer: 2–3 Wochen.

Hildegard schreibt:
„Auch wer in der Brust Beschwerden hat, sodass ihm die Brust eng ist, oder wer in der Kehle Beschwerden hat, sodass ihm die Stimme versagt, der soll dieses Pulver in warmem Wein trinken, und es wird ihm in der Brust und Kehle besser gehen, weil die vereinigten Wärmen besagter [Zutaten] die krankhaften Säfte zerstreuen und die Wärme des Weines sie reinigt."
(PH, S. 131)

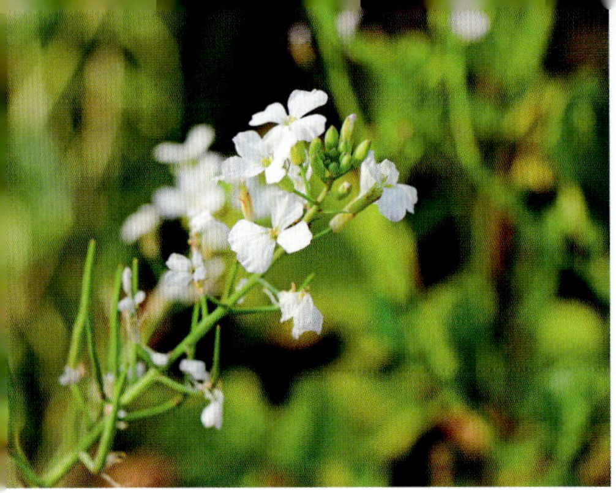

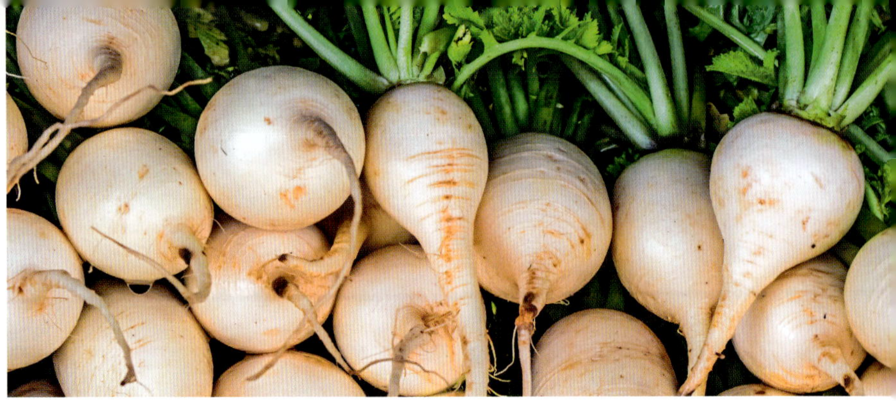

Rettich (Raphanus)

Hildegard schreibt:
„Wer aber sehr viel Phlegma [Schleim] in sich hat, soll Rettich in gleicher Weise pulverisieren, Honig mit Wein kochen und dieses Pulver hineingeben; leicht abgekühlt soll er es sowohl nach dem Essen als auch nüchtern trinken: Dieses Pulver treibt das Phlegma aus ihm, und der Honig bewirkt, dass er nicht trocken wird. Dass man jedoch nach dem Rettichessen Gestank bemerkt, das kommt davon, dass er schlechte Säfte und Gestank aus dem Menschen austreibt. Wer also Rettich isst, soll hinterher Galgant essen, und dieser unterdrückt den Gestank des Atems und schadet so dem Menschen nicht.“
(PH, S. 87)

Rettich zu essen ist nach Hildegard für *„kräftige und wohlbeleibte“* Menschen gut, *„einen kranken und am Körper dürren [Menschen] jedoch schadet er“* (PH, S. 86). Heilkundlich ist er für jeden geeignet.

Rettich-Pulver (Plv. raphani) im Wein mit Honig

Anwendungsgebiete:

- Verschleimung der oberen Luftwege
- Husten/Bronchitis mit reichlicher Schleimabsonderung
- Verschleimung der Nasennebenhöhlen
- Schnupfen/Nasennebenhöhlen-Reizung/-Entzündung mit reichlicher Schleimabsonderung

Anwendung: Eine kleine Menge Rettich-Pulver wird in warmen Wein mit Honig gegeben.

Dosierung: 2–3-mal täglich 1 Msp. Rettich-Pulver in 1–2 EL warmen Wein mit Honig je vor und nach dem Essen trinken und danach immer 1 Fenchel-Galgantwurzel-Tablette (S. 93) einnehmen.

Dauer: 2–4 Wochen.

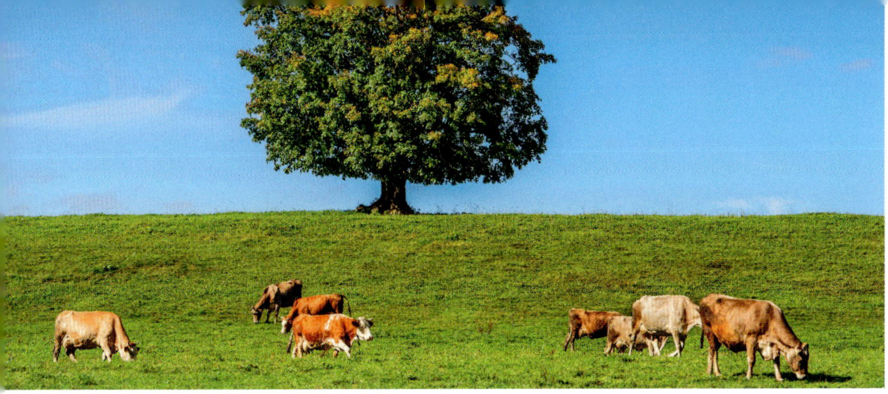

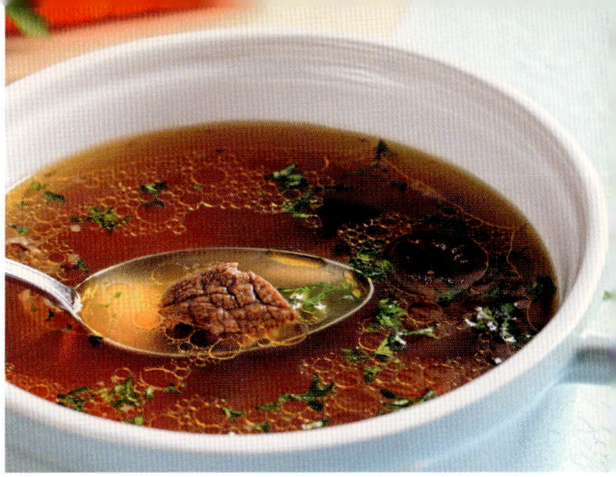

Rind (Bos)

Eine zunächst fremdartig erscheinende Anwendung beschreibt Hildegard von Bingen zum Rind. In der Praxis hat sich diese jedoch oft bewährt und erstaunliche Besserungen gezeigt. Sie ist nur für diejenigen geeignet, die nicht ausschließlich vegetarisch leben.

Hildegard schreibt:
„Und wenn jemand das üble Stechen in seinen Gliedern und in den Gelenken seiner Glieder sowie Magenbeschwerden hat, soll er die Füße (genauer die Schwielen) und das Fett (also den Unschlitt) der Rindsfüße kochen und davon reichlich essen, das hält das üble Stechen in den Gliedergelenken und die Beschwerden im Magen im Zaum."
(PH, S. 398)

Rindfußbrühe von jungen Rindern bzw. Kalbsfußbrühe

Anwendungsgebiete:

- Knochenschmerzen
- Osteoporose
- Knochenbruch (Fraktur)
- Magenbeschwerden
- Bindegewebsschwäche

Anwendung: Die Rinder- bzw. Kalbsfüße im Wasser über 10–15 Stunden auskochen und in kleineren Portionen abfüllen oder einfrieren. Es hat sich bewährt, zur geschmacklichen Verfeinerung hildegardische Gewürze mitzukochen.

Dosierung: 3–4-mal wöchentlich 2–3 EL Rinder-/Kalbsfußbrühe trinken. Diese können pur zu sich genommen oder geschmacklich mit Gewürzen, Gemüseeinlagen und Wasser verfeinert werden.

Dauer: 4–8 Wochen. Nach einer Pause von 2–4 Wochen ist eine mehrfache Wiederholung möglich und oft sinnvoll.

Aus der Praxis: Sowohl nach Knochenbrüchen als auch bei der Osteoporose hat sich die langfristige Einnahme der Brühe als hilfreich erwiesen zur schnelleren Heilung bzw. trug zur Verbesserung der Knochendichte bei.

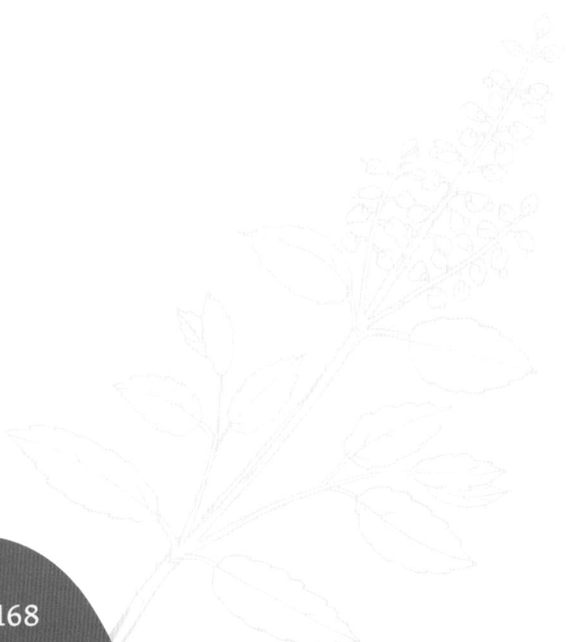

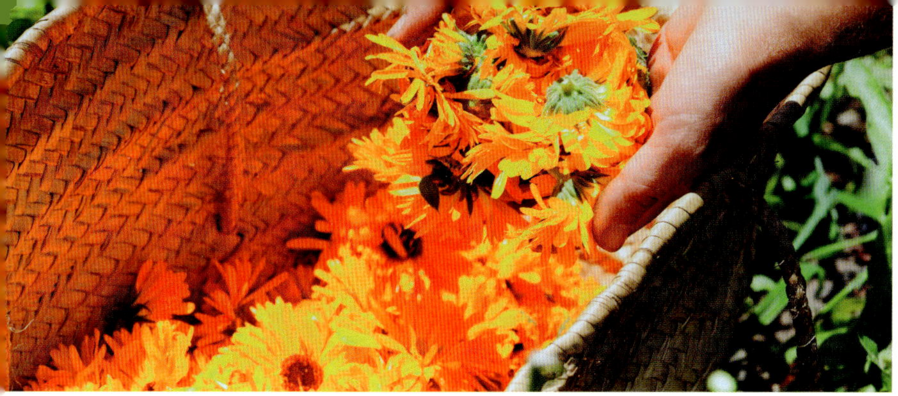

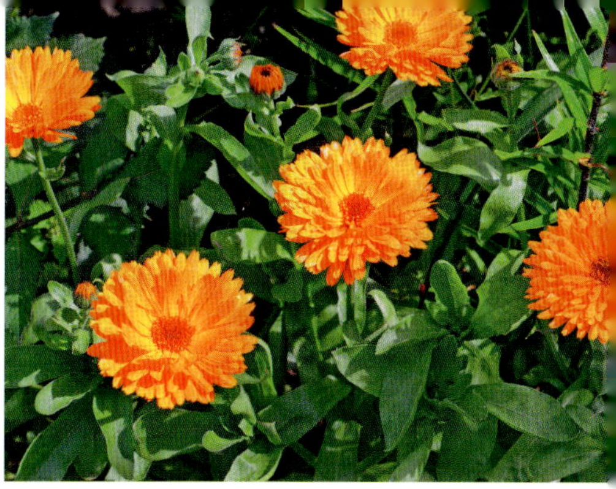

Ringelblume (Calendula off.)

Anwendungsgebiet:

- „Vergiftung“ durch unbekömmliches Essen

Anwendung: 1 EL Ringelblumen-Blüten werden in 2 Tassen Wasser 3 Min. gekocht, abgesiebt und warm 5–10 Min. über die Magengegend gelegt. Diese befindet sich unterhalb des Brustbeins. Es ist hilfreich, sich dabei warm zuzudecken.

Dosierung: 1–2 mal täglich.

Dauer: 1–5 Tage.

Zur Anwendung s. Kap. 7 „Wickel, Packungen und Auflagen“.

Hildegard schreibt:
„Die Ringelblume ... besitzt in sich eine starke Grünkraft und wirkt gegen Gift. Wenn jemand Gift isst oder trinkt und wem es verabreicht wurde, soll Ringelblume in Wasser kochen, das Wasser ausdrücken und sie so warm über seinen Magen legen“ (PH, S. 113f)

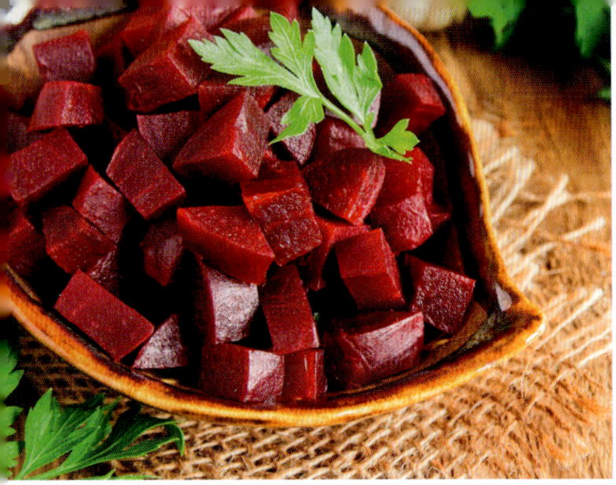

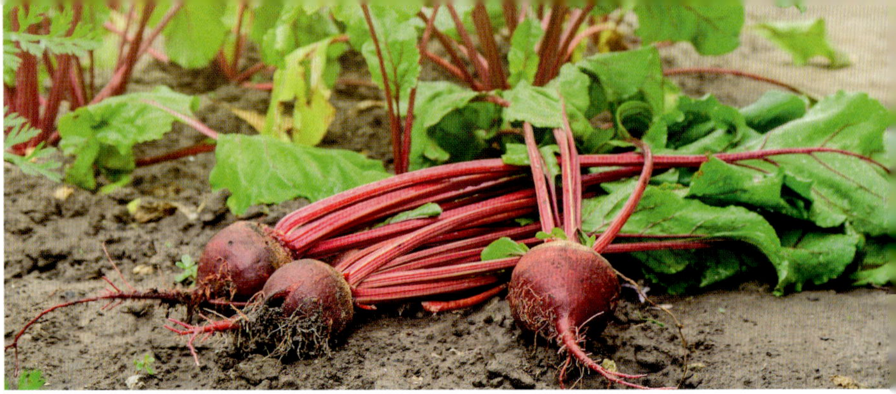

Rübe, Rote Bete (Beta)

Hildegard schreibt:
„Wenn sich einmal beim Menschen ein schlechter Saft in Geschwüren auftürmt, soll er Rübe essen, und das Geschwür wird verkleinert."
(PH, S. 86)

Die Rübe, welche Hildegard aufführt, ist die Rote Bete. Nach Hildegard ist sie *„gekocht ... besser als roh und bereitet [dann] keine schlechten Säfte, denn wenn sie roh ist, beschwert ihr Saft etwas die schwächeren Eingeweide."* (PH, S. 86) (s. Kap. 8.3.1 „Ernährungstabelle")

Anwendungsgebiet:

- Geschwüre

Anwendung: Gekochte Rote Bete kann sowohl warm als auch kalt verzehrt werden.

Dosierung: 2–5-mal wöchentlich als Beilage zum Essen verspeisen.

Dauer: 1–5 Wochen, nach einer Pause von 1–2 Wochen wiederholbar.

Hinweis:
Rote Bete hat in der naturheilkundlichen Behandlung eine längere Tradition bei Tumorerkrankungen.

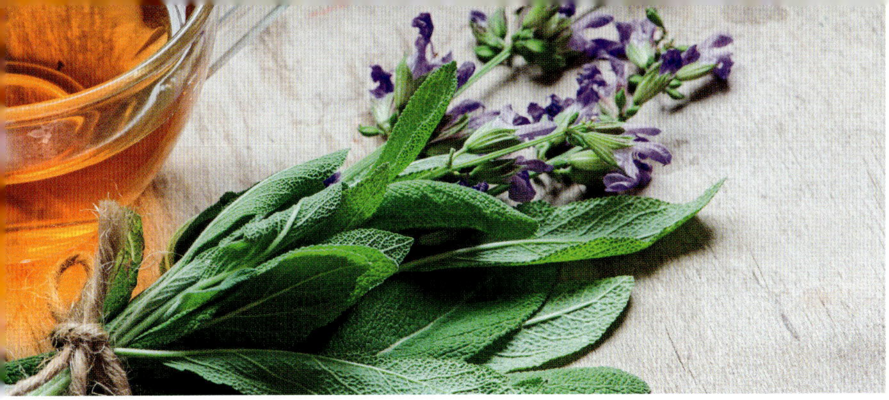
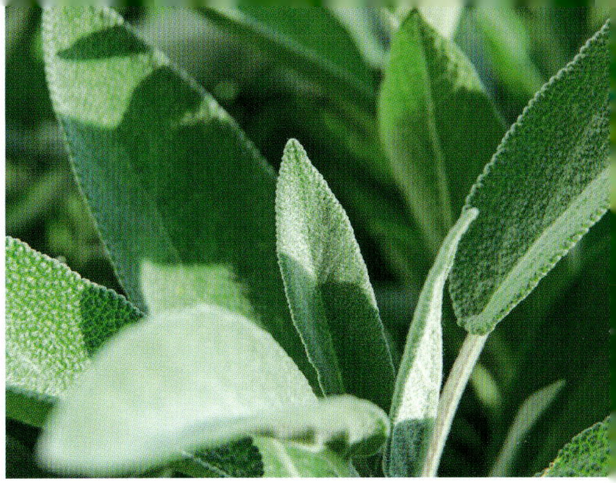

Salbei (Salvia off.)

„Salbei ist von warmer und trockener Natur … und er ist nützlich gegen kranke Säfte, weil er trocken ist." (PH, S. 68) Diese Beschreibung Hildegards lässt erahnen, dass der Salbei für viele Beschwerden ein Heilmittel ist.

> **Hildegard schreibt:**
> *„Roh wie gekocht ist er jenem gut zu essen, den schädliche Säfte quälen, da er diese bekämpft. Nimm also Salbei und zerstoße ihn und iss dieses Pulver mit Brot, und es vermindert in dir den Überschuss an schlechten Säften."*
> *(PH, S. 68)*

Die Darreichungsformen sind:

- Salbei roh
- Salbei gekocht
- Salbei-Pulver (Plv. salviae)
- Salbei in Wein gekocht
- Salbei-Tee
- Salbei mit Wein besprengt

Salbei roh, gekocht oder Salbei-Pulver (Plv. salviae)

Anwendungsgebiete:

- Säfte, schlechte
- „Entgiftung", insbesondere bei Schwermetall- oder Pestizid-Belastung
- Infektionserkrankungen, begleitende Unterstützung

Anwendung: Salbei kann sowohl roh als gekocht oder als Pulver gegessen werden. Die Dosierung sollte vorsichtig beginnen.

Dosierung: ½–1 (max. 2) Blätter roh oder gekocht essen bzw. 1–2 Msp. Salbei-Pulver mit Brot.

Dauer: 3–10 Tage, evtl. mehrere Wochen, nach einer Pause von 1 Woche wiederholbar.

Aus der Praxis: Der Begriff schlechte oder kranke Säfte ist in der heutigen Medizin ungewöhnlich. Die Worte Toxine oder „Giftstoffe“ bzw. Abfallprodukte von Stoffwechselprozessen sind schon eher verständlich. Toxine entstehen beispielsweise bei bakteriellen oder viralen Infektionen, sodass der begleitende Einsatz von Salbei sinnvoll sein kann, wenn sich der Krankheitsverlauf trotz Meisterwurz und Bertram länger erstreckt.

Dr. Karlinger, die eine langjährige Erfahrung mit der Verordnung hildegardischer Heilmittel hat, berichtete von sehr schönen Rückmeldungen und Erfolgen des Salbeis in roher, pulverisierter oder auch gerösteter Form bei Belastungen und Erkrankungen durch Schwermetalle und Pestizide. Dabei sollte die Einnahme über einen längeren Zeitraum erfolgen.

Hildegard schreibt:
„Aber auch wenn jemand an einem Überschuss von schädlichen Säften und Phlegma überfließt oder wer einen stinkenden Atem hat, soll Salbei in Wein kochen, dann durch ein Tuch seihen und so oft trinken, und die schlechten Säfte und das Phlegma werden in ihm eingedämmt.“
(PH, S. 68)

Salbei in Wein gekocht

Anwendungsgebiet:
- Mundgeruch (Fötor)

Anwendung: 2 Salbei-Blätter 5 Min. in 1 Glas Wein kochen. Nach dem Abseihen der Blätter schluckweise über den Tag verteilt trinken.

Dosierung: ½–1 EL mehrfach über den Tag verteilt trinken.

Dauer: 1–2 Wochen.

Salbei-Tee

Anwendungsgebiete:

- Gicht
- Rheuma
- Blasenschwäche
- Blaseninkontinenz
- Harnabgang, unwillkürlich
- Blasenentzündung

Anwendung: Salbei am besten 3 Min. in sprudelndem Wasser kochen, sodass die ätherischen Gerüche stark wahrnehmbar sind. Nach 3 Min. sind sie verdampft, dann das Salbei-Wasser vom Herd nehmen und nach dem Absieben und leichtem Abkühlen warm trinken.

Dosierung: 1–2 Tassen täglich.

Dauer: 2–5 Wochen.

Aus der Praxis: Salbei-Tee hat sich besonders zur begleitenden Behandlung von Blasenentzündungen neben der Meisterwurz bewährt. Wissenschaftliche Untersuchungen belegen die antibakteriell (gegen Bakterien), antiviral (gegen Viren) und antimykotisch (gegen Pilze) gerichtete Wirkung des Salbeis.

Hildegard schreibt:
„Wenn jemand, der Krankheiten hat, ein wenig gichtbrüchig ist, soll er Salbei in Wasser kochen, wie gesagt, und die Säfte und das Phlegma werden in ihm vermindert. Denn wenn [Salbei] diesem Menschen mit Wein gegeben würde, würde der Wein bewirken, dass die lähmenden Säfte in ihm ihr Maß übersteigen. … Wenn jemand wegen der Kälte des Magens den Harn nicht halten kann, soll er Salbei in Wasser kochen und durch ein Tuch seihen und ihn oft warm trinken und er wird geheilt werden.“
(PH, S. 68 f.)

Salbei mit Wein besprengt

Anwendungsgebiet:

- Schlafstörung

Zur Anwendung s. Kap. 7 „Wickel, Packungen und Auflagen“.

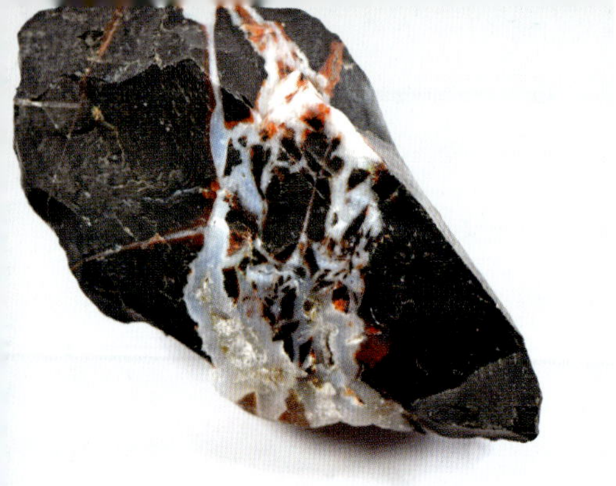

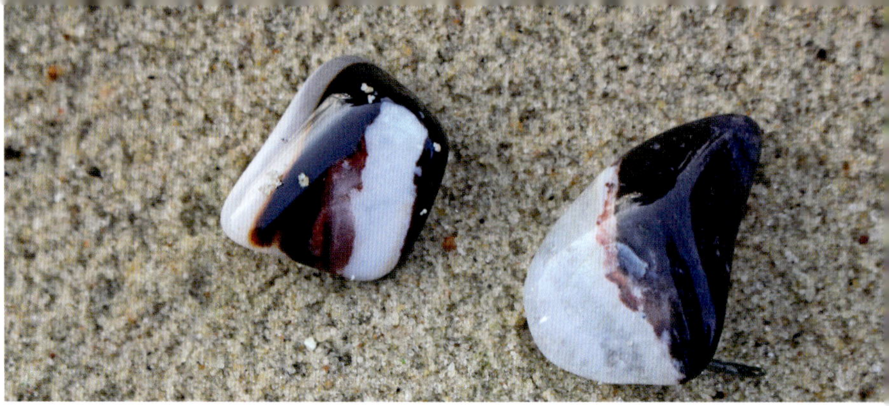

Hildegard schreibt:
„Er hat in seiner Natur wirksame Kräfte und bringt den fünf Sinnen des Menschen eine gewisse Stärke und ist für sie eine Art Heilmittel (also ein Labsal), da er in der Reinheit der Sonne entsteht ... Wenn der Mensch ihn bei sich trägt, soll er ihn auf seine nackte Haut legen und ihn auch oft an seinen Mund halten, sodass sein Atem ihn berührt ... dann werden davon Verstand und Wissen und alle Sinne seines Körpers gestärkt“
(PH, S. 255)

Sardonyx

Zur „Verwendung von Heilsteinen“ siehe S. 36.

Der Sardonyx ist ein Stein für die Sinne.

Anwendungsgebiete:

- Konzentrationsförderung
- Aufmerksamkeitsförderung
- Stärkung aller Sinnesorgane

Anwendung: Der Sardonyx ist ein Stein, der sich gut für Kinder eignet, jedoch nicht nur für sie. Sie können ihn zur Förderung ihrer Konzentration in die Hand nehmen oder auch auf der Haut tragen. Dort lässt er sich am besten mit einem hautfreundlichen Pflaster befestigen.

Dosierung: 10 Min. – 2 Stunden.

Dauer: Bei Bedarf.

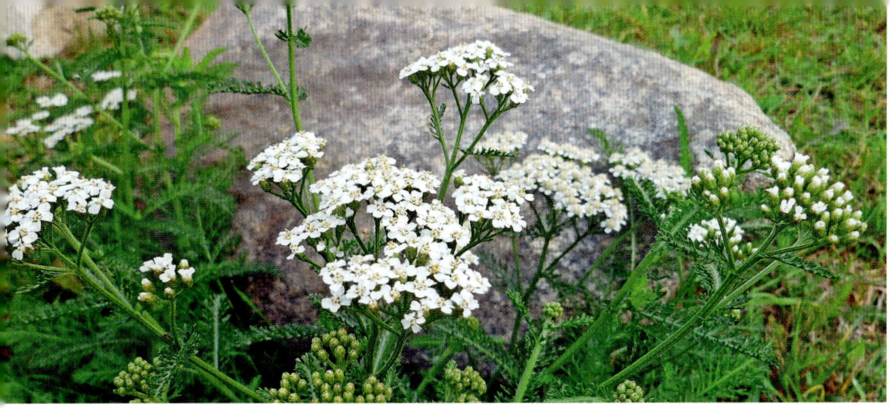

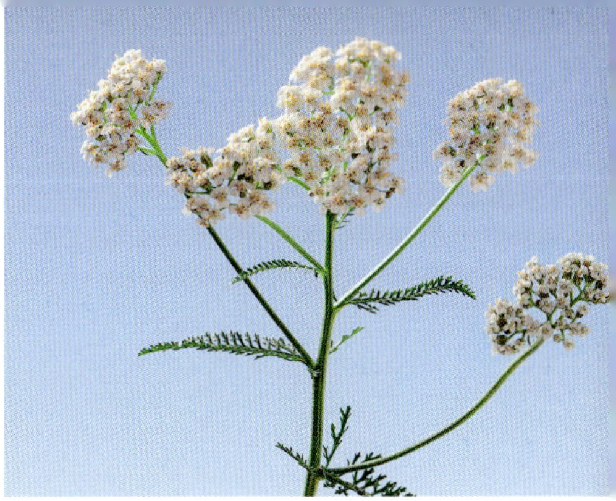

Schafgarbe (Achillea millefolium)

Die Schafgarbe ist eine vielfach bewährte Pflanze für die Wundheilung. So führt Hildegard von Bingen gleich zu Beginn aus: *„Schafgarbe ist ein bisschen warm und trocken und hat gesonderte und feine Wirkungen auf Wunden.“* (PH, S.106)

Verwendet werden:
- Schafgarbe (Herba millefolium)
- Schafgarben-Pulver (Plv. herbae millefolii)

Hinweis:
In der Schafgarbe wurden „mehr als 30 identifizierte Verbindungen“ gefunden. Zu ihnen gehören die „Sesquiterpenoide mit antitumoralen Eigenschaften, [es] sind die Achillsäuremethylester A, B und C.“ (Hiller u. Melzig, 2003)

Schafgarbe (Herba millefolium)

Anwendungsgebiete:
- Wunden, äußere
- Verletzungen, äußere

Zur Anwendung s. Kap. 7 „Wickel, Packungen und Auflagen“.

Hildegard schreibt:
„Wer aber innen im Körper eine Wunde erlitten hat, sodass er entweder durch einen Sturz etwas gebrochen hat oder [in seinen] inneren [Körperfunktionen] eingeschränkt ist, der soll Schafgarbe zerkleinern und dieses Pulver in warmen Wasser trinken. Und nachdem es ihm besser geht, soll er dieses Pulver in warmem Wein einnehmen, bis er geheilt ist."
(PH, S. 106)

Schafgarben-Pulver (Plv. herbae millefolii)

Anwendungsgebiete:

- Wunden, innere
- Verletzungen, innere
- Operationen, begleitend

Anwendung: Schafgarben-Pulver nach einer inneren Verletzung oder nach einer Operation in warmem Wasser trinken, später dann in warmem Wein.

Dosierung: 2–5-mal täglich 2 Msp. Schafgarben-Pulver in warmem Wasser, nach Besserung der Beschwerden 2–3-mal täglich 2 Msp. in warmem Wein.

Dauer: 2–5 Wochen bis zur Wundheilung.

Aus der Praxis: Die Schafgarbe ist ein effektives Heilmittel und hat schon vielen Kranken geholfen. So sagte ein Professor, Chef der chirurgischen Abteilung nach einer Bauch-Operation zu einem über 85 Jahre alten Patienten, bei dem er nach der Anwendung von Scharfgarbe über die ungewöhnlich rasche Heilung sehr staunte: „Sie sind mein Wunder-Patient."
Vereinfacht trinken viele 2–5-mal täglich eine Tasse Schafgarben-Tee mithilfe der Teebeutel, oder als lose Ware 1 TL 5 Min. in einer Tasse heißem Wasser belassen, mit ebenfalls erstaunlichen Erfolgen.

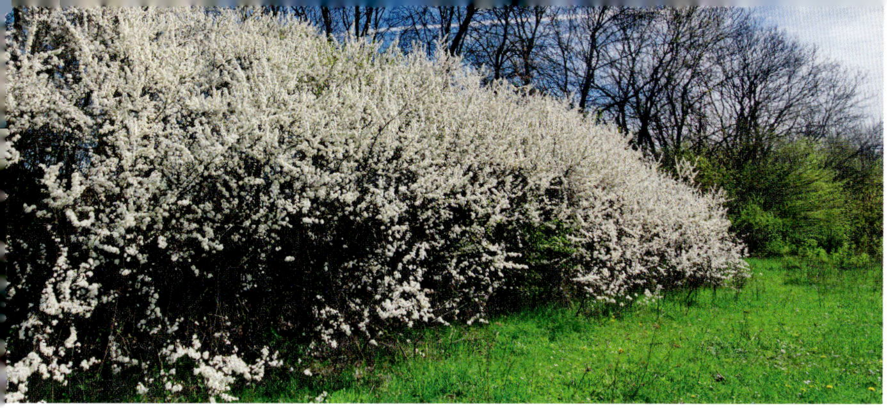

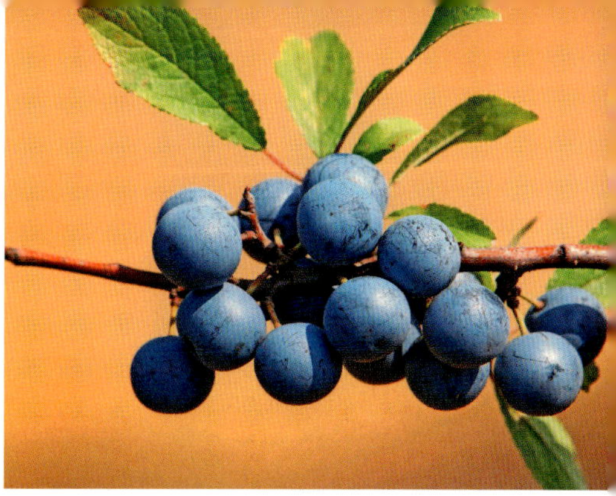

Schlehe (Prunus spinosa)

Schlehen sind am einfachsten im Übergang vom Winter zum Frühling zu erkennen, wenn die Laubbäume noch keine Blätter haben. Dann blühen die Schlehensträucher hell weiß und zaubern lange Bänder in die Landschaft. Die Schlehenasche ist in der von Hildegard beschriebenen Zubereitungsform ein sehr wertvolles Mittel bei den unterschiedlichsten Arten von Polyneuropathien (Nervenveränderungen).

Schlehen-Zimt-Nelken-Elixier (Dec. pruni spinosi cp.)

Anwendungsgebiete:

- Nervenstörungen mit Missempfinden und/oder
- Taubheitsgefühlen (Polyneuropathie)
- Gangunsicherheiten unterschiedlichster Ursachen
- Lähmigkeiten
- Kraftminderungen
- Multiple Sklerose (MS, Encephalomyelitis diss.), begleitende Behandlung

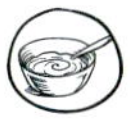

Zubereitung: 10 g Schlehenaschenpulver (Plv. pruni spinosi)
7 g Nelkenpulver (Plv. syzygii aromatici)
14 g Zimtpulver (Plv. cinnamoni)
werden mit 75 g Honig in 1 l Wein 5 Min. gekocht und danach abgesiebt.

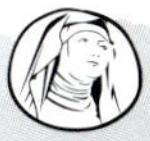

Hildegard schreibt:
„Ein Mensch, der gichtbrüchig ist, sodass seine Sinne in ihm nachlassen ... oder wer an seinen Gliedern lahmt, der soll grüne oder alte Schlehen nehmen und ... dann ihrer Asche Nelkenpulver und doppelt so viel Zimtpulver wie Nelkenpulver beimischen, sodass die Asche das Nelkenpulver um ein Drittel übersteigt und in analoger Weise das Zimtpulver. Man füge gekochten und reinen Honig mit Wein dazu und bereite so einen Lautertrank. Den trinke man nüchtern in Maßen, nach dem Essen aber reichlich und tue das oft, und die Gicht wird ihn verlassen, sodass er seine Sinne zurückbekommt und die Gesundheit seiner Glieder wiedererlangt, denn dieser Trank ist besser als Gold."
(PH, S. 239)

Hinweis:
Gicht ist nicht mit dem heutigen Begriff gleichzusetzen, sondern umschreibt alle sich rheumatisch darstellenden Symptome und weitere neurologische Krankheitsbilder. „Sinne" meint alle Wahrnehmungsorgane des Organismus, die über die Nerven mit dem Gehirn und Verstand verbunden sind.

Hinweis zur Dosierung:
Kranke, deren Gangunsicherheit stärker ausgeprägt ist, sollten mit der Einnahme von Alkohol vorsichtig sein. Für sie empfiehlt sich die geringe Dosierung von jeweils ½ TL bzw. ½ EL.

Anwendung: Das Schlehen-Zimt-Nelken-Elixier wird sowohl vor dem Essen in einer kleinen Menge eingenommen und nach dem Essen in einer größeren.

Dosierung: 3-mal täglich ½–1 TL vor dem Essen.
3-mal täglich ½–1 EL nach dem Essen.

Dauer: 3–8 Wochen. Nach 1–2 Wochen Pause kann bei guter Wirkung eine Wiederholung von 3–6 Wochen noch weitere Linderungen bringen.

Aus der Praxis: Polyneuropathien haben sehr unterschiedliche Ausprägungen. Oft lässt sich bei der ärztlichen Untersuchung keine Ursache finden, es sei denn eine Stoffwechselstörung (besonders bei Diabetikern) oder eine Durchblutungsstörung liegt vor. Bei allen Formen kann das Schlehen-Zimt-Nelken-Elixier sinnvoll eingesetzt werden, und zwar mit zum Teil überraschend guten Ergebnissen. Die Patienten berichten von einer größeren Sicherheit beim Gehen, verminderten Gefühlsstörungen und einer größeren Selbstständigkeit. Sogar bei der MS gibt es Berichte von Kranken, deren Lähmungserscheinungen zurückgingen. Wenn das Schlehen-Zimt-Nelken-Elixier nach 6–8 Wochen keinerlei Effekte zeigte, ist wenig wahrscheinlich, dass eine weitere Einnahme noch Erfolge bringt. Nach meiner Veröffentlichung des Wirkspektrums des Schlehen-Zimt-Nelken-Elixier in der großen naturheilkundlichen Zeitschrift der „Natur und Medizin" der Carl und Veronika Carstens Stiftung gab es so viele positive Rückmeldungen von Kranken oder deren Angehörigen, die erstaunlich waren. Sie berichteten von weniger Missempfindungen, besserer Gehfähigkeit, geringerer Unsicherheit und deutlich besserer Lebensqualität.

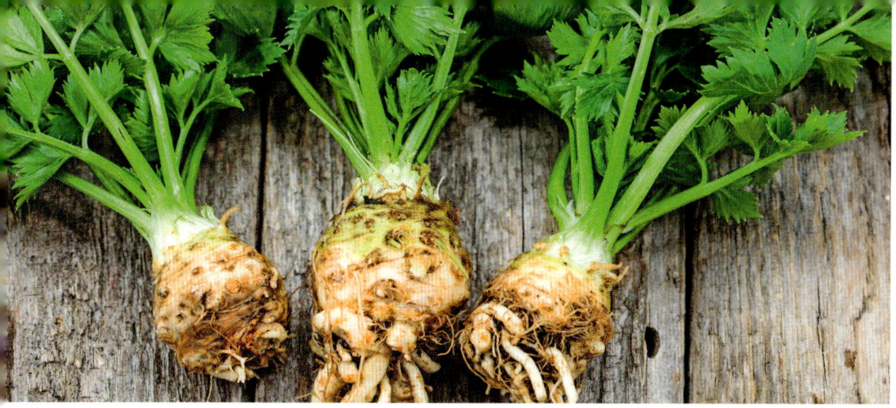 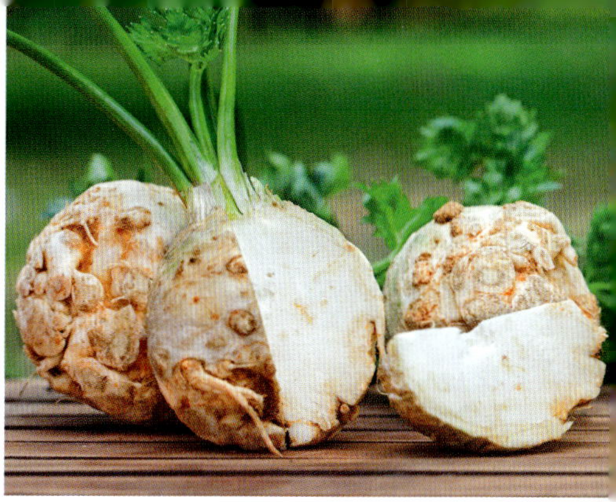

Sellerie (Apium graveolens)

Die Sellerieknolle als Lebensmittel soll nach Hildegard nicht roh, sondern nur gekocht gegessen werden, um keine schlechten Säfte zu bereiten. Trotzdem kann Sellerie auch die Stimmung beeinflussen und traurig machen (s. Kap. 8.3.1 „Ernährungstabelle“).

Selleriesamen-Rautensamen-Muskatnuss-Gewürznelken-Steinbrech-Pulver, kurz: Selleriegewürzmischung (Plv. apii-rutae cp.)

Anwendungsgebiete:

- Rheuma
- Gicht
- Gelenkbeschwerden
- Harnsäure-Erhöhung
- Gelenkschwellungen mit knotigen Verdickungen z. B.
- Fingergelenksverdickungen
- Sehnenverdickungen
- Gliederzittern
- Morbus Parkinson

Hildegard schreibt:
„Wer aber von der Gicht so gequält wird, dass seine Augen hierhin und dorthin schießen, sein Mund sich zusammenzieht und verzerrt und seine Glieder zittern und auch an manchen Stellen zusammenziehen, der soll Sellerie zerstoßen sowie ferner ein Drittel Rautensamen und auch Muskatnuss (weniger als Rautenpulver), Gewürznelke (weniger als Muskatnuss) und Steinbrech (weniger als Gewürznelke) zu Pulver machen. Dieses Pulver esse er sowohl nüchtern als auch nach dem Essen, und die Gicht wird ihn verlassen, weil das ein hervorragendes Mittel gegen Gicht ist. Aber auch wenn jemand, den die Gicht nicht quält, dieses Pulver öfter isst, flieht die Gicht, sodass er davon keinen Schaden nimmt.“ (PH, S. 78)

Anwendung: 30 g Selleriesamenpulver (Plv. seminis apii),
10 g Rautensamenpulver (Plv. seminis rutae),
7 g Muskatnusspulver (Plv. nux moschatae),
5 g Gewürznelkenpulver (Plv. syzygii aromatici),
3 g Steinbrechpulver (Plv. saxifragae)
miteinander mischen.

Dosierung: (2–)3-mal täglich je 1 Msp. vor dem Essen und nach dem Essen kauen und schlucken.

Die Selleriegewürzmischung ist geschmacklich für einige Patienten etwas gewöhnungsbedürftig, zumal sie am Tag 6-mal eingenommen wird. Daher ist auch eine 2-mal tägliche Einnahme vor und nach den Mahlzeiten möglich.

Dauer: 4–6 (–9) Monate, da die Ablagerungen sich meist über viele Jahre oder Jahrzehnte angesammelt haben. Mittels des Pulvers wird der Organismus dazu angeregt, die Ablagerungen abzubauen und auszuleiten.

Aus der Praxis: In der Praxis geben wir gern den Hinweis, nach einem sehr leckeren Essen oder Nachtisch das Mischpulver einmal wegzulassen, um sich den schönen Geschmack länger zu bewahren. Auf der anderen Seite gehört diese Gewürzmischung zur ersten Anwendung bei rheumatischen Erkrankungen und Gelenkschwellungen - auch ohne Erhöhung der Harnsäure. Offensichtlich werden auch andere „belastende Stoffe" in den Gelenken abgelagert. Bei Einnahmeproblemen wegen des ungewohnten Geschmacks nahmen einige Patienten die Gewürzmischung als Suppe. Obwohl von Hildegard so nicht beschrieben, war dies trotzdem effektiv. Es ist immer wieder eine große Freude zu hören, wenn z. B. Patientinnen berichten, dass nach 2–3 Monaten der Einnahme die Ringe wieder auf die Finger passen.

Hinweis:
Sellerie ist als Diuretikum zur Steigerung der Nierentätigkeit und der Harnausscheidung bekannt nach Hiller u. Melzig: Die große Enzyklopädie der Arzneipflanzen und Drogen.
Ein Teil der Wirkungen der Selleriegewürzmischung kann über diesen Mechanismus verstanden werden.
Weiteres zur Gicht s. Kap. 5.6 „Rheuma, Gicht, Gelenk- und Rückenbeschwerden".

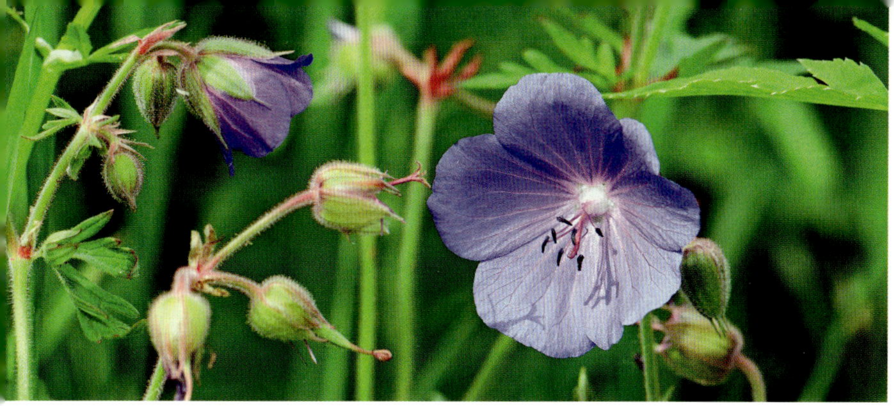
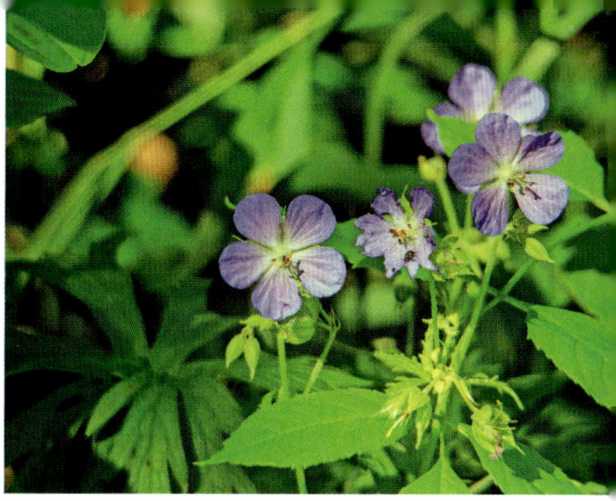

Storchenschnabel (Geranium pratense aut rob.)

Beim Storchenschnabel beschreibt Hildegard ebenfalls die Verbindung vom Herzen und der Stimmung. M.L. Portmann benennt in „Heilkraft der Natur Physica“ den Wiesenstorchenschnabel (Geranium pratense). Der rote Storchenschnabel (Geranium robertianum) wird ebenfalls mit gutem Erfolg verwendet.

Storchenschnabel-Poleiminze-Rauten-Pulver

Anwendungsgebiet:

- Herzbeschwerden mit anhaltender Traurigkeit

Anwendung: 20 g Storchenschnabel, roter oder Wiesenstorchenschnabel (Geranium robertianum aut pratense)
10 g Poleiminze (Mentha pelugium)
5 g Raute (Ruta graveolens)
mischen und mit Brot essen.

Dosierung: 1–2-mal 1 Msp. mit Brot essen.

Dauer: 2–3 Wochen.

Hildegard schreibt:
„Wer am Herzen Beschwerden hat und immer traurig ist, der nehme Storchenschnabel und weniger Polei und Raute (weniger als Polei) und zerstoße das. Dieses Pulver soll er oft mit seinem Brot essen, und sein Herz wird gestärkt und froh sein, weil die Kälte des Storchenschnabels, vermischt mit der Wärme von Polei und Raute und mit der Kraft des Brotes, die zurückgebliebenen warmen und kalten Säfte, die das Herz des Menschen schädigen, zur Gesundheit zurückbringt.“
(PH, S. 139f.)

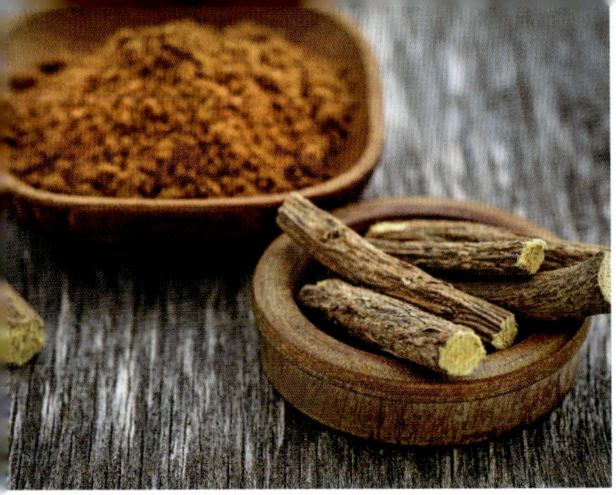

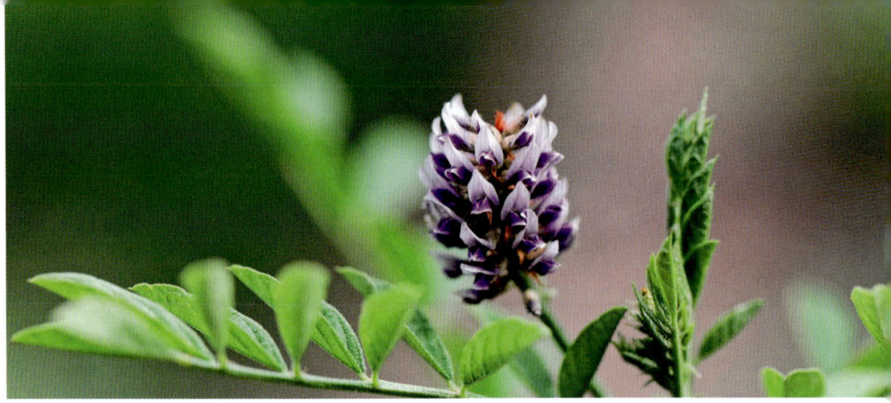

Hildegard schreibt:
„Süßholz ist von gemäßigter Wärme und verschafft dem Menschen eine klare Stimme, wie immer es gegessen wird, und es macht sein Gemüt sanft und seine Augen hell und seinen Magen weich für die Verdauung, weil seine Wärme gut ist und nützlich“
(PH, S. 38)

Süßholz (Glycyrrhiza glabra/Liquiritia off.)

Süßholz ist eine alte Kulturpflanze, deren Wurzeln schon früh arzneiliche Verwendung fanden. Erst nach sieben Jahren Entwicklungszeit können die meterlangen Wurzeln geerntet werden. Untersuchungen der modernen Wissenschaft zeigen krampflösende und antivirale Eigenschaften. Zudem sind die Inhaltsstoffe der Wurzeln gut gegen den oxydativen Stress durch Neutralisierung der aggressiven freien Radikale. Sie schützen die Magenschleimhaut und wirken gegen Entzündungen. Die Wurzel enthält weiterhin Glycyrrhinsäure, welche schon bei Hepatitis C und anderen Virusinfektionen erfolgreich eingesetzt wurde. Weiterhin kann die Säure zur Auflösung von Fettzellen beitragen und die Fettneubildung hemmen. Erste Studienergebnisse lassen auch einen positiven Effekt auf verschiedene neurologische Erkrankungen erkennen, einschließlich der Alzheimerschen Erkrankung (Morbus Alzheimer). Zermahlene Süßholzwurzel wird nach den Angaben Hildegards in verschiedenen Weinzubereitungen angewendet. Es hat jedoch auch allein eingenommen gute Wirkungen, die von der wissenschaftlichen Forschung teilweise bestätigt sind.

Süßholzwurzel (Radix liquiritiae)

Anwendungsgebiete:

- Magenschleimhaut-Reizung
- Magen-Verdauungsschwäche (atrophische Gastritis)
- Linsentrübung der Augen (Katarakt)
- Augentrübung

- Stimmbandprobleme
- Gemütserregung
- Ärger, Neigung zu
- Zorn, Neigung zu
- „Wahnsinn"

Anwendung: Süßholz kann in Form von Pulver als begleitende Unterstützung bei den oben genannten Beschwerden eingesetzt werden. Es gibt Hinweise aus der Praxis, dass ebenfalls eine Verbesserung der Magenschwäche, der atrophischen Gastritis, möglich ist, bei der es zu einer verminderten Aufnahme von Cobalamin und damit zu einem Vitamin B12-Mangel kommt. Dieser kann zu einer Blutarmut, der perniziösen Anämie führen.

Dosierung: 1–3-mal täglich ½–1 TL Süßholzpulver vor oder zwischen den Mahlzeiten einnehmen.

Dauer: 1–4 Wochen.

Hinweis:
Oft ist es angenehmer, das Süßholzpulver pur zu nehmen und erst nach einiger Zeit (20–30 Min.) etwas zu trinken, da es ansonsten allzu süß oder sogar bitter schmecken kann.

Ergänzung:

Die heilige Hildegard schreibt weiterhin: *„Aber auch einem Wahnsinnigen nützt es sehr, wenn er es häufig isst, weil es die Raserei in seinem Gehirn erstickt."* (PH, S. 38) Der Begriff „Wahnsinn" umfasst ein weites Spektrum von geringen Veränderungen der Persönlichkeit bis zu schweren Einschränkungen, die eine ärztliche-psychologische Einschätzung und Begleitung und eventuell sogar eine Unterbringung in einer beschützenden Einrichtung notwendig machen. Für die Absicht dieses Buches mit einer Apotheke zum Hausgebrauch sind nur die geringer ausgeprägten Beschwerden angesprochen. Die möglichen Behandlungsfelder lassen sich daher am ehesten und nur wie folgt beschreiben:

- Gedankenverwirrung, leichtere
- Verwirrtheit, leichtere
- Erregtheit, leichtere

Die Anwendung, Dosierung und Dauer entsprechen der oben angegebenen.

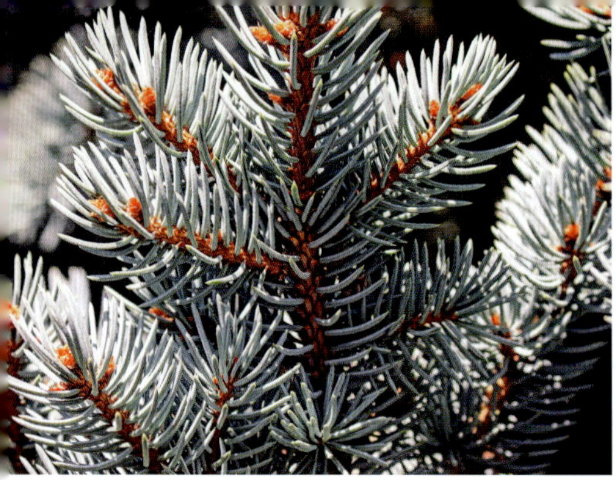

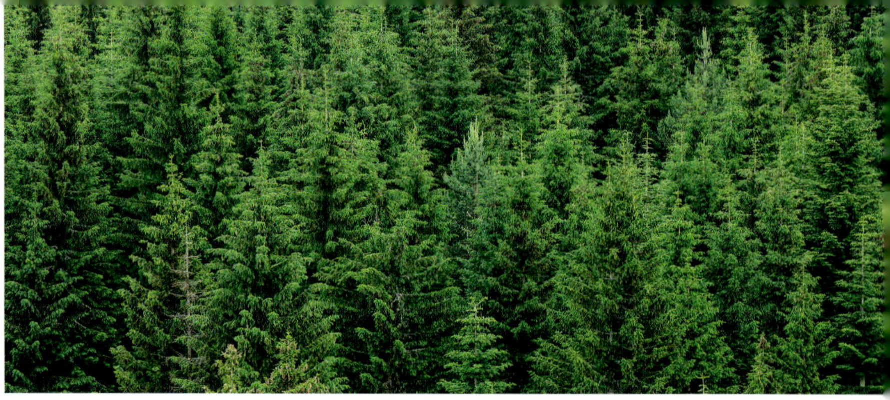

Tanne (Abies nigra)

„Die Tanne ist mehr warm als kalt und hat viele Kräfte in sich und bedeutet die Tapferkeit." (PH, S. 217) Die Tanne ist der Nadelbaum mit den aufrecht stehenden Zapfen. Weihnachtsbäume sind jedoch meist keine Tannen, sondern Fichten mit nach unten hängenden Zapfen.

Hildegard schreibt:
„Nimm von der Rinde und den Nadeln dieses Baumes und schneid auch von seinem Holz wenige Stückchen ab, wenn der Baum grünt, wie es im März und im Mai der Fall ist, sodass er seinen Saft noch nicht verloren hat. Füg halb so viel Salbei hinzu, koch das zusammen kräftig in Wasser, bis es dick wird, und gib auch Kuhbutter dazu, die im Mai bereitet wird. Dann sei es durch ein Tuch und bereite so eine Salbe ... Und wenn jemand am Magen oder an der Milz Beschwerden hat, dann reib jenen mit der gleichen Salbe ... zuerst am Herzen ein und alsbald über dem Magen, wenn er Magenbeschwerden hat, oder über der Milz, wenn er dort Beschwerden hat: Sie wird durch ihre Kraft seine Haut durchdringen, sodass er schnell geheilt wird."
(PH, S. 217f.)

Tannensalbe (Ungt. abieti)

Anwendungsgebiete:

- Magenbeschwerden
- Magenempfindlichkeit
- Reizmagen
- Aufstoßen
- Blähbauch, evtl. mit Herzbeschwerden oder Herzenge
- Morbus Roemheld
- Nahrungsmittel-Unverträglichkeit
- Völlegefühl
- Verdauungsstörungen mit wechselnden Stühlen von Verstopfung bis Durchfall-Neigung
- Milzbeschwerden
- Bauchspeicheldrüsen-Funktionsschwäche
- Diabetes mellitus (Zuckerkrankheit), begleitend

Zur Behandlung von Bauchbeschwerden hat die hl. Hildegard einige Weinabkochungen überliefert. Die Tannensalbe hat den Vorteil einer alkoholfreien Therapiemöglichkeit.

An die Tannensalbe ist zu denken bei verschiedensten Bauch-, Magen- und Verdauungs-Beschwerden. Auch bei einer diabetischen Stoffwechsellage mit erhöhten Blutzuckerwerten, die jedoch noch keine Medikamenten-Einnahme notwendig macht, ist eine Behandlung sinnvoll. Bei einer behandlungspflichtigen Zuckerkrankheit kann die Salbe begleitend zur internistischen Therapie eingesetzt werden (s. a. Zimt, S. 296).

Anwendung: Es gilt, die genaue Reihenfolge der Anwendung einzuhalten:

1. Einreibung der Herzregion, danach
2. Einreibung der Magen- oder der Milzregion.

Dosierung: 1–2-mal täglich dünn einreiben.

Dauer: 3–7 Wochen, bei Störungen des Blutzucker-Haushaltes 3–4-mal wiederholend mit einer Pause von jeweils 1–2 Wochen.

Hinweis:
Der Magen liegt in Höhe des mittleren Oberbauches zwischen dem rechten und linken Rippenwinkel unterhalb des Brustbeins. Die Milz befindet sich im linksseitigen Oberbauch, dem Ort des Seitenstechens. Dort liegt ebenfalls die Bauchspeicheldrüse, Pankreas genannt. Sie hat zwei Aufgabenbereiche. Der innere Teil ist für die Regulierung des Blutzuckers verantwortlich. Der zweite für die Produktion der Verdauungssäfte. In Hildegards Texten ist die Milz häufiger erwähnt, die Bauchspeicheldrüse jedoch nie. Da beide Organe in einer Körperregion liegen, gibt es die Überlegung, dass die Tannensalbe auch bei Einschränkungen der Pankreas-Aktivität wirksam ist. Viele erfolgreiche Anwendungen in der Praxis bestätigen das.

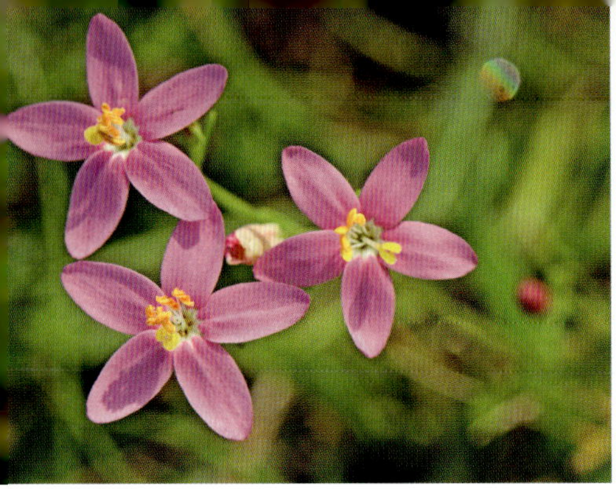
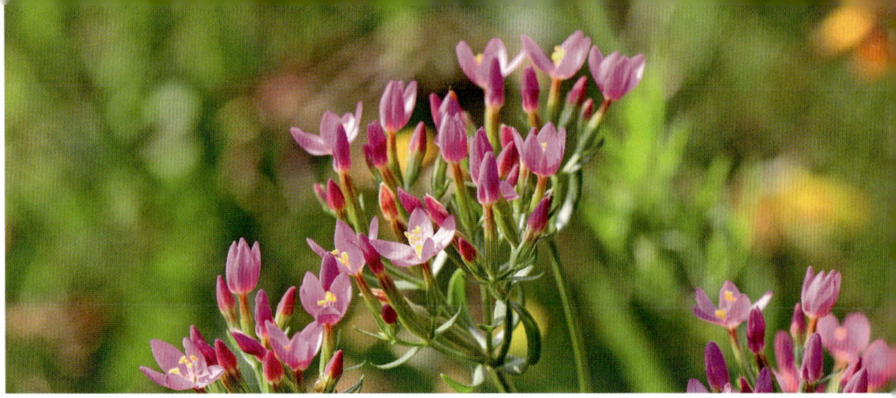

Hildegard schreibt:
„Und wenn ein Knochen irgendwo an seinem Körper gebrochen ist, der zerreibe Tausendgüldenkraut oder seine Wurzel und trinke oft seinen Saft entweder mit Wein oder mit Wasser vermischt: Der gebrochene Knochen wird verleimt, das heißt, er heilt. (PH, S. 116)

Hinweis:
Zusätzlich soll der Knochenbruch durch einen Wickel aus Tausendgüldenkraut behandelt werden. Hinweise zur Anwendung s. Kap. 7 „Wickel, Packungen und Auflagen".

Tausendgüldenkraut (Centarium)

Tausendgüldenkraut ist ein in der Naturheilkunde seit Langem geschätztes Heilmittel, dessen Name dies auch kundtut. Hildegard von Bingen beschreibt eine Anwendung, die jedoch von den volkskundlichen Kenntnissen abweicht:

Anwendungsgebiet:

- Knochenbruch (Fraktur)

Anwendung: Tausendgüldenkraut ist als pflanzliche Urtinktur zum Trinken in Wein oder Wasser erhältlich.

Dosierung: 2–3-mal täglich 4–8 Tropfen. Tausendgüldenkraut-Urtinktur in ½ Glas Wasser oder Wein geben und trinken.

Dauer: 2–8 Wochen bis zur Knochenheilung. Evtl. zwischendurch 1–2 Tage Pause einlegen.

Aus der Praxis: Es gibt viele gute Ergebnisse in der Praxis, sodass Tausendgüldenkraut seinem Namen mehr als gerecht wird: tausend Gulden (Taler) wert.

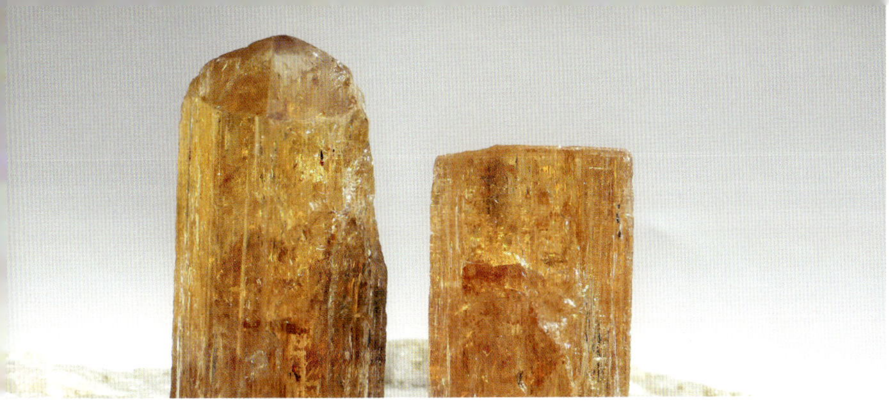

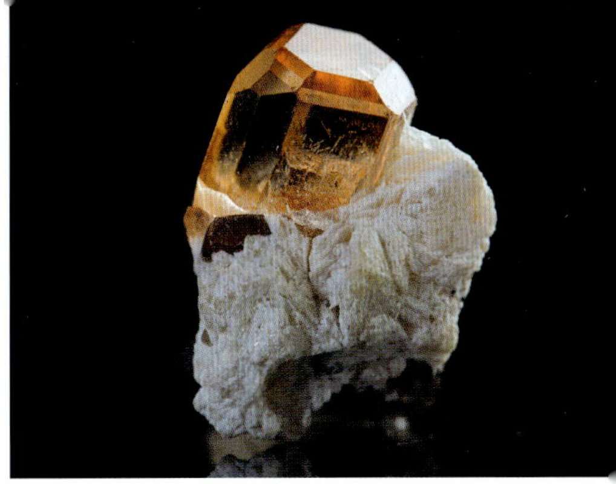

Topas, Goldtopas

Zur „Verwendung von Heilsteinen" siehe S. 36.

Topas-Wein

Anwendungsgebiete:

- Augentrübung
- Linsentrübung (Katarakt)
- Sehschwäche
- Altersweitsichtigkeit
- Augeninnendruckerhöhung (Glaukom)

Anwendung: Der Topas wird jeweils für drei Tage und drei Nächte in Wein gelegt. Praktischerweise nimmt man zur Vermeidung von Flecken Weißwein. Danach soll dieser Stein fünf Tage lang immer zur Nacht mit Wein benetzt um die Augen gestrichen werden.

Dosierung: 5 Tage zur Nacht den Stein, in den Wein getaucht, mehrfach um die Augen streichen.

Dauer: Den Goldtopas jeweils drei Tage in Wein legen und danach fünf Tage den Wein verwenden. Das kann mehrfach wiederholt werden über 3–6 Wochen.

Hildegard schreibt:
„Wem sich die Augen verdunkeln, der lege drei Tage und Nächte einen Topas in reinen Wein und bestreiche dann zur Nacht, wenn er schlafen geht, mit diesem so befeuchteten Topas seine Augen, sodass diese Flüssigkeit die Augen auch innen etwas berührt. Und er kann jenen Wein nach Herausnehmen des Steins fünf Tage lang aufheben, und sooft er dann zur Nacht seine Augen bestreichen will, soll er diesen Stein zuerst in besagten Wein tauchen und mit dem so befeuchteten, wie beschrieben, um seine Augen streichen. Das soll er oft tun, indem er immer nach fünf Tagen den Wein mit dem Topas erneuert"
(PH, S. 262)

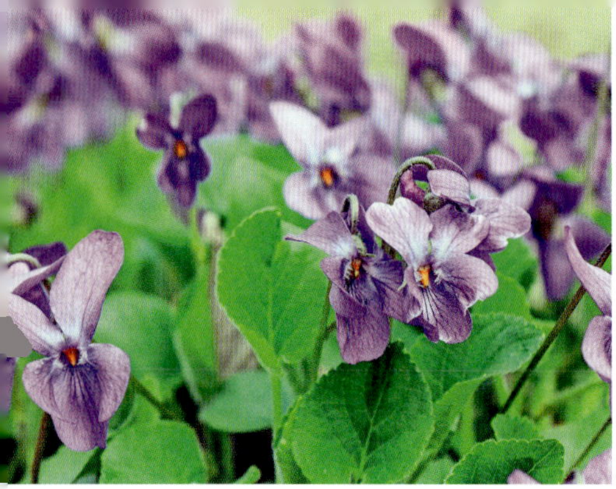
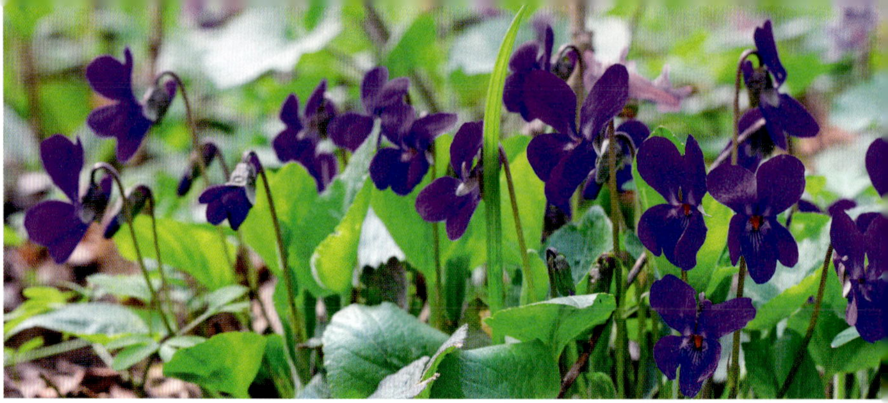

Veilchen (Viola odorata)

„Das Veilchen ist zwischen warm und kalt. Aber es ist doch mäßig kalt und wächst von der Süße und Reinheit der Luft, wenn sich die Luft nach dem Winter eben erst zu erwärmen beginnt." (PH, S. 96) Veilchen, auch Märzenveilchen genannt, blühen schon im ausgehenden Winter und beginnenden Frühjahr in einem kräftigen Blauton. Sie sind an ihrem wohlriechenden Duft zu erkennen, der sich in der Bezeichnung „odorata" ausdrückt.

Die Äbtissin gibt vielfältige Anwendungsgebiete des Veilchens in unterschiedlichen Zubereitungsformen an:

- Veilchensalbe
- Veilchen-Wein
- Veilchen-Öl

Veilchensalbe (Ungt. violae et olivae)

Zu den beiden am häufigsten verordneten Salben gehört, neben der Wermutcreme, die Veilchensalbe.

Anwendungsgebiete:

- Zysten (meist gutartige Wucherungen)
  - der Eierstöcke (Ovarien)
  - der Brustdrüsen der Frau
  - in anderen Organen z. B. Leber oder Schilddrüse
- Tumore verschiedenster Art (begleitende Behandlung)
  - Haut-Tumore verschiedenster Art
  - Aktinische Keratosen

- Basaliom (begleitende Behandlung)
- Kopfschmerzen
- Schleimbeutel-Entzündungen (Bursitis)
- Tennisarm (Epicondylitis)
- Achillessehnen-Reizungen
- Verletzungen, äußere mit Schwellung
- Prellung
- Narben-Behandlung
- Nieren-Unterstützung

Anwendung: Zunächst wird die Salbe um die Schwellungen oder die veränderten Hautareale herum eingerieben. Bei nicht mehr eindeutig gutartigen Veränderungen wird immer nur um die betreffenden Hautbezirke herum eingecremt.
Bei inneren Zysten wie die der Eierstöcke erfolgt die Behandlung auf der äußeren Haut, sodass die Salbe in die Tiefe hineinwirken kann. Kommt es schon dabei zu einer Besserung mit einer Verkleinerung oder einem Weichwerden der Schwellung, sollte diese Anwendung bis zur vollständigen Heilung fortgesetzt werden. Das kann einige Wochen bis zu mehreren Monaten dauern. Wenn zunächst kein Effekt zu verzeichnen ist, wird nicht nur um die Schwellung, sondern auch darüber oder auf ihr eingerieben.
Das gleiche Vorgehen gilt auch beim Tennisarm, der Schleimbeutelentzündung und der Achillessehnen-Reizung.
Bei frischen Wunden muss zunächst im großen Abstand zur Verletzung eingecremt werden. Erst wenn die Wunde geschlossen ist und auch wieder gebadet werden darf, kann sie auch direkt mit der Veilchensalbe – am besten über mehrere Wochen – versorgt werden. Dadurch sind die Narben oft viel weicher.
Bei Kopfschmerzen wird die Salbe von der Stirnmitte jeweils seitlich zur rechten und linken Seite eingerieben.

Hildegard schreibt:
„Und wenn jemand an seinem Kopf Schmerzen hat oder wen die Krebse verzehren oder wenn jemand an seinem Körper Geschwüre hat, der soll Veilchensaft nehmen, zu einem Drittel dieses Saftes Olivenöl abwiegen und die Menge des Veilchensaftes an Bockstalg abmessen, das alles in einem neuen Topf zum Kochen bringen und eine Salbe bereiten. Und wer Kopfschmerzen hat, soll mit dieser Salbe die Stirn quer einreiben, und es wird ihm besser gehen. Aber auch über Stellen, wo Krebs oder andere Parasiten den Menschen verzehren, soll man sich damit einreiben, und sie werden eingehen, wenn sie davon gekostet haben. Auch wo der Mensch an sonstigen Geschwüren leidet, soll er sich mit dieser Salbe einreiben, und er wird seine Gesundheit wiedererlangen."
(PH, S. 97)

Dosierung: 1–3-mal täglich einreiben.

Bei akuten Kopfschmerzen alle 5–10 Min. einreiben, nach 5–6 Mal sollte sich eine deutliche Linderung einstellen. Anschließend können die Zeitabstände auf alle 30–60–120 Min. erweitert werden. Die Behandlung der Schmerzen kann mit dem Hirschzungenfarn-Pulver (S. 108) kombiniert werden.

Dauer: 1 Tag – 6–8 Wochen.

Aus der Praxis: Die eindrucksvollsten Erfahrungen berichten Patientinnen mit Zysten am Eierstock oder in der Brustdrüse. Wenn ihre Frauenärztin oder ihr Frauenarzt sie nach 3 Monaten zu einer Kontroll-Untersuchung wiedersehen wollte und eine Operation zur Klärung in Aussicht stellte, nutzten sie die Zeit zum Behandeln mit der Veilchensalbe. Immer wieder kam dann die erleichterte Rückmeldung, bei der erneuten Ultraschall-Untersuchung ließen sich keine Zysten mehr finden (siehe auch Amethyst, S. 36).

Zysten sind mit Flüssigkeit oder Gewebe gefüllte Hohlräume. Naturheilkundlich werden sie auch als Ablagerungsorte gesehen, die vom Körper nicht zu entsorgende Stoffwechselprodukte aufnehmen.

Hildegard schreibt:

„Und wenn jemand durch die Schwarze Galle mit Verdruss in seinem Sinn niedergedrückt ist und seine Lunge dadurch geschädigt wird, der soll Veilchen in reinem Wein kochen, sie durch ein Tuch seihen, diesen Wein Honig und Galgant zufügen sowie Süßholz, soviel er will, und so einen Lautertrank herstellen und diesen trinken: Er bekämpft die Schwarzgalligkeit und macht ihn fröhlich und heilt seine Lunge.“

(PH, S. 97)

Veilchen-Wein (Dec. violae-galangae-liquiritiae)

Anwendungsgebiete:

- Traurigkeit
- Kummer (begleitend)
- beginnende Schwermut/Depression
- Melancholie
- Antriebslosigkeit
- Schlafstörungen mit Bedrücktheit
- Lungenerkrankungen mit depressiver Stimmung
- Trauer (begleitend)
- Verlust (begleitend)

Anwendung: 5 g Veilchenblätter und -blüten (Foliae et flores violae) in 500 ml Wein 5 Min.kochen und absieben.
Anschließend 50 g Honig,
4 g Galgantwurzel-Pulver (Plv. rhiz galangae) und
8 g Süßholzwurzelpulver (Plv. rhiz. liquritiae) zufügen.

Dosierung: 2–3-mal täglich 1 EL entweder vor einer Mahlzeit oder unabhängig davon.

Dauer: In der Regel ist es sinnvoll, eine Flasche von 500 ml zu Ende einzunehmen, evtl. wird eine zweite Flasche notwendig sein. Nach 2–3 Wochen sollte sich schon ein deutlicher Erfolg einstellen, andernfalls zum Aronstabwurzel-Trank (S. 43) wechseln.

Hinweis:
In diesen Gemütsverfassungen ist eine begleitende Unterstützung durch die Familie, gute Freunde und gegebenenfalls Seelsorger/innen oft sehr hilfreich und wohltuend. Bei stärkeren Einschränkungen der Stimmung ist an eine therapeutische Hilfe durch Ärzte und evtl. Psychologen, Psychotherapeuten oder auch Logotherapeuten nach Viktor Frankl zu denken.

Veilchen-Öl (Ol. violae)

Das Veilchen-Öl ist ein Heilmittel sowohl für die Augen und als auch bei Schwellungen sowie gutartigen Tumoren.

Anwendungsgebiete:

- Augentrübung
- Linsentrübung (Katarakt)
- Mouches volantes (Sehen von schwarzen Flecken oder Mücken)
- Sehstörungen

Anwendung: 10 g Olivenöl (Ol. olivae) erwärmen, danach ca. 3–4 Veilchenblätter und -blüten einrühren und später absieben. Das Veilchen-Öl zur Nacht vor dem Schlafengehen ganz dünn um die Augen herum einreiben, sodass nichts in die Augen kommt.

Hildegard schreibt:
„Nimm also gutes Öl und erwärm es entweder an der Sonne oder am Feuer in einem neuen Topf, und wenn es warm ist, gib Veilchen hinein, damit es davon dick wird. Gieß es in ein gläsernes Gefäß … Und reib zur Nacht mit diesem Öl deine Augenlider ein, aber so, dass es die Augen nicht innen berührt, und es wird die Dunkelheit der Augen vertreiben.“
(PH, S. 96)

Hinweis:
Aus naturheilkundlicher Erfahrung hat sich bei Augenerkrankungen die begleitende Unterstützung der Leberfunktion z. B. mit Edelkastanienmehl-Honig (S. 74) oder Leinsamenwickeln (s. Kap. 7 „Wickel, Packungen und Auflagen") als hilfreich erwiesen.

Hildegard schreibt:
„Aber wenn jemand wegen der Gicht am Kopf, an den Augen oder in den Lenden Schmerzen hat oder wenn sich irgendwo am Körper ohne Sturz und ohne Schlag von sich aus eine Schwellung erhebt, dann soll man in besagtes Öl Veilchen einlegen und sich einreiben, wo es schmerzt. Aber wenn eine Schwellung vorliegt, soll man es um die Schwellung, nicht auf die Schwellung streichen."
(PH, S. 211)

Dosierung: 1-mal täglich vor dem Schlafengehen vorsichtig um die Augen herum mit dem Veilchen-Öl einreiben.

Dauer: Nach 4–6 Wochen sollte sich eine deutliche Besserung der Sehfähigkeit eingestellt haben. Nach einer Pause von 1–2 Wochen kann die Behandlung zur weiteren Stabilisierung wiederholt werden.

Anwendungsgebiete:

- Gicht
- Rheuma
- Kopfschmerz
- Nierenbeschwerden
- Nierenfunktionsschwäche
- Schwellungen
- gutartige Tumore

Anwendung: Das Veilchen-Öl soll um die Schwellungen herum eingerieben werden bzw. um die Augen.

Dosierung: 1-mal täglich einreiben.

Dauer: 2–4 Wochen.

Aus der Praxis: Die Anwendung von Veilchen-Öl hat viele positive Rückmeldungen bei unterschiedlichen Beschwerden ergeben. Kranke berichten von einer verbesserten Sehleistung. Nierenfunktionsschwächen mit verminderter Wasserausscheidung wurden geringer und auch Schwellungen gingen zurück.
Das Veilchen-Öl kommt im Gegensatz zur Veilchensalbe zum Einsatz, wenn die Schwellung relativ schnell entstanden ist (Abklärung notwendig).

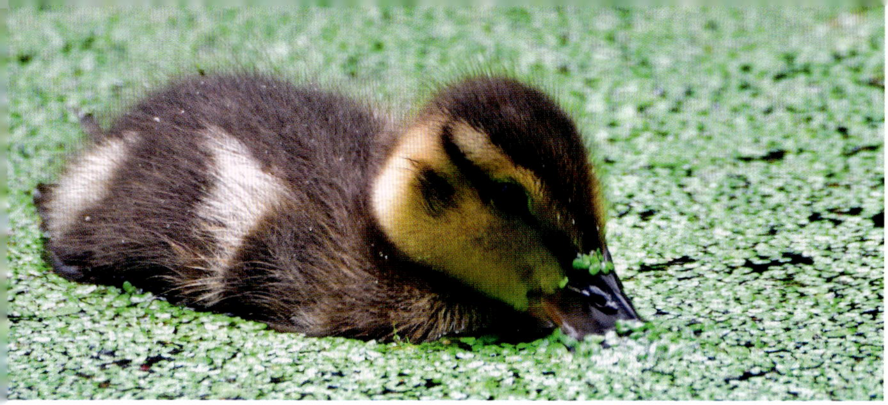

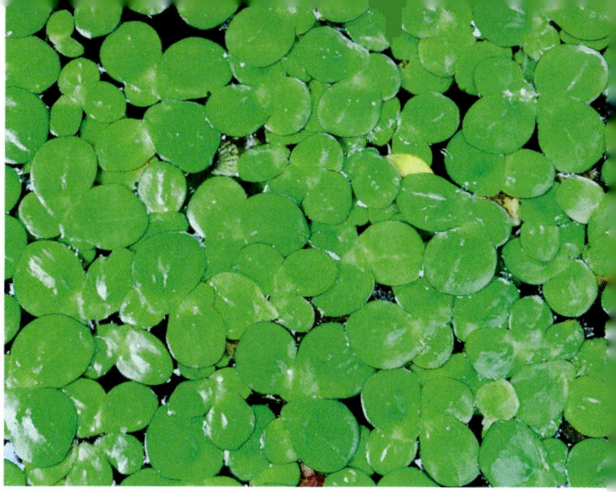

Wasserlinse (Lemna minor)

„Wasserlinsen sind mehr warm als kalt und haben als solche keine wirksamen Kräfte, wenn sie nicht anderen wirksamen Kräutern zugefügt werden. Wenn man sie solchen beigibt, vermindern sie die unnützen Säfte im Menschen." (PH, S. 170)

Die kleine Wasserlinse ist Bestandteil einer komplexen, hildegardischen Rezeptur aus 12 Bestandteilen. Deren Verwendung hat sich als sehr hilfreich gezeigt zur Steigerung der Immunabwehr, auch nach langanhaltenden Infektionen oder Stresssituationen sowie zur begleitenden Unterstützung verschiedenster Tumorerkrankungen.

Hildegard schreibt:
„Wer also an der erwähnten Krankheit leidet, soll diesen Trank, soviel er mit einem Zug trinken kann, nüchtern trinken und in ähnlicher Weise auf die Nacht, wenn er sich ins Bett legt, und das soll er tun, bis er geheilt wird."
(PH, S. 34f.)

Wasserlinsen-Kräutertrank (Dec. lemnae-cinamomi cp.)

Anwendungsgebiete:
- Abwehrschwäche
- Immunabwehr-Unterstützung
- Erschöpfungszustände
- Unterstützung der Vitalkräfte
- Tumor-Vorbeugung/-Prävention
- Tumorerkrankungen, begleitend

Hinweis:
Der Physiker Prof. Hilmar Franke in Bramsche forschte mittels natürlicher Lebewesen im Bereich der Luft- und Wasserreinigung und verwirklichte seine Ideen. Er stellte eine Versuchsanlage seines Symbio-Filters vor, der mithilfe von Wasserlinsen und Algen aus der Luft und Wasser Schadstoffe reinigt wie z. B. Schwermetalle, Phosphate und Abrieb von Reifengummi der Fahrzeuge auf den Straßen. Die Wasserlinsen verstoffwechseln das alles, ernähren sich sogar davon und vermehren sich enorm. So ist gut verständlich, dass die Wasserlinse auch im menschlichen Organismus viele Reinigungsaufgaben durchführt und segensreich wirkt.

Die 12 Bestandteile des Wasserlinsen-Kräutertranks sind:

Ingwer, Zimt, Salbei, Fenchel, Rainfarn, Honig, Wein, Weißer Pfeffer, Wasserlinsen, Blutwurz, Acker-Senf, Kletten

Bei dieser „Krankheit“, Hildegard nennt sie *„der vich“*, handelt es sich aus Erfahrung um Erkrankungen, die durch eine Abwehr- und Immunschwäche entstehen. Sie *„entsteht nämlich durch warme und kalte schlechte Säfte, ... aber mehr von kalten ... beim Nüchternen verhindert [das Tränklein], dass diese Säfte sich erheben, und beim Gesättigten hält es die schlechten Säfte der Speisen im Zaum.“* (CC, S. 220)

Anwendung: Morgens nüchtern und zur Nacht einnehmen.

Dosierung: 1–2 EL morgens früh und zur Nacht.

Dauer: 3–6 Wochen, nach einer Pause von ca. 2–4 Wochen evtl. wiederholen. In der Praxis hat sich bei Tumoren als Erhaltungs-Dosis bewährt, alle 3 Monate 1 Flasche einzunehmen.

Aus der Praxis: Der Wasserlinsen-Kräutertrank gehört ebenfalls zu den häufigen Heilmitteln. Alle Patienten, welche den Verdacht, die Vorstufe oder die klare Diagnose einer Tumorerkrankung gestellt bekamen, erhalten diese Verordnung. Auch eine vorbeugende Behandlung ist möglich. Das betrifft die Menschen, in deren Familie bestimmte Tumore häufiger vorkommen und die präventiv handeln möchten. Vorstufen sind beispielsweise Zellatypien bei Abstrichen in der gynäkologischen Praxis oder in der Hautarzt-Praxis. Das Spektrum der Tumore reicht von gutartigen bis zu sehr ernsthaften und potenziell lebensbedrohenden.
Der Wasserlinsen-Kräutertrank ist dann ein wichtiger Baustein in der Behandlung. Aber auch ohne jeden Gedanken an einen Tumor kann dieses Elixier hilfreich sein. Erschöpfungszustände durch ein Übermaß von Arbeit können oft durch die Einnahme von 1–2 Flaschen gut behoben werden. Ebenso profitieren Kranke mit ständig wiederkehrenden Infekten immer wieder von solch einer 2–4-wöchigen Kur.

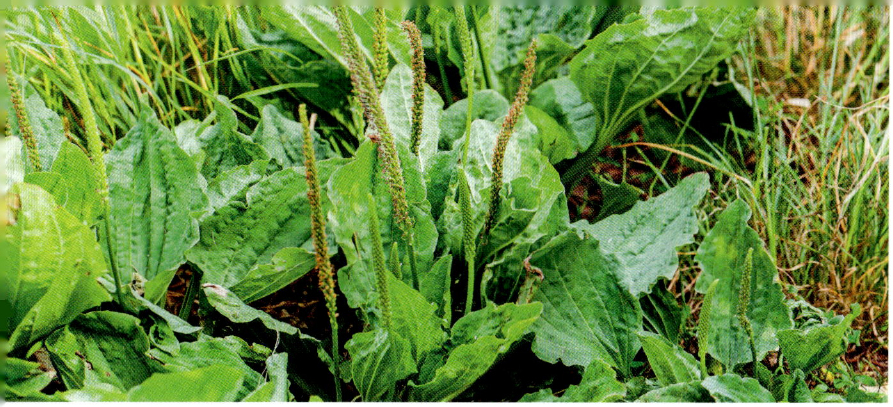

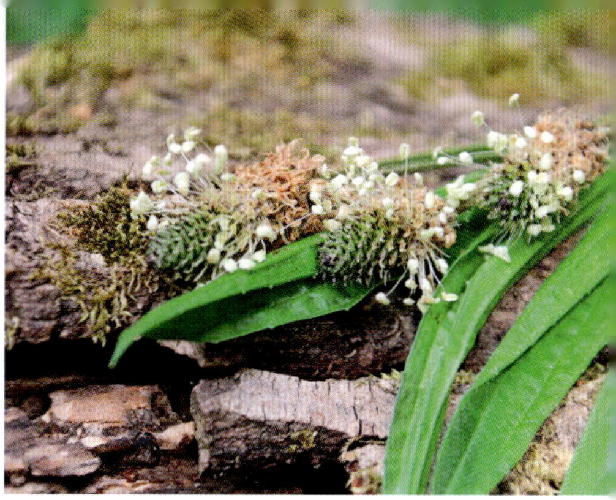

Wegerich (Plantago major, Plantago lanceolata)

Wegerichblätter
Wegerichsaft (Tct. plantaginis)

Anwendungsgebiete:

- Insektenstiche
- Bienenstiche
- Wespenstiche
- Mückensticke

Anwendung: Bei einem Wespen- oder Bienenstich hat es sich sehr bewährt, sofort im Freien ein Wegerichblatt zu pflücken, zu falten, zwischen den Fingern etwas weicher zu reiben und die betroffene Körperstelle mit dem Blatt einzureiben, sodass die Haut sich leicht grün färben kann. Sowohl das Spitz- als auch der Breitwegerich sind geeignet. Alternativ lässt sich Wegerichsaft verwenden.

Dosierung: 2–3 Min. mit einem Blatt die Stelle des Einstichs nach Entfernung des Stachels einreiben. Sofort danach ein zweites Blatt nehmen und das Einreiben wiederholen.

Dauer: Meist ist die erste Behandlung ausreichend. Sie kann bei Bedarf nach 10–15 Min. wiederholt werden.

Hildegard schreibt:
„Und wenn eine Spinne oder ein anderes Insekt einen Menschen sticht oder beißt, soll diese Bissstelle alsbald mit Wegerichsaft bestrichen werden, und es wird ihm besser gehen.“
(PH, S. 95)

Hinweis:
Wegerichsaft gibt es zwar zu kaufen, die Anwendung der Blätter ist jedoch meist praktikabler und eher verfügbar, da die Stiche unvorbereitet kommen.

Auch bei Zeckenbissen ist es sinnvoll, die betroffene Körperregion mit Wegerich einzureiben.
Zudem hat sich dabei die gleichzeitige Gabe von Meisterwurz (S. 139) und das Tragen eines Achats bewährt. Von Hildegard so zwar nicht erwähnt hat sich der Achat vor allem in der Vorbeugung vor Zeckenbissen als hilfreich erwiesen, indem er in der aktiven Zeckenzeit vom frühen Frühjahr bis zum späten Herbst am Körper oder in der Hosentasche getragen wird.

Anwendung: Nach Entfernen der Zecke wie bei Bienen- und Wespenstichen.

Dosierung: 2–3 Min. mit einem Blatt die Stelle des Bisses nach Entfernung der Zecke einreiben. Sofort danach ein zweites Blatt nehmen und das Einreiben wiederholen.

Dauer: Meist ist die erste Behandlung ausreichend. Sie kann bei Bedarf nach 10–15 Min. wiederholt und danach 3-mal täglich über mehrere Tage fortsetzt werden.

Wegerichwurzel-Honig (Rhiz plantaginis in mel.)

Hildegard schreibt:
„Wenn sich jedoch ein Mensch an einer Stelle durch einen Sturz einen Knochen bricht, soll er Wegerichwurzel in Honig einschneiden und täglich nüchtern essen.“
(PH, S. 96)

Anwendungsgebiet:

- Knochenbruch/Fraktur

Anwendung: 1 EL Wegerichwurzeln wird sehr klein geschnitten oder gemahlen und unter 350 g Honig gemischt. Dieser Honig ist vom Geschmack her etwas gewöhnungsbedürftig.

Dosierung: 1–2-mal täglich 1 EL nüchtern einnehmen.

Dauer: 4–8 Wochen bis zur Knochenheilung.

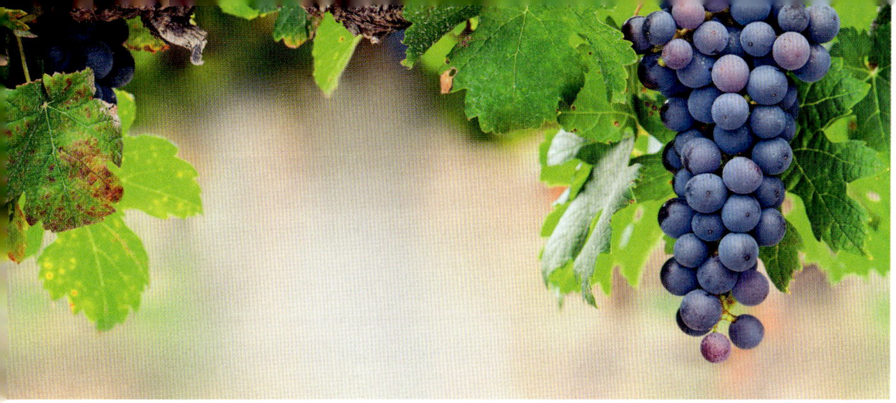

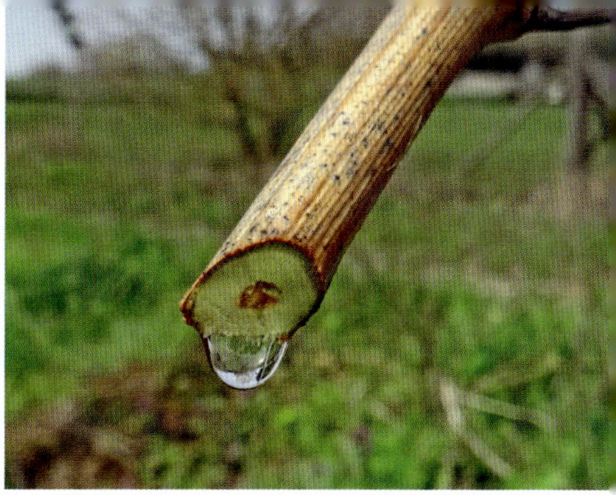

Weinstock (Vitis)

Aus dem Weinstock und den Weintrauben lassen sich nach den Angaben Hildegards von Bingen verschiedene Heilmittel herstellen. Der Wein selbst, so schreibt sie, *„heilt und erfreut den Menschen mit seiner guten Wärme und seiner großen Kraft.“* (CC, S. 165)

Die wichtigsten Heilmittel sind:

- Rebaschen-Weinlauge
- Heißer Wein
- Heißer Wein-Wasser-Mischung
- Rebtropfen mit Öl
- Rebtropfen ohne Öl

Rebaschen-Weinlauge

Anwendungsbiete:

- Zahnfleischerkrankungen
- Zahnfleischentzündung (Parodontitis)
- Zahnfleischrückgang (Parodontose)
- Karies-Neigung

In der Naturheilkunde wird das Zahnfleisch nicht isoliert betrachtet, welches allein behandelt werden sollte, sondern als Teil des gesamten Verdauungstraktes, der am Mund beginnt und am Darmausgang aufhört. Beschwerden und Erkrankungen des Zahnfleisches werden daher

Hildegard schreibt:

„Der Weinstock hat feurige Hitze und Feuchtigkeit. Aber jenes Feuer ist so stark, dass es seinen Saft in eine andere Art von Geschmack verwandelt, als ihn andere Bäume oder andere Kräuter haben … Wem das Fleisch um die Zähne fault und wessen Zähne schwach sind, der lege heiße Weinstockasche in Wein, als ob er eine Lauge machen wollte, und dann soll er mit jenem Wein die Zähne und das Fleisch, das um seine Zähne ist, waschen. Das soll er oft tun, und jenes Fleisch wird geheilt werden, und die Zähne werden stark sein. Auch wenn seine Zähne gesund sind, wird ihnen diese Waschung nützen und sie werden schön. Denn die vermischte Wärme der Asche und des Weines, wegen der Schärfe zubereitet wie eine Lauge, beruhigt Fäulnis und Schmerz der Zähne.“ (PH, S. 240f.)

in einem umfassenden Zusammenhang therapiert. Eine wesentliche Komponente ist dabei die Zahnpflege mit Rebasche.

Anwendung: ½ EL heiße Asche der Weinrebe, welche ohne Beimengung von Papier oder anderem Holz hergestellt sein muss, werden in 500 ml Wein gut verschüttelt.
Mit der Rebaschen-Weinlauge morgens nüchtern die Zähne und das Zahnfleisch 2–3 Min. umspülen und zwischen den Zähnen hin- und herziehen. Anschließend die Zähne mit der Lauge putzen und danach die Flüssigkeit ausspucken, also nicht herunterschlucken.
Das reguläre Putzen der Zähne kann dann nach dem Frühstück erfolgen oder zusätzlich zur Nacht.

Dosierung: 1 EL morgens nüchtern zum Spülen des Mundraumes, evtl. mittags und abends zum Schlafengehen wiederholen.

Dauer: 4–6 Wochen. Die Anwendung kann 1-mal täglich über einen langen Zeitraum von vielen Monaten fortgesetzt werden.

Aus der Praxis: Im Naturkostladen trafen wir eine Nachbarin, die vor dem Regal mit den Zahnpasten stand.
Als sie uns sah, fragte sie, ob wir ihr nicht eine gute Zahnpflege empfehlen könnten. Ihr Zahnarzt habe ihr eine Parodontose-Therapie mit einem zahnchirurgischen Eingriff als notwendig vorgeschlagen. Meine Frau meinte darauf: „Nehmen Sie doch die Rebasche 2–3-mal täglich." Nach einem Vierteljahr sahen wir sie wieder. Freudig berichtete sie: „Der Zahnarzt war sehr erstaunt, denn alles hatte sich so gut gebessert, dass kein chirurgisches Vorgehen mehr nötig war. Jetzt empfiehlt er sogar bisweilen selbst die Rebasche."
Die Rebaschen-Weinlauge gehört zu den häufigen Verordnungen. Sie erleichtert den Zahnärzten die Arbeit und kann sie ihnen sogar „aus der Hand" nehmen. Es ist dann immer wieder schön zu hören, wenn zahnärztlich vorgeschlagene, chirurgische Zahnfleischbehandlungen, Parodontose-Behandlungen, nach der Rebaschenkur auf einmal nicht mehr notwendig waren, weil sich die Schleimhaut so gut erholt hatte. Auch bei Kariesneigung wegen eines zu weichen Zahnschmelzes ist eine Anwendung über mehrere Monate sinnvoll.

Hinweis:
Eine begleitende Behandlung des Stoffwechsels und besonders des Darmes (s. Kap. 3.3 „Der Stoffwechsel" und 3.5 „Der Darm – ein Organ mit vielfältigen Aufgaben") mit Hirschzungen(farn)-Kräutertrank (S. 106) oder/und Bärwurz-Mischpulver-Birnen-Honig (S. 45) unterstützt die Erfolgsaussichten deutlich.

Heißer Wein

Anwendungsgebiete:

- Blasenschwäche
- Harninkontinenz
- Stressinkontinenz

Anwendung: 1 Schnapsglas Wein (20 ml) erhitzen und trinken. Speisen sollten öfter mit Essig abgeschmeckt werden.

Dosierung: 2–3-mal täglich.

Dauer: Nach 1–2 Wochen sollte sich ein Erfolg eingestellt haben. Als Folgemittel hat sich der Andorn-Honig-Wein (S. 41) bewährt.

Hildegard schreibt:
„Wenn jemand vor Kälte des Magens seinen Harn nicht halten kann, soll er oft am Feuer erhitzten Wein trinken und alle seine Speisen mit Essig mischen und [so] oft, wie immer er kann, Essig trinken, und auf diese Weise wird er in Magen und Blase warm werden. Denn die … so zugeführte Wärme des Weines erwärmt Magen und Blase des Menschen und hält den Harn zur rechten Verdauung zurück, Essig aber bringt rechte Verdauung und Wärme“
(PH, S. 242)

Heißer Wein-Wasser-Mischung

Diese sehr einfach anmutende Rezeptur hat schon vielen Menschen erfolgreich zur inneren Beruhigung verholfen.

Anwendungsgebiete:

- Zorn
- Trauer
- Beruhigung, innere
- Gemütserregung

Anwendung: ¼ bis ½ Glas Wein erhitzen, vom Herd nehmen und ein wenig kaltes Wasser zufügen. Danach schluckweise trinken.

Dosierung: ¼ bis ½ Glas Wein mit Wasser evtl. 1–2-mal über den Tag neu zubereiten und trinken.

Dauer: Meist reicht die einmalige oder eintägige Anwendung, die jedoch bei Bedarf wiederholt werden darf. Dies ist jedoch nicht als Dauermaßnahme anzusehen.

Hildegard schreibt:
„Wenn ein Mensch zu Zorn und Trauer veranlasst wird, soll er alsbald Wein am Feuer erhitzen, mit etwas kaltem Wasser mischen und trinken, und es wird ihm leichter werden.“
(PH, S. 242)

Rebtropfen mit Öl

Anwendungsgebiete:

- Ohrschmerz
- Ohrentzündung
- Mittelohrentzündung (Otitis media)
- Schwerhörigkeit
- Kopfschmerz

Zum Vorgehen bei Entzündungen der Ohren s. Kap. 6.5 „Ohrenschmerzen, Mittelohrentzündung".

Anwendung: Wie Hildegard beschreibt anwenden. Das Verhältnis von Rebtropfen zu Olivenöl sollte ca. 4 zu 6 betragen. Neben dem zum Teil erstaunlich schnellen Wirken der Rebtropfen mit Öl bei Ohrentzündungen können die Tropfen auch bei Kopfschmerzen Verwendung finden. Dabei die besonders schmerzenden Punkte wie z. B. die Schläfen oder der Hinterkopf mehrfach einreiben.

Dosierung: Bei sehr akuten Ohr- oder Kopfschmerzen alle 5–10 Min. einreiben, sonst alle 30–60 Min.

Dauer: Nach 4–5 Anwendungen sollte eine deutliche Linderung erfolgen, danach kann die Behandlung in größer werdenden Abständen 2–3 Tage lang fortgeführt werden.

Hildegard schreibt:
„Fang also die Tropfen, die zuerst beim Abschneiden der Reben ausfließen, in einem kleinen Gefäß auf und füg ihnen Olivenöl bei, wobei das Öl die Menge dieser Tropfen übersteigen soll. Und wenn du Ohrenschmerzen hast, dann reib dich damit um die Ohren ein. Oder wenn du Kopfschmerzen hast, salb dein Haupt damit, und es wird dir besser gehen. Denn die feurige Wärme dieser Tropfen, vermischt mit der Wärme des Olivenöls, mildert die schädlichen Säfte, von denen Ohren und Kopf schmerzen."
(PH, S. 240f)

Rebtropfen ohne Öl

Anwendungsgebiete:

- Augentrübung
- Linsentrübung (Katarakt)
- Grüner Star bzw. Glaukom (begleitende Behandlung)
- Mouches volantes
- Sehstörungen allgemein

Anwendung: Die Rebtropfen ohne Öl täglich um die Augen dünn einreiben.

Dosierung: 1–3-mal täglich.

Dauer: 2–4 Wochen lang.

Hildegard schreibt:
„Wenn sich jemandes Augen verdunkeln, soll er mit den Tropfen, die zuerst aus dem Weinstock fließen, wenn die Reben abgeschnitten werden, seine Lider bestreichen … Das soll er oft tun und er macht [damit] die Augen klar … und vertreibt die schädlichen Säfte, die die Augen schädigen. Jene Tropfen, die … von Morgen bis Mittag ausfließen, sind somit gut und nützlich … die Tropfen jedoch, die später … fließen, taugen nicht zur Klärung der Augen“ (PH, S. 240)

Hinweis:
Bei Hildegard steht, dass etwas in die Augen eindringen darf. Wegen der meist in geringer Menge verwendeten Konservierungsmittel sollte dies jedoch nicht geschehen, also nur um die Lider eingerieben werden, es sei denn man hat einen eigenen Rebstock. Dann kann man im Frühjahr die Ruten (Zweige) ausschneiden. Für einige Tage lassen sich diese Rebtropfen im Kühlschrank für die nächsten Anwendungen aufbewahren.

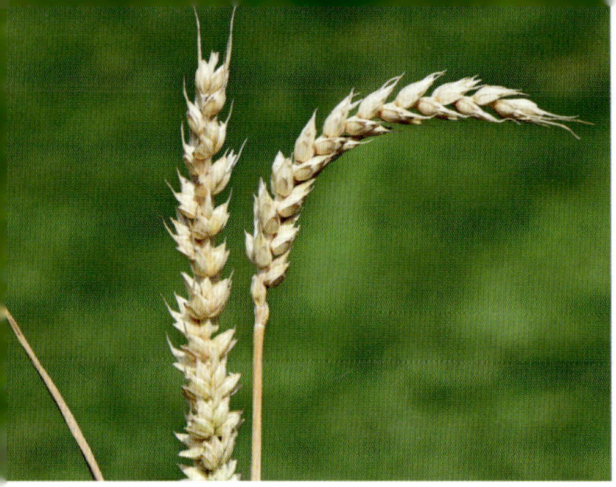
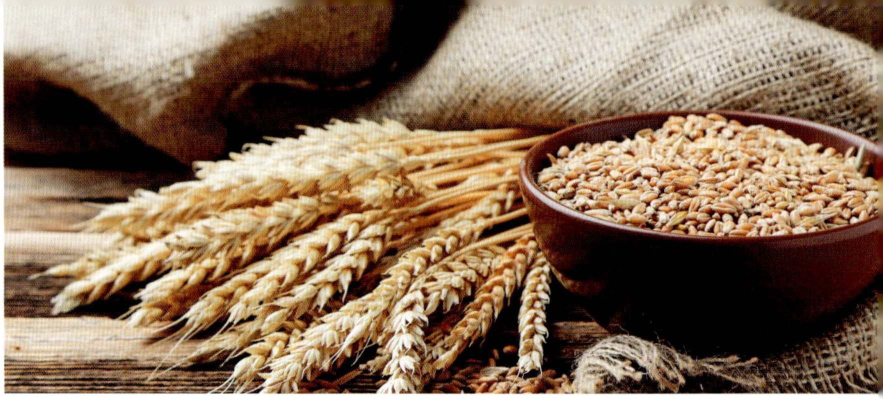

Weizen (Triticum)

Achtung:
Dies sollte jedoch bei sich anbahnenden Lähmungserscheinungen der Beine oder Arme immer mit einer neurologischen Überwachung geschehen.

Zur Behandlung von akuten wie auch chronischen Rückenbeschwerden, die am häufigsten im Bereich der Lenden- sowie der Halswirbelsäule auftreten, hat sich die heiße Weizen(körner)-Packung bei vielen Patienten als sehr hilfreich erwiesen. Mit dessen Unterstützung konnten sogar als notwendig erachtete neurochirurgische Operationen der Wirbelsäule vermieden werden.

Weizen(körner)-Wickel/-Packung

Anwendungsgebiete:

- Rückenschmerzen
- Bandscheibenvorfall oder -vorwölbung (Prolaps oder Protrusio)

Zur Anwendung siehe Kap. 7 „Wickel, Packungen und Auflagen“.

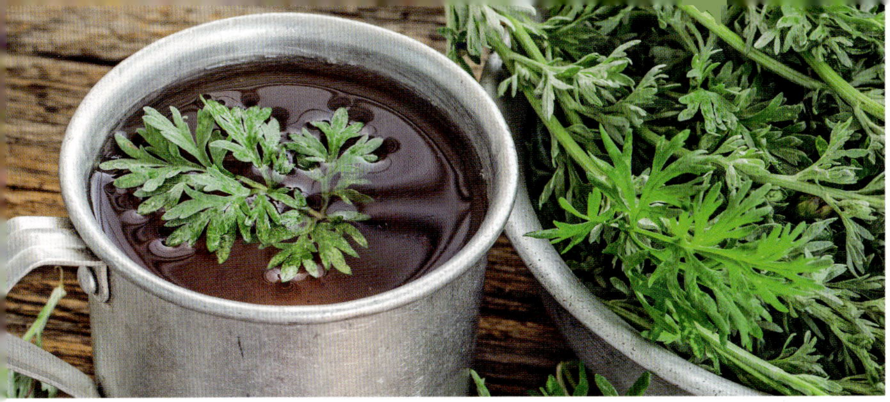

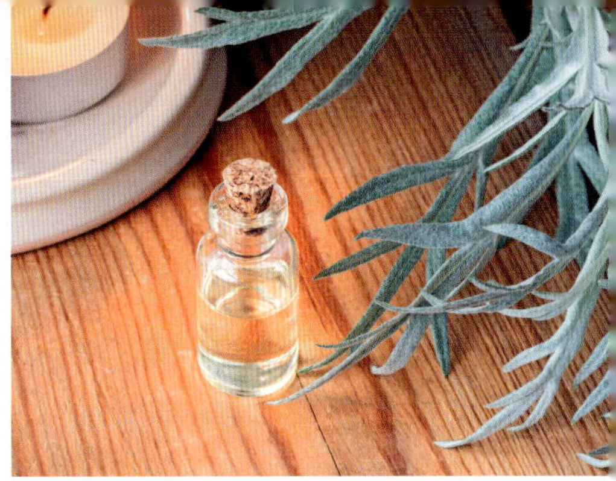

Wermut (Artemisia absinthium)

Der Wermut ist eine der bekanntesten und meist verwendeten Heilpflanzen, die die heilige Hildegard beschreibt. Sie sieht ihn als sehr wirkungsstark für viele Einsatzbereiche.

Er wird in vier arzneilichen Zubereitungsformen angewendet als

- Wermuttrank
- Wermutcreme
- Wermut-Olivenöl
- Wermut-Eisenkraut

Hildegard schreibt:

„Wermut ist sehr heiß und sehr wirkungsstark und meistert am besten alle Erschöpfungszustände. Wenn der Wermut frisch ist, zerreibe ihn und drück seinen Saft durch ein Tuch aus. Koch dann Wein mit Honig und gieß diesen Saft in den Wein, sodass sich besagter Saft gegenüber Wein und Honig geschmacklich durchsetzt, und trink das von Mai bis Oktober alle 3 Tage nüchtern [und] kalt: Es unterdrückt den Nierenschmerz (also die „Flankenkrankheit“) und die Melancholie in dir, klärt die Augen, stärkt das Herz, lässt nicht zu, dass die Lunge geschwächt wird, erwärmt den Magen, reinigt die Eingeweide und macht eine gute Verdauung.“
(PH, S. 101)

Wermuttrank (Dec. absinthii c.mel.)

Der Wermuttrank besitzt ein außerordentlich breites Wirkungsspektrum, was zunächst verwundert oder sogar irritieren kann. In der Medizin sind jedoch auch andere umfassend gesundheitsfördernde Effekte auf Körper, Geist und Seele bekannt, wie die tägliche Bewegung an der frischen Luft, maßvoller Sport und gesunde Ernährung. Genauso können pflanzliche Heilmittel eine vorbeugende und gesundheitsstärkende Wirkung auf mehrere Organsysteme haben.

Anwendungsgebiete:

Das Wirkspektrum erstreckt sich auf verschiedenste Organsysteme:

- Stärkung
- Nieren
- Gemüt

Hinweis:
Nach Hildegard von Bingen darf nur die frische junge Wermutpflanze vor der Blüte verwendet werden, wegen des sich danach entwickelnden Tujons, das toxische Wirkung hat.
Beim Einkauf eines bereits fertigen Wermutsaftes ist darauf zu achten, ob eine Angabe darüber gemacht ist, wann die Ernte und Pressung stattfand. Falls diese Angabe fehlt, sollte er nicht verwendet werden.

- Eingeweide
- Magen-Darm-Trakt
- Verdauungsförderung
- Augen
- Herz
- Lunge

Wegen der Fülle der genannten Bereiche erfolgt nun eine einzelne Beschreibung der weiteren Einsatzgebiete.

Anwendungsgebiet Stärkung bei Schwäche und Erschöpfung:

Sehr bekannt ist die Infekte vorbeugende und Organe stärkende Wermutkur über ein halbes Jahr von Anfang Mai bis Ende Oktober. Der Begriff „Wermutkur" scheint angemessener als die häufig verwendeten Bezeichnungen „Mai-Kur" oder „Frühjahrskur", da sich die Einnahme bis in den Herbst erstreckt.

Zubereitung: 500 ml Wein und 50 g Honig werden zusammen 5 Min. aufgekocht und danach 15 ml Frühjahrs-Wermutsaft zugefügt.

Anwendung: Jeden dritten Tag früh morgens nüchtern einnehmen. Das bedeutet immer zwei Tage Pause zwischen den Anwendungen.

Dosierung: 1(–2) EL morgens nüchtern, jeden dritten Tag.

Dauer: Anfang Mai bis Ende Oktober. Diese Kur kann jedes Jahr wiederholt werden.

Aus der Praxis: In der Praxis ist immer wieder die Verordnung von Wasserlinsen-Kräutertrank bei paralleler Wermuttrank-Einnahme angezeigt. Dann hat es sich als sinnvoll herausgestellt, an den Wermuttrank-Tagen frühmorgens auf die Wasserlinse zu verzichten.
Das bedeutet: am Morgen des 1. und 2. Tages Wasserlinsen-Einnahme,
am Morgen des 3. Tages nur Wermut-Einnahme.

Anwendungsgebiet Nieren:

- Nierenbeschwerden
- Nierenfunktionsschwäche

Die Wermutkur unterstützt vorbeugend die Nierenfunktion. Ist diese effektiv, kann das überflüssige Gewebewasser ausgeschieden werden. (Zu funktionellen Einschränkungen der Niere s. Kap. 3.3.3 „Die Nieren")

Anwendungsgebiet Gemüt:

- Traurigkeit
- Schwermut
- Depressive Stimmung

Im Volksmund ist der Spruch überliefert: „Wermut gegen Schwermut", der die heilsame Wirkung bei Traurigkeit und depressiver Stimmung unterstreicht.
Die von Hildegard genannte Melancholie kennen wir heute noch, wenn wir einen Menschen als melancholisch bezeichnen. Andere Worte dafür sind: Traurigkeit, Schwermut, depressive Stimmung. In dem bekannten Ausspruch: „Dem wird die Galle schwarz" ist die Beziehung von Stimmung und Leber-Gallen-Funktion deutlich (s. Kap. 3.3 „Der Stoffwechsel"). Therapeutisch lässt sich das hilfreich übersetzen, indem die regelrechte Tätigkeit der Leber und der Galle zur Produktion der notwendigen Gallensäfte mithilfe des Wermuttranks angeregt wird. So erfahren Patient/innen mittels der Kur immer wieder eine Besserung ihrer Stimmung.

Anwendungsgebiete Eingeweide und Magen-Darm-Verdauungstrakt:

- Magenbeschwerden
- Darmbeschwerden
- Blähbauch
- Völlegefühl
- Verdauungs-Förderung

Die Aussage Hildegards *„erwärmt den Magen, reinigt die Eingeweide und macht eine gute Verdauung"* findet ihre Erklärung – jedenfalls zum Teil –

Hinweis:
Um in den einzelnen Monaten mit den Tagen der Wermuteinnahme gut orientiert zu sein, ist dies eine Vereinfachung:
An allen Tagen, die durch 3 teilbar sind, ist Wermuttag, also am 3., 6., 9. und so weiter bis zum 30. So hilft das kleine Einmaleins bei der Kur. Wer es ganz genau einnehmen möchte, notiert sich am besten die Tage im Kalender.

in den Bitterstoffen des Wermuts. Die nutzbringende und heilsame Bedeutung der Bitterstoffe wird wieder neu entdeckt, nachdem es jahrelang die Tendenz gab, Bitterstoffe aus den Lebensmitteln, besonders aus Salat und Gemüse, herauszuzüchten und sie generell zu vermeiden. Das Wirkpotenzial vom Wermuttrank ist nicht vollständig geklärt, da über die Einzelwirkung vom Wermut hinaus durch das Kochen von Wein, Honig und Wermutsaft zusätzlich chemisch-pharmakologische Verbindungen entstehen, die jedoch noch zu untersuchen sind.

Anwendungsgebiet Augen:

- Linsentrübung (Katarakt)
- Augentrübung
- Altersweitsichtigkeit

Augenveränderungen, bei denen gute Reaktionen nach der Wermutkur bekannt sind, betreffen den grauen Star (Katarakt) und die Altersweitsichtigkeit. So wurde eine schon notwendig gewordene Lesebrille nicht mehr benötigt.

Anwendungsgebiete Herz und Lunge:

- Infekt-Vorbeugung
- Herzstärkung

Gute Wirkungen auf Herz und Lunge waren zunächst nach der Kur nicht so offensichtlich. Erst in der Rückschau nach 1–2 Jahren resümieren die Betroffenen, dass sie mithilfe des Wermutrankes im Winter seltener oder gar keine starken Infekte der oberen Luftwege durch Grippeviren und andere Erreger gehabt hatten. Wurden sie dennoch krank, war der Verlauf meist deutlich milder als sie es früher gewohnt waren.

Wermutcreme

Anwendungsgebiete:

- Rheuma
- Gicht
- Gelenkbeschwerden
- Nackenschmerzen
- Rückenschmerzen
- Schulterschmerzen
- Hüftschmerzen
- Knieschmerzen

Beschwerden der Wirbelsäule, besonders des Nackens und der Lendenregion, und der Gelenke vor allem der Schultern, der Hüften und der Knie gehören neben rheumatischen Erkrankungen zu den häufigsten Gründen, einen Hausarzt aufzusuchen. Der Wunsch vieler Patienten nach einer wirksamen Salbe ist daher sehr verständlich. Das am häufigsten verordnete Hildegard-Heilmittel ist bei dieser Symptomatik die Wermutcreme, die immer wieder sehr gelobt wird.

Anwendung: Die schmerzenden Rückenregionen und Gelenke dünn mit dieser „Knochen- und Gelenk-Salbe“ einreiben. Das vorherige Anwärmen der betreffenden Körperpartien mit einer Wärmflasche oder Rotlicht kann die Wirkung der Salbe steigern.

Dosierung: 1–3-mal täglich einreiben.

Dauer: 1–2 Wochen.
Bei chronischen Schmerzen kann die Creme auch über Monate angewendet werden. Sollte sich nach 1–2 Wochen (bei chronischen Beschwerden nach 4 Wochen) keine Besserung zeigen, ist der Wechsel zur Lorbeersalbe sinnvoll.

Hildegard schreibt:
„Zerreibe ferner Wermut in einem Mörser zu Saft und füg Hirschtalg und Hirschmark hinzu, sodass es vom Wermutsaft zweimal so viel ist wie von besagtem Hirschfett und von eben diesem Hirschfett zweimal so viel von Hirschmark, und mach so eine Salbe. Und reib den Menschen, der von stärkster Gicht gequält wird, sodass sogar seine Glieder zu zerbrechen drohen, neben dem Feuer ein, wo es schmerzt, und er wird geheilt werden.“
(PH, S. 101)

Hinweis zur Aufbewahrung:
Während des Gebrauchs darf die Salbe an einem kühleren Platz im Badezimmer bleiben, damit sie zum Einreiben nicht zu fest ist. Nachher sollte sie im Kühlschrank aufbewahrt werden. Die Erfahrung hat gezeigt, dass sie hilfreich ist, solange sie gut riecht. (Weitere Hinweise auch zur Ernährung s. Kap. 5.6 „Rheuma, Gicht, Gelenk- und Rückenbeschwerden“).

Hildegard schreibt:
„Gieß auch von seinem Saft in Olivenöl, sodass das Öl jenen Saft um zwei Teile übersteigt, und erwärme das in einem gläsernen Gefäß an der Sonne und heb das übers Jahr auf. Und wenn ein Mensch in der Brust oder um die Brust Beschwerden hat, sodass er davon hustet, dann reib ihn damit auf der Brust ein. Und wer in der Flanke Schmerzen hat, den salbe dort, und es heilt ihn innerlich und äußerlich.
(PH, S. 101)

Hinweis:
In der Beschreibung von Hildegard ist die Niere nicht ausdrücklich genannt, sondern die Flanke. Aus der heutigen Medizin wissen wir jedoch von der Verbindung äußerer Körperareale mit inneren Organen wie zum Beispiel den Dermatomen. Der erklärende Zusatztext *„und es heilt ihn innerlich und äußerlich"*, verweist auf die gleichzeitige Unterstützung der Nierenfunktion beim Einreiben der Flanke.

Wermut-Olivenöl (Ol. absinthii-olivae)

Anwendungsgebiete:

- Husten/Bronchitis, auch bei Kindern
- Seitlicher Rückenschmerz
- Nierenunterstützung

Anwendung bei Bronchitis: Das Wermut-Olivenöl hat sich bei der Behandlung von Infekten mit Husten bewährt und wird gern für Kinder benutzt. Zuerst sollte eine kleine Stelle der Brust eingerieben werden. Sehr selten kann es Hautempfindlichkeiten geben, die eine weitere Anwendung verbieten. Ansonsten löst sich ein trockener Husten und es gibt auch eine Verminderung des Hustenreizes.

Dosierung bei Bronchitis: 2–4-mal täglich dünn die Brust in einer Fläche der Handteller (der Kranken) in der Mitte des Brustbeins oder bei tiefsitzendem Husten jeweils rechts und links neben dem Brustbein einreiben bis zu Besserung.

Dauer bei Bronchitis: 3–7 Tage.

Anwendung bei seitlichen Rückenschmerzen mit gleichzeitiger Unterstützung der Nierenfunktion: Hierbei werden die schmerzenden Areale des seitlichen Rückens, am besten beidseitig, 1–2-mal täglich eingerieben.

Dauer: 1–2 Wochen bis zur Schmerzfreiheit.

Steht bei der Beschwerde eher die Unterstützung der Nierenfunktion im Vordergrund der Behandlung, ist eine Anwendung 1-mal täglich für 5–7 Wochen sinnvoll.

Wermut-Eisenkraut (Artemisia absinthii – Verbena off.)

Anwendungsgebiete:

- Zahnschmerzen
- Zahnwurzelentzündung

Anwendung: In der Apotheke lassen sich jeweils bestellen:
50 g Wermutkraut (Herba absinthii) und
50 g Eisenkraut (Herba verbenae off.).
½–1 EL Wermutkraut und
½–1 EL Eisenkraut zusammen in
3–5 EL Wein, 3–5 Min kochen lassen, danach abseihen und
wenig Rohrohrzucker zugeben.

Dosierung: Schluckweise abends und auch tagsüber verteilt trinken.

Dauer: Eine Linderung der Beschwerden sollte schon nach 2–3 Tagen eintreten, die Behandlung kann dann für eine Woche fortgesetzt werden.

Hildegard schreibt:
„Ein Mensch, der von fauligem Blut … Zahnschmerzen hat, soll Wermut und Eisenkraut zu gleichen Gewicht[santeilen] in einem neuen Topf in gutem Wein kochen. Diesen Wein seihe er durch ein Tuch, gebe ein bisschen Zucker dazu und trinke ihn. […] Dieser Wein nämlich, gemischt mit den erwähnten Kräutern und getrunken, reinigt innerlich das Äderchen, das sich … vom Zahnfleisch erstreckt“
(PH, S. 102)

Hinweis:
Die Wermut-Eisenkraut-Wein-Mischung kann auch als Packung auf den Kiefer gelegt werden (zur Anwendung siehe Kap. 7 „Wickel, Packungen und Auflagen“). Der Wermut-Eisenkraut-Wein und die Packungen lassen sich gut mit dem Meisterwurz-Wein (S. 140) ergänzen.

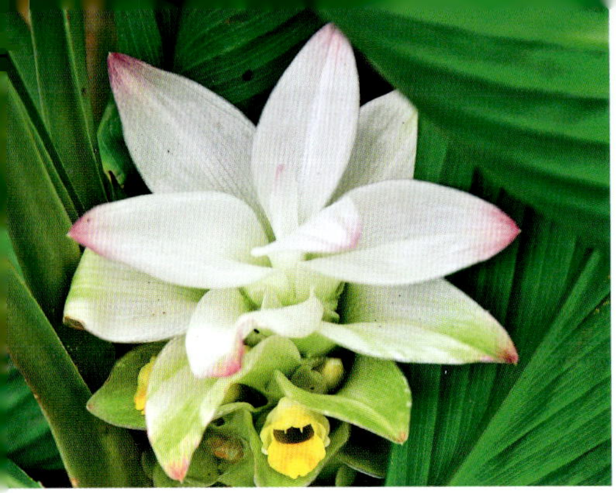

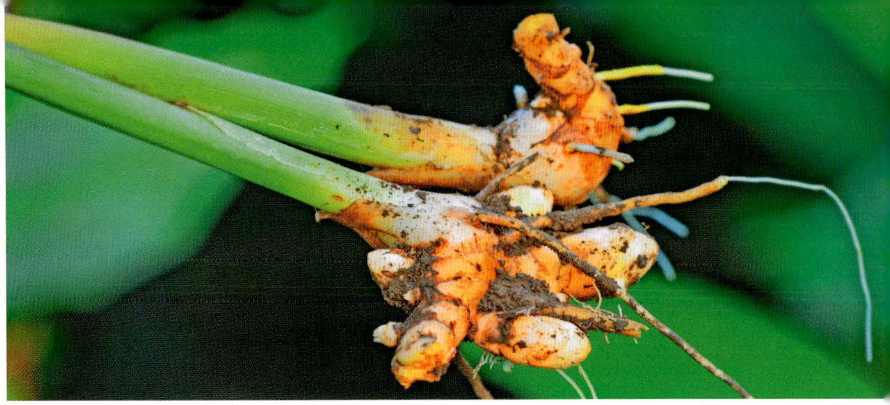

Zitwer (Zedoaria)

„Zitwer ist mäßig warm und hat große Wirkkraft in sich.“ (PH, S. 32) Er wird eingesetzt bei unterschiedlichen Ursachen von Zittern, die außerdem selbstverständlich ärztlich untersucht werden sollten.

Hildegard schreibt:
„So schneide denn ein Mensch, der an seinen Gliedern zittert oder bebt und bei dem die Kraft nachlässt, Zitwer in Wein ein, füge etwas weniger Galgant hinzu und koche das mit ein wenig Honig. Das soll er so heiß, das heißt siedend, trinken und das Zittern wird von ihm ablassen und er bekommt seine Kraft zurück“
(PH, S. 32)

Zitwer-Galgantwurzel-Honig-Wein (Dec. zedoriae-galangae c. mel.)

Anwendungsgebiete:

- Zittern
- Parkinsonsche Erkrankung
- Restless legs

Anwendung: 20 g Zitwerwurzel-Stücke, geschnitten (Rhiz. zedoaria)
15 g Galgantwurzel-Stücke, geschnitten (Rhiz. galgangae)
½ l Wein
30 g Honig
zusammen 5 Min. kochen, dann abseihen und heiß in eine saubere heiß ausgespülte Flasche füllen.

Dosierung: 2–3-mal täglich 1–2 EL heiß trinken.

Dauer: 4–8 Wochen.

Hinweis:
Eine kleine Menge von 1–2 EL zu kochen, ist auf einem Elektroherd etwas schwierig. Am besten einen kleinen Topf ständig schwenken, damit sich die Flüssigkeit immer neu auf dem Topfboden verteilt. Hilfsweise kann ein Glas mit sehr heißem Wasser ausgespült und der Zitwer-Galgant-Honig-Wein in das warme Glas eingefüllt werden.

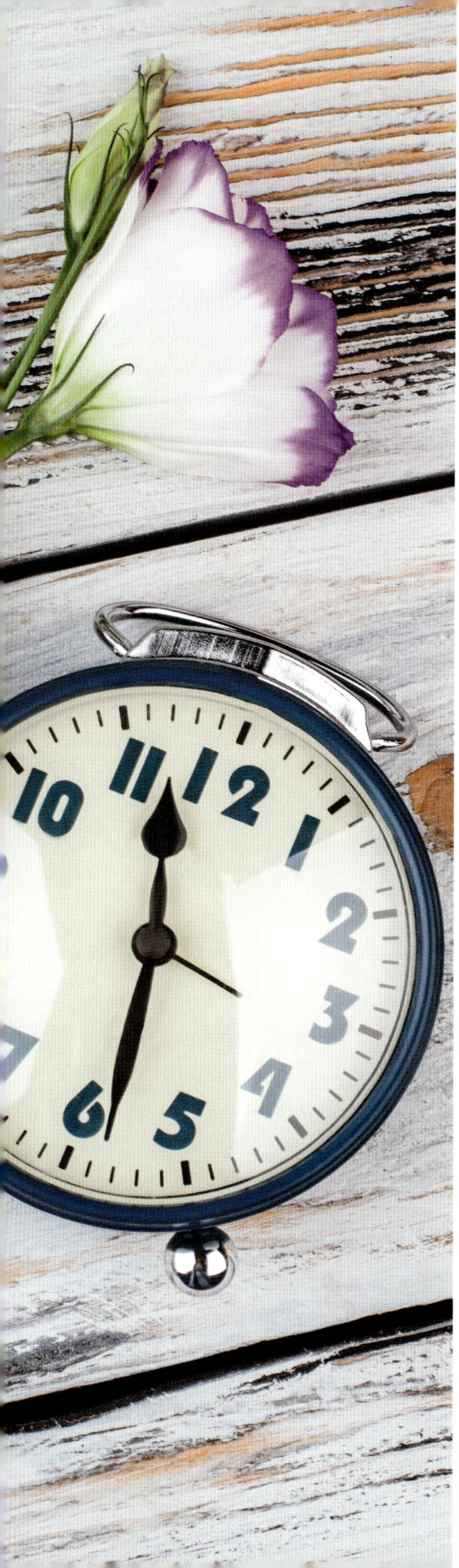

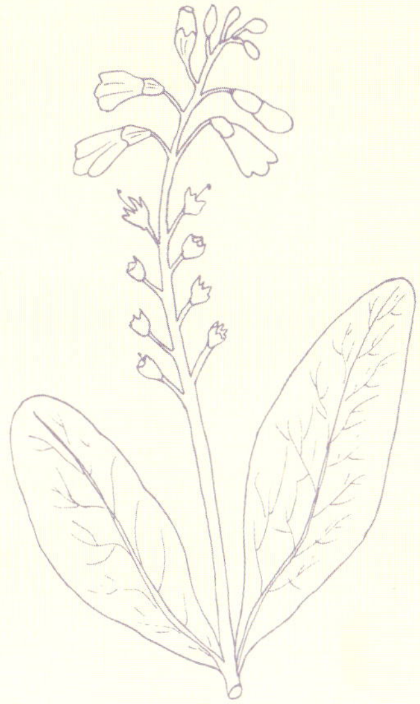

Schnelle Hilfe

bei häufigen Krankheiten

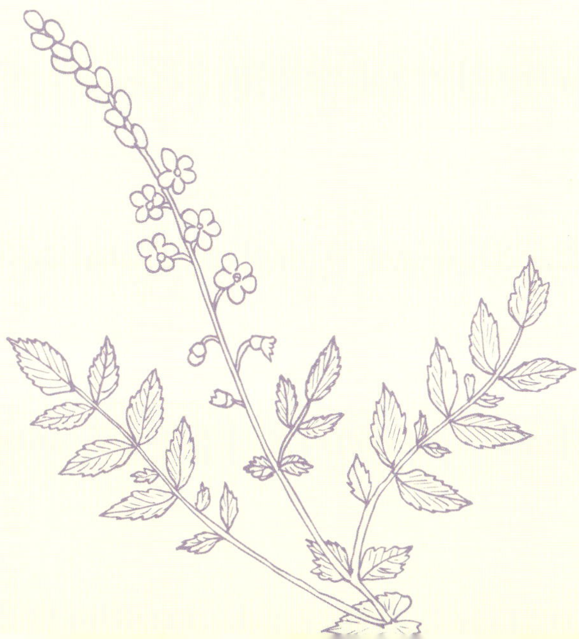

5

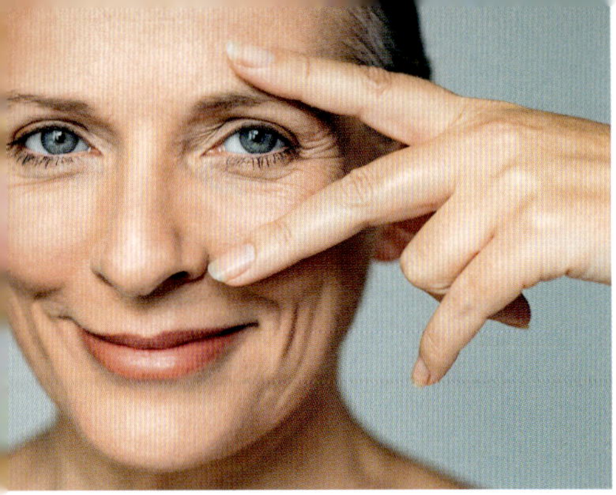

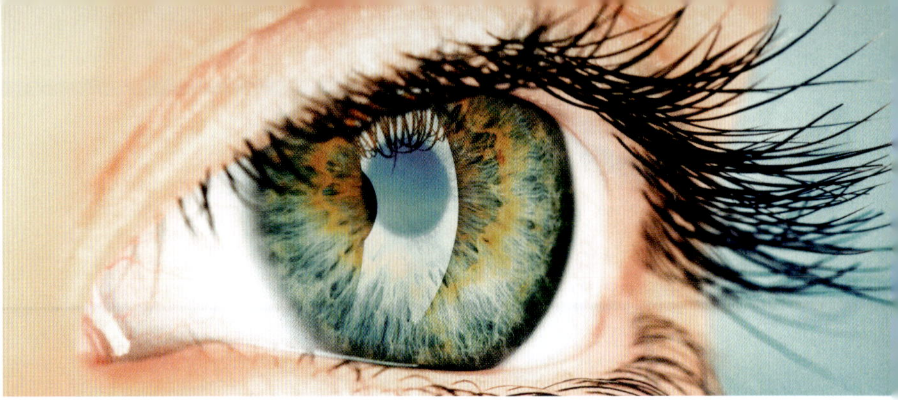

5.1 Augenbeschwerden

Bei Beschwerden der Augen unterscheidet Hildegard von Bingen zwischen Entzündungen und Trübungen oder Verdunklungen.
Zur Behandlung von Entzündungen können die in dieser Rubrik genannten Heilmittel eingesetzt werden, insbesondere die Meisterwurz, aber auch der Bertram.
Trübungen und Verdunklungen sind im Wesentlichen mit dem grauen Star (Katarakt) gleichzusetzen. Dieser entsteht aus Hildegards Sicht durch „Stoffwechselschlacken", schlechte oder verdorbene Körpersäfte (s. Kap. 3.3 „Der Stoffwechsel"). Bei der Auswahl des richtigen Heilmittels und der passenden Rezeptur sind gleichzeitige Beschwerden anderer Organsysteme ein wichtiges Kriterium.

5.1.1 Grüner Star (Glaukom)

Das Wort Verdunklung, welches die hl. Hildegard in ihren Ausführungen zu Topas, Veilchenöl und den Rebtropfen ohne Öl verwendet, kann zusätzlich als Hinweis auf den grünen Star verstanden werden, denn zu Hildegards Zeit war eine Differenzierung zwischen Grauem und Grünem Star nicht bekannt – in der Praxis wirken die von ihr beschriebenen Heilmittel aber bei beiden Augenleiden. In der naturheilkundlichen Behandlung des Glaukoms sind immer zusätzliche augenärztliche Kontrollen notwendig, um Schädigungen der Sehnerven zu vermeiden. Gute Erfolge sind mit dem Topas-Wein beschrieben, alternativ ist ein Versuch mit Veilchenöl und an dritter Stelle mit den Rebtropfen ohne Öl sinnvoll.

5.1.2 Augen und Leber

Aus naturheilkundlicher Sicht bestehen Organbeziehungen zwischen der Leberfunktion und den Augen, die auch die hl. Hildegard in ihrem Text erwähnt:

„Wenn die Säfte … auf unrechte Weise erregt werden und dann die Gefäße der Leber berühren … so wird deren Feuchtigkeit vermindert … Daher trocknen sie den Menschen aus und treiben ihn in Krankheit. Die Feuchtigkeit in diesem Menschen vertrocknet und vergiftet und steigt in sein Gehirn und verursacht Kopf- und Augenschmerzen.“ (LDO, S. 96f.)

Diese innere Verbindung bestätigt sich bei vielen Augenerkrankungen. Daraus folgt für die Behandlung: Durch die Unterstützung der Leber lassen sich indirekt auch die Augen behandeln. Zusätzlich bringt die sanfte Blutreinigung nach Hildegard von Bingen als Mini-Aderlass eine Entlastung für die feinen Gefäße der Augen (s. Kap. 3.4 „Die Blutreinigung nach Hildegard von Bingen“).

Die wichtigsten Heilmittel sind:

- Alantauszug in Wein
- Bergkristall
- Bertramwurzel-Pulver
- Fenchel
- Ingwer-Pulver
- Pfefferkraut (Bohnenkraut)
- Polei(-Minze)
- Rebtropfen ohne Öl
- Süßholzwurzel
- Topas-Wein
- Veilchenöl
- Wermutwein

Alantauszug in Wein

„Wer an der Lunge Beschwerden hat … er [der Alantauszug] *beseitigt das Gift (also den Eiter) aus seiner Lunge und unterstützt den Halbseitenkopfschmerz und reinigt die Augen.“*

- Augentrübung bei Lungenbeschwerden
- Linsentrübung (Katarakt) bei Lungenbeschwerden
- Lungenerkrankung mit eitriger Schleimbildung (begleitend)
- Bronchitis/Husten mit eitrigem Auswurf (besonders gelbem oder grünem) bei gleichzeitigen Kopfschmerzen, halbseitig oder bei Migräne/Kopfschmerz-Neigung bzw. Halbseitenkopfschmerz

Bergkristall

„Der Mensch, dem sich die Augen verdunkeln ... er [der Bergkristall] *zieht ... die schlechten Säfte und das trübe Wasser von den Augen aus"*

- Augentrübung, auch bei Schilddrüsen-Funktionsstörung
- Linsentrübung (Katarakt), auch bei Schilddrüsen-Funktionsstörung

Bertramwurzel-Pulver

„bewirkt reine Säfte ... macht seine Augen hell ... weil er schlechte Säfte auszieht"

- Augentrübung
- Linsentrübung (Katarakt)

⇨ Sehr häufig angewendet.

Fenchel

„Fenchel ... vermindert ... das schlechte Phlegma [Schleim] *und die Fäulnisprodukte und ... lässt seine Augen klar sehen."*

- Augentrübung
- Linsentrübung (Katarakt)
- Entgiftung
- Toxinausleitung
- Mundgeruch (Foetor)

⇨ Zur begleitenden Unterstützung.

Ingwer-Pulver

„Und wer geschwürige, also eitrige, schwärende und trübe Augen hat"

- Augen-Geschwüre mit Augentrübung
- Augen-Eiterung

Pfefferkraut (Bohnenkraut)

„Pfefferkraut ... macht ... fröhlich, und gegessen heilt und klärt es auch die Augen."

- Augentrübung
- Linsentrübung (Katarakt) bei Traurigkeit/depressiver Stimmung

Polei(-Minze)

„Macht deine Augen klar."

- Augentrübung
- Linsentrübung (Katarakt) bei Magenbeschwerden

Rebtropfen ohne Öl

„Wenn sich die Augen verdunkeln ... er macht die Augen klar."

- Augentrübung
- Linsentrübung (Katarakt)

  ⇨ Wird häufig angewendet.

Süßholzwurzel

„Süßholz ... macht sein [des Menschen] *Gemüt sanft und seine* [des Menschen] *Augen hell und seinen Magen weich für die Verdauung."*

- Augentrübung
- Linsentrübung (Katarakt)

  ⇨ Zur begleitenden Unterstützung.

Topas-Wein

„Wenn sich die Augen verdunkeln"

- Augentrübung
- Linsentrübung (Katarakt)
- Sehschwäche
- Altersweitsichtigkeit
- Augeninnendruckerhöhung (Glaukom)

Veilchenöl

„Es wird die Dunkelheit der Augen vertreiben"

- Augentrübung
- Linsentrübung (Katarakt)
- Mouches volantes (Sehen von schwarzen Flecken oder „Mücken")
- Sehstörungen

  ⇨ Wird häufig angewendet.

Wermutwein

„Klärt die Augen."

- Linsentrübung (Katarakt)
- Augentrübung
- Altersweitsichtigkeit
- Mouches volantes (Sehen von schwarzen Flecken oder Mücken)
- Sehstörungen

  ⇨ Wird häufig angewendet, besonders auch vorbeugend.

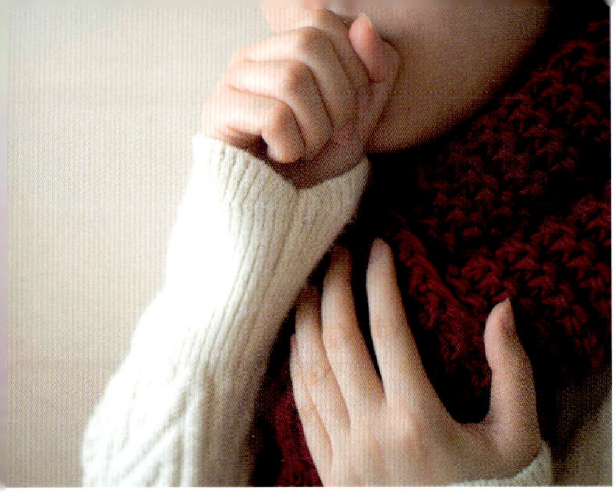

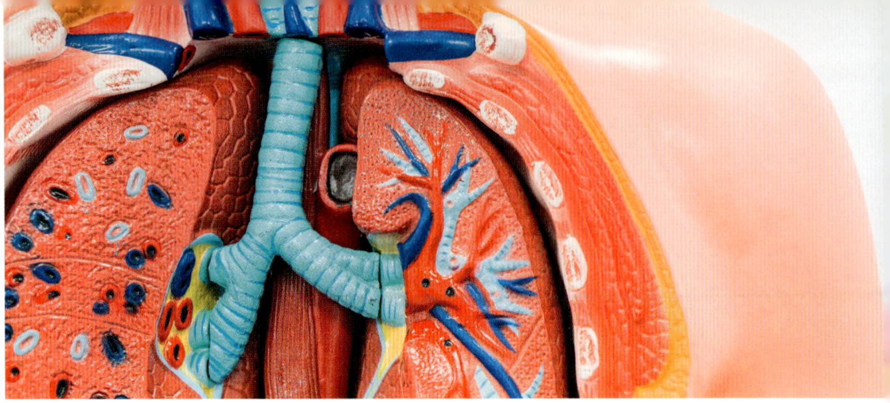

5.2 Bronchitis, Husten

Erkrankungen der Bronchien und der Lungen sind in der kalten und feuchten Jahreszeit ein häufiger Anlass, heilkundliche Hilfe aufzusuchen. Die aufgeführten Hildegard-Heilmittel haben sich vielfach bewährt, sowohl bei akuten als auch bei chronischen Beschwerden. Bei letzteren ist die Unterstützung der Herzleistung oft sehr wohltuend, da das Herz gegen einen erhöhten Lungen-Widerstand anpumpen muss. Liegt eine Entzündung vor, hat sich die Kombination lungenspezifischer Heilmittel mit den hildegardischen Entzündungsmitteln als effektiv erwiesen.

Die wichtigsten Heilmittel sind:

- Akelei-Honig
- Alantauszug in Wein
- Andorn-Fenchel-Dill-Wein
- Bertramwurzel-Pulver
- Brombeer-Bertram-Ysop-Origanum-Elixier (kurz: Brombeer-Trank)
- Galgantwurzel-Pulver in Wasser
- Hirschzungen(farn)-Kräutertrank
- Liebstöckel-Salbei-Fenchel-Auszug in Wein
- Lungenkraut(blätter)-Tee
- Lungenkraut(blätter)-Wein
- Mandelkerne
- Meisterwurz
- Odermennig
- Rainfarn-Pulver

- Rettich-Pulver
- Wermut-Olivenöl
- Wermutwein

Akelei-Honig

„Wer viel Phlegma [Schleim] *auswirft …* [dem] *mindert* [er] *das Phlegma und reinigt ihn"*

- Verschleimung der oberen Luftwege
- Husten/Bronchitis mit reichlicher Schleimabsonderung
- Schnupfen/Nasennebenhöhlen-Reizung/-Entzündung mit reichlicher Schleimabsonderung

⇨ Wird häufig angewendet.

Alantauszug in Wein

„Wer an der Lunge Beschwerden hat … [dem] *beseitigt* [er] *das Gift (also den Eiter) aus seiner Lunge und unterdrückt den Halbseitenkopfschmerz und reinigt die Augen."*

- Lungenerkrankungen mit eitriger Schleimbildung (begleitend)
- Bronchitis/Husten mit eitrigem Auswurf (besonders gelbem oder grünem) bei gleichzeitigen Kopfschmerzen, halbseitig oder bei Migräne/Kopfschmerz-Neigung bzw. Halbseitenkopfschmerz

Andorn-Fenchel-Dill-Wein

„Wer Husten hat, [dessen] *Husten wird vergehen. Husten kommt … von Beschwerden der Lunge und der Leber … Dill trocknet den Husten aus."*

- Husten/Bronchitis mit Schleimbildung
- Husten/Bronchitis bei Leber-Stoffwechselschwäche

Bertramwurzel-Pulver

„Oft gegessen vertreibt Bertram … Brustfellleiden … und … vertreibt Krankheit von ihm."

- Bronchitis
- Brustfellleiden
- Schnupfen/Nasennebenhöhlen-Reizung/-Entzündung mit Schleimbildung

⇨ Wird sehr häufig angewendet.

Brombeer-Trank

„Und wenn jemand an der Lunge Beschwerden hat und aus der Brust hustet … die Lunge wird ihre Gesundheit zurückerlangen und der Schleim aus der Lunge beseitigt …[die] *so vermischten* [Zutaten] *vermindern die Fäulnisprodukte der Lunge und der Brust."*

- Husten/Bronchitis, hartnäckig
- Husten/Bronchitis mit festsitzendem, schwerlöslichem Schleim

⇨ Wird häufig angewendet.

Galgantwurzel-Pulver in Wasser

„Ein Mensch [soll es] *… in Quellwasser trinken."*

- Fieber
- Infekt
- Erkältungsinfekt
- Grippe, grippaler Infekt

⇨ Wird sehr häufig angewendet.

Hirschzungen(farn)-Kräutertrank

„Er nützt der Leber und reinigt die Lunge und heilt die schmerzenden Eingeweide und entfernt innere Fäulnis und Schleim."

- Husten/Bronchitis bei gleichzeitigen Bauchbeschwerden

⇨ Wird häufig angewendet

Liebstöckel-Salbei-Fenchel-Auszug in Wein

„Wenn jemand aus der Brust heraus hustet … dort zuerst Beschwerden [hat] *…* [er] *löst den Bodensatz der krankhaften Säfte … wie jemand, der einen Gefesselten von seinen Banden befreit"*

- Husten/Bronchitis mit langem Verlauf

Lungenkraut(blätter)-Tee

„Wenn schlechte und stinkende Säfte schädlichen Rauch zum Gehirn … schicken, das diesen Rauch zur Lunge lenkt und sie schmerzen lässt … Die Lunge wird von Herzschmerzen und der Wärme des Magens vielfach geschwächt."

- Husten/Bronchitis mit Schnupfen
- Husten/Bronchitis mit Nasennebenhöhlen-Reizung
- Husten/Bronchitis, schmerzhaft
- Herzhusten, Husten durch Herzschwäche

Lungenkraut(blätter)-Wein

„[Wem] die Lunge aufgebläht ist, sodass er hustet und kaum Atem holen kann."

- Husten/Bronchitis mit Atemenge/Atemnot
- Atemnot
- Asthma bronchiale
- Obstruktive Bronchitis (Bronchitis mit Atemnot)
- COPD (chronisch obstruktive Lungenerkrankung)

Mandelkerne

„Wer an der Lunge geschwächt ist ... sie geben der Lunge Kräfte."

- Lungenschwäche
- Lungenerkrankung, Neigung zu
- Bronchitis-Neigung

⇨ Zur begleitenden Unterstützung.

Meisterwurz

„Wer Fieber [Entzündungen] hat, welcher Art auch immer sie sind"

- Infekte der oberen Luftwege
- Bronchitis
- Lungenentzündung, begleitend
- Schnupfen/Nasennebenhöhlen-Reizung/-Entzündung mit Schleimabsonderung, besonders gelbem oder grünem und mit Kopfdruck

⇨ Wird sehr häufig angewendet.

Odermennig

„Wer ... Schleim und viel Phlegma infolge kranker Eingeweide ausscheidet und auswirft und auch einen kalten Magen [vgl. S. 149] hat"

- Husten/Bronchitis mit reichlicher Schleimabsonderung und Magen-Darm-Funktionsschwäche oder Magen-Kälteempfindlichkeit
- Schnupfen/Nasennebenhöhlen-Reizung/-Entzündung mit reichlicher Schleimabsonderung und Magen-Darm-Funktionsschwäche oder Magen-Kälteempfindlichkeit

Rainfarn-Pulver

„Wer trockenen Husten hat ... so werden die Trockenheit und die inneren Geschwüre jenes Hustens gelöst ... so, dass jener Mensch diesen Schmutz im Auswurf ausspeit. Es wird ihm besser gehen."

- Husten/Bronchitis trocken (ohne Auswurf)
- Keuchhusten (Pertussis) bei älteren Kindern und Erwachsenen (begleitend)

Rettich-Pulver

„Wer ... sehr viel Phlegma in sich hat, soll Rettich pulverisieren ... Dieses treibt das Phlegma aus ... Dass man ... nach Rettichessen Gestank bemerkt ... kommt davon, dass er schlechte Säfte und Gestank aus dem Menschen austreibt."

- Verschleimung der oberen Luftwege
- Husten/Bronchitis mit reichlicher Schleimabsonderung
- Schnupfen/Nasennebenhöhlen-Reizung/-Entzündung mit reichlicher Schleimabsonderung

Wermut-Olivenöl

„Wenn ein Mensch in der Brust oder um die Brust Beschwerden hat, sodass er davon hustet"

- Husten/Bronchitis, auch bei Kindern

Wermutwein

„Lässt nicht zu, dass die Lunge geschwächt wird"

- Stärkungsmittel
- Infekt-Vorbeugung

⇨ Wird häufig angewendet, besonders auch vorbeugend.

Siehe in Kap. 12.1 „Krankheiten und Beschwerden von A–Z" auch *Asthma bronchiale* und *Herzunterstützung*.

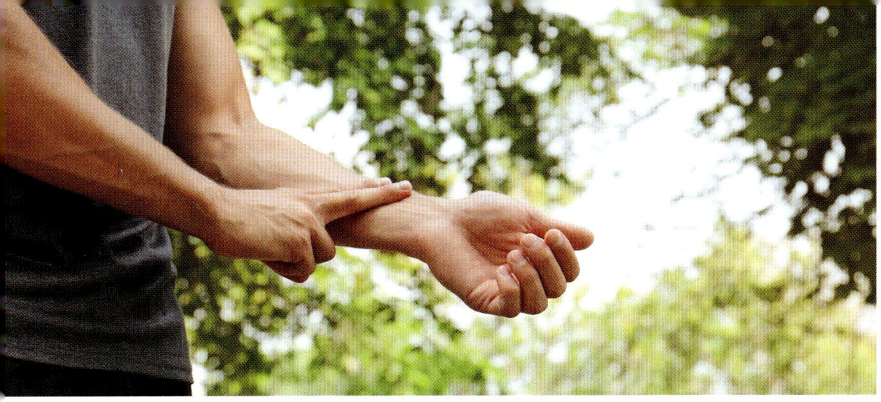

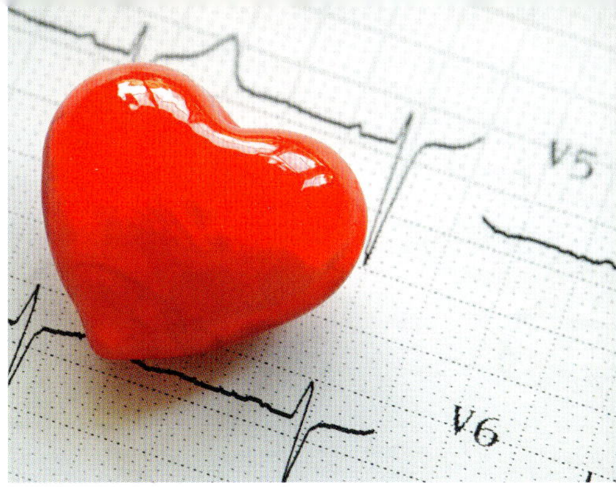

5.3 Herz-Kreislauf-Beschwerden

Das Herz ist nicht nur eine mechanische Pumpe zur Bewegung des Blutes im Kreislauf. Es ist außerdem in die hormonelle Versorgung eingebunden und wird seit alters her als Sitz der Seele bezeichnet.
Hildegard von Bingen spricht vom *„Emporheben des Herzens zu Gott“*, der *„Hingabe des Herzens“* (LDO, S. 25), davon *„mit weitem Herzen die Größe der Macht Gottes betrachten“* (LDO, S. 43), aber auch von der *„Zerknirschung des Herzens“* (LDO, S. 46, 50).
Die von ihr beschriebenen Heilmittel und Rezepturen berücksichtigen sowohl organische als auch emotionale und seelische Beschwerden.
Liegen Verkalkungen (Arteriosklerose) der Gefäße vor, ist die Reduzierung des Fleischkonsums mit einer vollständigen Vermeidung von Schweinefleisch und -fett als Ernährungsempfehlung ein wesentlicher Baustein der hildegardischen wie auch einer naturheilkundlichen Behandlung (s. Kap. 8 „Ernährungskunde nach Hildegard von Bingen“).
Ebenso sollte eine jährliche Blutreinigung nach Hildegard von Bingen, das heißt ein Mini-Aderlass, als Entlastung durchgeführt werden (s. Kap. 3.4 „Die Blutreinigung nach Hildegard von Bingen“).

Die wichtigsten Heilmittel sind:

- Aloe-Myrrhe-Kampfer-Wilder Lattich-Mischpulver (Lattich-Mischpulver)
- Bergkristall-Wasser
- Diptamwurzel-Pulver
- Edelkastanienkerne, roh
- Enzian

- Fenchel-Galgantwurzel-Diptam-wurzel-Habichtskraut
- Galgantwurzel-Tabletten/-Pulver
- Habichtskraut
- Jaspis
- Königskerzenblüten
- Lattich-Mischpulver (s. Aloe-Myrrhe-Kampfer-Wilder Lattich-Mischpulver)
- Lungenkraut(blätter)-Tee
- Meerrettich-Galgant-Pulver
- Muskatnuss-Pulver
- Muskatnuss-Zimt-Nelken-Kekse
- Ölbaum(Blätter-Rinden)-Salbe
- Pelargonien-Bertram-Muskat-nuss-Pulver
- Petersilienhonig-Trank
- Storchenschnabel-Poleiminze-Rauten-Pulver
- Wermutwein

Aloe-Myrrhe-Kampfer-Wilder Lattich-Mischpulver, Lattich-Mischpulver genannt

„Wenn du schwach bist, dann … stärkt [es] dich, wie die Sonne einen trüben Tag erleuchtet."

- Kreislaufschwäche
- Kreislaufbeschwerden
- Ohnmachtsneigung
- Schwächezustände

  ⇨ Wird häufig angewendet.

Bergkristall-Wasser

„Wer am Herzen … Schmerzen hat"

- Herzbeschwerden

  ⇨ Begleitend eingesetzt vor allem bei Schilddrüsenfunktionsstörungen.

„Ein Mensch, der am Herzen Beschwerden hat“

Diptamwurzel-Pulver

- Arteriosklerose des Herzens/der Herzkranzgefäße (Koronarsklerose)

„Wer am Herzen Beschwerden hat, sodass sein Herz nicht in [gewohnter] *Stärke dient, und der dadurch traurig wird … macht Fortschritte hinsichtlich der Stärke … wird Freude zurückerhalten.“*

Edelkastanien-Kerne, roh

- Herzbeschwerden mit nachfolgender Traurigkeit
  ⇨ Wird zur begleitenden Behandlung eingesetzt.

„Wer … solche Herzschmerzen hat, wie wenn sein Herz kaum noch an seiner Stelle bliebe (kaum an seinem Strang hinge) …“

Enzian

- Herzschmerz mit dem oben beschriebenen Empfinden

„Den Kranken … stärkt es.“

Fenchel-Galgantwurzel-Diptamwurzel-Habichtskraut

- Herzstärkung
- Gesundheits-Unterstützung (allgemein)
- Kranken-Stärkung (allgemein)

„Galgant … ist reich an Wirkkraft … Wer am Herzen Beschwerden hat und herzbedingt ohnmächtig wird.“

Galgantwurzel-Tabletten/-Pulver

- Herzbeschwerden
- Kreislaufschwäche (Hypotonie)
- Konzentrationsschwäche durch Sauerstoffmangel
- Ohnmachtsneigung durch Herzschwäche
- Kreislaufschwäche durch Müdigkeit
- Durchblutungsstörungen
- Arteriosklerose des Herzens/der Herzkranzgefäße
- (Koronarsklerose)
  ⇨ Wird sehr häufig angewendet.

Habichtskraut

„Das Habichtskraut ... stärkt ... das Herz. Es mindert die schlechten Säfte, die sich an einer Stelle ... sammeln."

- Arteriosklerose des Herzens/der Herzkranzgefäße (Koronarsklerose)
  ⇨ Wird immer zusammen mit Galgant angewendet.

Jaspis

„Wenn sich im Herzen ... Säftestürme im Sinne der Gicht erheben ... Jaspis an jene Stelle legen ... bis er dort warm wird."

- Herzattacken, plötzliche
- Herzunruhe
- Herzklopfen (aus organischer und emotionaler Ursache)
- Herzrhythmusstörungen ohne kardiologische Behandlungsnotwendigkeit

Königskerzen-Blüten

„Wer ein schwaches und trauriges Herz hat"

- Herzschwäche mit Traurigkeit

Lattich -Mischpulver

(s. Aloe-Myrrhe-Kampfer-Wilder-Lattich-Mischpulver)

Lungenkraut(blätter)-Tee

„Die Lunge nämlich wird von Herzschmerzen und der Wärme des Magens vielfach geschwächt"

- Herzhusten (= Husten durch Herzschwäche)
- Rechtsherzschwäche mit Husten
- Herzschwäche, die zu Husten führt (Herzschwäche primär)

Meerrettich-Galgant-Pulver

„Wer Herzbeschwerden hat ... wer an der Lunge Beschwerden hat"

- Herz-Unterstützung bei chronischen Lungenerkrankungen (chronischer Bronchitis, Lungenemphysem, COPD, Asthma bronchiale)

„Die Muskatnuss ... öffnet ... sein [ihr] Herz, reinigt seine [ihre] Sinne und bringt ... eine gute Stimmung."

Muskatnuss-Pulver

- „Herzensöffnung" (meint emotionale Verschlossenheit)

„Beruhigt jede Bitterkeit deines Herzens und Gemüts, öffnet dein Herz und deine abgestumpften Sinne."

Muskatnuss-Zimt-Nelken-Kekse

- Verbitterung, Abstumpfung (Zurückgezogenheit/depressive Stimmung) oder Traurigkeit sowie „Herzensöffnung"

„Wenn jemand am Herzen ... von der Gicht Beschwerden hat"

Ölbaum(Blätter-Rinden)-Salbe

- Herzbeschwerden bei Gicht oder bei rheumatischen Beschwerden, Thema „Mitleid"

„Wer am Herzen Beschwerden hat, soll dieses Pulver entweder mit Brot oder ohne Brot von seiner Hand lecken."

Pelargonien-Bertram-Muskatnuss-Pulver

- Herz-Funktionsschwäche, vor allem bei akuten Infekten

„Wer am Herzen ... Schmerzen hat"

Petersilienhonig-Trank

- Herzbeschwerden
- Herzschwäche (Herzinsuffizienz, leichte)
- Ödeme (Schwellungen), leichte (bei Herzschwäche)
- Herzunterstützung bei chronischen Lungenerkrankungen (chronische Bronchitis, Lungenemphysem, COPD, Asthma br.)
  ⇨ Wird häufig angewendet.

„Wer am Herzen Beschwerden hat und immer traurig ist."

Storchenschnabel-Poleiminze-Rauten-Pulver

- Herzbeschwerden mit anhaltender Traurigkeit/depressiver Stimmung

„Wermut ... stärkt das Herz."

Wermutwein

⇨ Wird zur allgemeinen Herzstärkung angewendet.

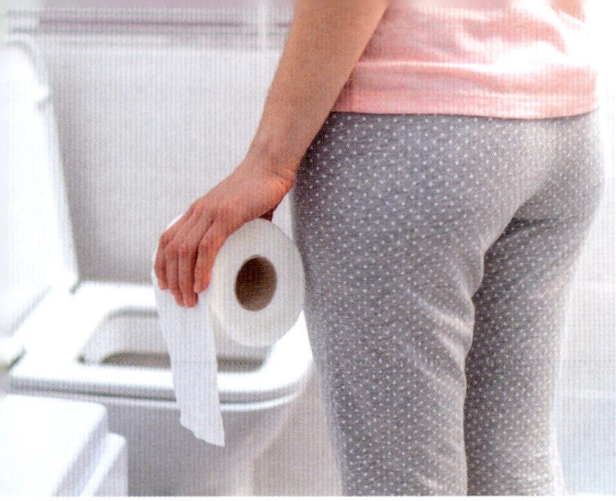

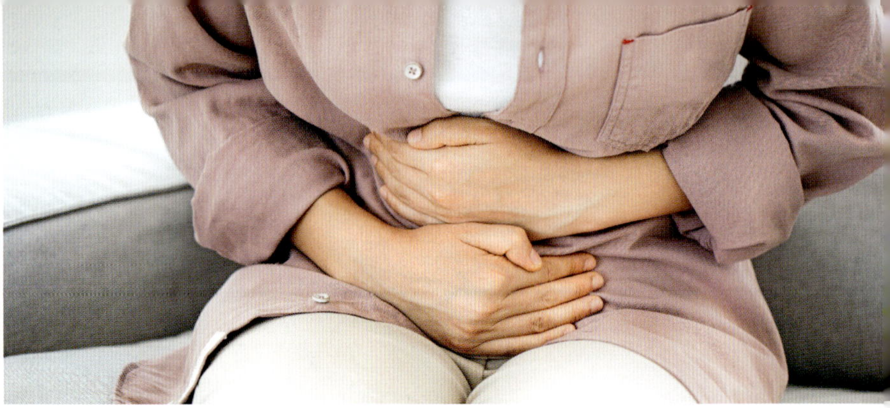

5.4 Magen-, Darm-, Verdauungsbeschwerden

Beschwerden im Verdauungstrakt sind ein häufiger Grund für eine naturheilkundliche Behandlung. Oft lassen sie sich mit den durchgeführten Untersuchungen der konventionellen Medizin nicht erklären (s.a. die Kap. 3.5 „Der Darm“, 3.3 „Der Stoffwechsel“ und 3.3.1 „Ausleitung/Entgiftung“. Dort wird die bedeutende Rolle der Leber beschrieben.)
Nach einer Behandlung des Verdauung-Stoffwechsels bessern sich oft auch das Allgemeinbefinden und weitere Beschwerden. Verwiesen sei daher auf die Bedeutung der Ernährung, die nicht nur den Darm betrifft, sondern dem gesamten Organismus die wesentlichen Baustoffe in einer biologisch guten Form zur Verfügung stellen soll.

Die wichtigsten Heilmittel sind:

- Bärwurz-Galgant-Süßholz-Pfefferkraut-Birnen-Honig (Bärwurz-Mischpulver-Birnen-Honig)
- Bergkristall-Wasser
- Bernstein-Wasser
- Bertramwurzel-Pulver
- Edelkastanienkerne-Süßholz-Engelsüß-Mischung
- Fenchel
- Fenchel-Galgant-Diptam-Habichtskraut
- Flohsamen-„Samen“
- Hirschzungen(farn)-Kräutertrank
- Kornelkirsche
- Mutterkraut

- Polei(-Minze)
- Rindsfußbrühe/Kalbsfußbrühe
- Süßholzwurzel
- Tannensalbe
- Wermutwein

Bärwurz-Galgant-Süßholz-Pfefferkraut-Birnen-Honig (Bärwurz-Mischpulver-Birnen-Honig)

„Und alle schlechten Körpersäfte … auflöst und so den Menschen reinigt, wie Geschirr von Schmutz gereinigt wird.“

- Darmflora-Unterstützung
- Stoffwechsel-Unterstützung
- „Entgiftung“
- Toxin-Ausleitung

  ⇨ Wird sehr häufig angewendet.

Bergkristall-Wasser

„Wer … im Magen oder im Bauch irgendwo Schmerzen hat … und es wird ihm … am Magen und im Bauch besser gehen.“

- Magenbeschwerden
- Bauchbeschwerden
- Darmbeschwerden

  ⇨ Zur begleitenden Unterstützung.

Bernstein-Wasser

„Ein Mensch, der starke Beschwerden im Magen hat.“

- Magenbeschwerden, auch stärkere
- Reizmagen
- Magenschleimhaut-Reizung
- Magenschleimhaut-Entzündung (Gastritis)

  ⇨ Wird häufig zur begleitenden Unterstützung angewendet.

Bertramwurzel-Pulver

„Verschafft demjenigen eine gute Verdauung, der ihn häufig isst.“

- Verdauungs-Förderung
- Fäulnis-Minderung (Abbau von Stoffwechsel-„Schlacken“)

  ⇨ Wird sehr häufig angewendet.

Edelkastanienkerne-Süßholz-Engelsüß-Mischung

„Wer Magenschmerzen hat … es wird seinen Magen reinigen und warm und kräftig machen.“

- Magenbeschwerden
- Reizmagen
- Magenschleimhaut-Reizung
- Magenschleimhaut-Entzündung (Gastritis), Neigung zu oder vorbeugend
- Magengeschwür (Magenulcus), Neigung zu oder vorbeugend

⇨ Wird häufig angewendet.

Fenchel

„Wie immer er gegessen wird … bringt [er]… eine gute Verdauung … vermindert … die Fäulnisprodukte.“

- Entgiftung
- Toxin-Ausleitung
- Darmbeschwerden
- Verdauungs-Förderung

⇨ Zur begleitenden Unterstützung.

Fenchel-Galgant-Diptam-Habichtskraut

„Es fördert die Verdauung.“

- Verdauungs-Förderung

Flohsamen-„Samen“

- Obstipation (Verstopfung)

Hirschzungen(farn)-Kräutertrank

„Er nützt der Leber … und heilt die schmerzenden Eingeweide und entfernt innere Fäulnis und Schleim.“

- Magenbeschwerden
- Darmbeschwerden
- Reizmagen
- Reizdarm
- Blähbauch
- Oberbauchbeschwerden
- Leber-Stoffwechselschwäche
- wechselnde Stuhlgänge bei der Verdauung

- Fäulnis-Minderung (s. Kap. „Ausleitung/Entgiftung)
- Toxin-Ausleitung
- „Entgiftung“
- Darm-Flora-Unterstützung nach Antibiotika-Einnahme (Symbioselenkung/Mikrobiom)
- Bronchitis bei gleichzeitigen Bauchbeschwerden

  ⇨ Wird sehr häufig angewendet.

Kornelkirsche

„Reinigt und stärkt den gesunden wie kranken Magen und verhilft dem Menschen zu Gesundheit“

- Magenbeschwerden
- Gesundheits-Unterstützung

  ⇨ Zur begleitenden Unterstützung.

Mutterkraut

„Ein Mensch aber, der am Stechen leidet“

- Bauchbeschwerden
- Darmbeschwerden
- Eingeweidebeschwerden

Polei(-Minze)

„Es reinigt deinen Magen.“

- Magenbeschwerden bei Augentrübung/Linsentrübung (Katarakt)

Rindsfußbrühe/ Kalbfußbrühe

„Und wenn jemand … Magenbeschwerden hat“

- Magenbeschwerden bei Knochenschmerzen/Osteoporose/ Knochenbruch (Fraktur)

Süßholzwurzel

„Süßholz … macht … seinen Magen weich für die Verdauung.“

- Magenschleimhaut-Reizung
- Magen-Verdauungsschwäche (atrophische Gastritis)
- mit Begleitbeschwerden betreffend Augen und Gemüt (vgl. Süßholz S. 182)

Tannensalbe

„Und wenn jemand am Magen … Beschwerden hat“

- Magenbeschwerden
- Reizmagen
- Aufstoßen
- Blähbauch
- Nahrungsmittel-Unverträglichkeit
- Völlegefühl
- Verdauungsstörungen mit wechselnden Stühlen von Verstopfung bis Durchfall-Neigung
- Milzbeschwerden
- Bauchspeicheldrüsen-Funktionsschwäche
- Zuckerkrankheit (Diabetes mellitus), begleitend

Wermutwein

„Erwärmt den Magen, reinigt die Eingeweide und macht eine gute Verdauung.“

- Magenbeschwerden
- Darmbeschwerden
- Blähbauch
- Völlegefühl
- Verdauungsförderung

  ⇨ Wird sehr häufig angewendet, besonders auch vorbeugend.

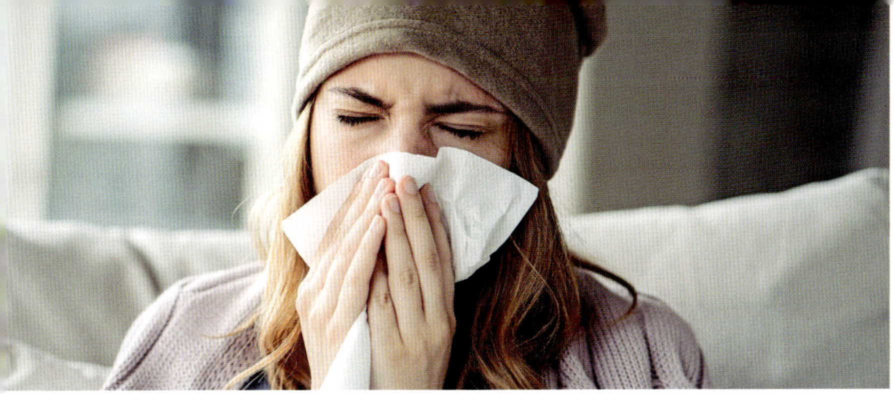

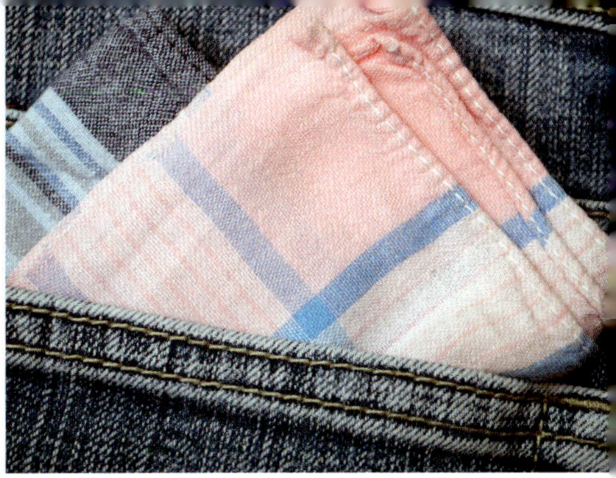

5.5 Nasennebenhöhlen-Reizung/ -Entzündung, Schnupfen

Es gibt vier Nebenhöhlen, die jeweils paarig angelegt sind und sich zum Teil erst während des Wachstums entwickeln. Die bekanntesten sind die Stirn- und die Kieferhöhlen, zusätzlich existieren die Siebbeinzellen und die Keilbeinhöhlen im hinteren Nasenbereich. Bei einer Entzündung können ihre Absonderungen entweder in Form eines Schnupfens nach außen abfließen oder in den Rachen hinunterlaufen. Im zweiten Fall wird das Sekret entweder ausgeräuspert oder ausgeworfen oder es sinkt weiter nach unten in die Bronchien. Dort verursacht es Husten oder eine Bronchitis. In einem solchen Fall sind die in Abschnitt 5.2 „Bronchitis, Husten" genannten Mittel sinnvoll. Kann das Sekret nicht abfließen, sind eine verstopfte Nase (Stockschnupfen) oder sogar erhebliche Schmerzen in den Nebenhöhlen die Folge.

Die wichtigsten Heilmittel sind:

- Akelei-Honig
- Bertramwurzel-Pulver
- Jaspis
- Meisterwurz
- Odermennig
- Pelargonien-Bertram-Muskatnuss-Pulver
- Rainfarn-Pulver
- Rettich

Akelei-Honig

„Wer viel Phlegma [Schleim] *auswirft ...* [dem] *mindert* [er] *das Phlegma und reinigt ihn."*

- Schnupfen mit reichlicher Schleimabsonderung
- Nasennebenhöhlen-Reizung/-Entzündung mit reichlicher Schleimabsonderung

Bertramwurzel-Pulver

„[Dem] *Mensch, der in seinem Kopf viel Schleim hat, vermindert ... er ... den Schleim in seinem Kopf, da Schleim oft von unrechten Säften kommt."*

- Schnupfen mit Schleimbildung
- Nasennebenhöhlen-Reizung/-Entzündung mit Schleimbildung

⇨ Wird sehr häufig angewendet.

Jaspis

„Wer einen Schnupfen hat ... und die Säfte des Hauptes werden sich umso ... leichter lösen"

- Schnupfen
- Verstopfte Nase (Stockschnupfen)

Meisterwurz

„Wer Fieber [Entzündungen] *hat, welcher Art auch immer sie sind"*

- Schnupfen mit Schleimabsonderung, besonders gelbem oder grünem und/oder Kopfdruck
- Nasennebenhöhlen-Reizung/-Entzündung mit Schleimabsonderung, besonders gelbem oder grünem und/oder Kopfdruck

⇨ Wird sehr häufig angewendet.

Odermennig

„Wer ... Schleim und viel Phlegma infolge kranker Eingeweide ausscheidet und auswirft und auch einen kalten Magen hat"

- Schnupfen mit reichlicher Schleimabsonderung und Magen-Darm-Funktionsschwäche oder Magen-Kälteempfindlichkeit
- Nasennebenhöhlen-Reizung/Entzündung mit reichlicher Schleimabsonderung und Magen-Darm-Funktionsschwäche oder Magen-Kälteempfindlichkeit

Pelargonien-Bertram-Muskatnuss-Pulver

„Wer Schnupfen hat … und der Schnupfen wird sich leichter und sanfter lösen und schnell verschwinden [und] *… die krankhaften Säfte bekämpfen.“*

- Schnupfen
- Verstopfte Nase (Stockschnupfen)
- Nasennebenhöhlen-Reizung/-Entzündung
  ⇨ Wird sehr häufig angewendet.

Rainfarn-Pulver

„Wer Schnupfen hat und davon hustet“

- Schnupfen mit Husten durch Schleimabsonderung in den Rachen
- Nasennebenhöhlen-Reizung/-Entzündung mit Husten durch Schleimabsonderung in den Rachen

Rettich

„Wer … sehr viel Phlegma in sich hat … treibt das Phlegma aus … dass [man] *… nach Rettichessen Gestank bemerkt … kommt davon, dass er schlechte Säfte und Gestank aus dem Menschen austreibt.“*

- Verschleimung der oberen Luftwege
- Schnupfen mit reichlicher Schleimabsonderung
- Nasennebenhöhlen-Reizung/-Entzündung mit reichlicher Schleimabsonderung

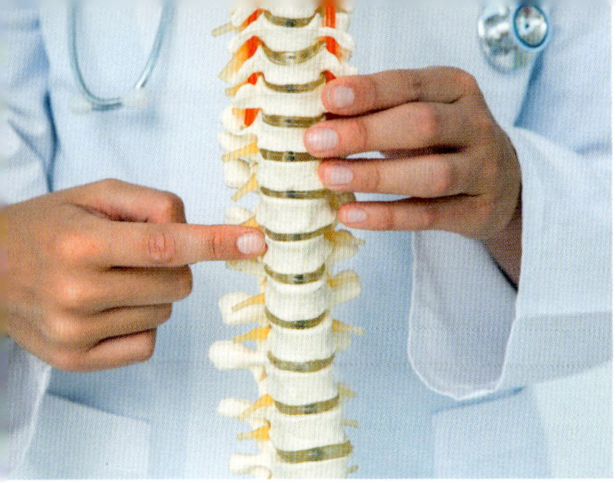
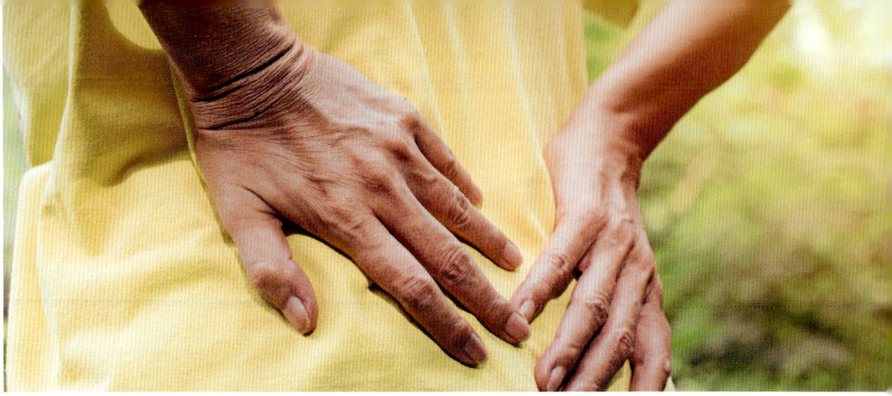

5.6 Rheuma, Gicht, Gelenk- und Rückenbeschwerden

5.6.1 Rheuma

Das Krankheitsbild des rheumatischen Formenkreises umfasst vielfältige Beschwerden. Diese können unterschiedliche Ursachen haben und nur sehr gering ausgeprägt sein oder zu erheblichen Einschränkungen führen. Der Begriff „Rheuma" leitet sich aus dem Griechischen ab und bedeutet übersetzt „fließen". Wer einmal Ablagerungen in Form verdickter Gelenke gesehen hat, kann diese Namensgebung gut nachvollziehen. Zudem berichten Rheumatiker häufig von wandernden Schmerzen in unterschiedlichen Gelenken.
Neue Forschungsergebnisse der Erfahrungsheilkunde weisen auf eindeutige Beziehungen zwischen Rheuma und Essgewohnheiten hin. Das wusste die Klosterfrau schon vor über 850 Jahren. Besonders ist hierbei das Schweinefleisch zu nennen. Aus naturheilkundlicher Sicht ist die vollständige Vermeidung von Schweinefett und Schweinefleisch und damit auch von gemischter Wurst und Schweineschinken sinnvoll, da diese Entzündungen und Ablagerungen unterstützen oder hervorrufen können (s. Kap. 8 „Ernährungskunde nach Hildegard von Bingen"). Zur Vermeidung von Gelenkablagerungen siehe auch Kapitel 3.4 „Die Blutreinigung nach Hildegard von Bingen".

5.6.2 Gicht

Hildegard von Bingen benutzt statt des Begriffs „Rheuma" des Wort „Gicht", welches sie aber auch für weitere Beschwerden verwendet (Schlehen-Zimt-Nelken-Elixier, S. 177). Heute wird ausschließlich die durch eine Erhöhung der Harnsäure bedingte Krankheit als Gicht bezeichnet. Die Harnsäurekristalle als Verursacher der Gicht und des akuten Gichtanfalls machen sich klassischerweise als Podagra am Groß-

zehengelenk bemerkbar, welches jedoch nicht die einzige betroffene Stelle ist. Durch moderne computertomografische Spezialuntersuchungen lassen sich Harnsäurekristalle in verschiedensten Gelenken und auch in Sehnen darstellen, die verdickt und schmerzhaft sind. Sogar im Herzmuskel finden sich diese Kristalle und können dort Veränderungen der Muskelleistung und des Reizleitungs-Systems verursachen. Ab einem Wert von 6,8 mg pro Deziliter wird das Löslichkeitsprodukt überschritten und die Kristalle fallen aus. Vergleichbar ist das mit einem Topf gefüllt mit Wasser, in welches zu viel Salz geschüttet wird, sodass sich das nicht mehr gelöste Salz am Boden absetzt. Obwohl einige Patienten selbst mit Werten um 8 mg pro Deziliter keine akuten Beschwerden haben, sollte als Ziel eine Zahl von 6 mg pro Deziliter oder darunter angestrebt werden, um Spätfolgen zu vermeiden.
Bei der Ernährung ist auf eine Reduzierung purinhaltiger Lebensmittel zu achten, die zur Erhöhung der Harnsäure führen. Dazu gehören neben Fleisch auch besonders Erbsen und Alkohol sowie Orangensaft. Der Gehalt einzelner Lebensmittel an Purinen ist in entsprechenden Listen aufgeführt.

5.6.3 Weitere Ursachen

Beschwerden in Gelenken und der Wirbelsäule können noch weitere Ursachen haben, wie z. B. Verspannungen von Muskeln und Sehnen sowie sog. Blockaden, bei denen die regelrechten Positionen der einzelnen Gelenke zueinander verschoben sind und nicht mehr exakt miteinander arbeiten. Vergleichbar ist das mit zwei Zahnrädern, deren Achsen etwas verdreht sind, und die somit nicht mehr richtig ineinandergreifen. Auch wurzelbehandelte Zähne können als – oft stumme – Störherde mit Fernwirkung vielfältige Gelenk- und Wirbelsäulenbeschwerden, Rheuma, sowie Kopfschmerzen verursachen oder begünstigen.

Die wichtigsten Heilmittel sind:

- Bertram-Ingwer-Pfeffer-Pulver
- Dachsfell
- Dill
- Edelkastanien-Dampfbad
- Eberrautensalbe
- Esche
- Galgant-Wein
- Gewürznelke
- Jaspis

- Krauseminzen-Trank
- Lorbeer-Wurzel-/Blätter-Salbe
- Ölbaum(Blätter-Rinden)-Salbe
- Quitten
- Salbei-Tee
- Selleriegewürzmischung
- Veilchenöl
- Weizen(körner)-Wickel
- Wermutcreme
- Wermut-Olivenöl

Bertram-Ingwer-Pfeffer-Pulver

„Ferner soll ein Mensch, der von Gicht gequält wird"

- Gicht
- Rheuma

Dachsfell

„Es ist … auch eine große Kraft im Fell [des Dachses]*: … jedes Übel in dir wird nachlassen … und du wirst an Füßen und Beinen gesund sein."*

- Rheuma
- Durchblutungsstörungen der Füße
- Kälte der Füße

Dill

„Aber gekocht gegessen, bekämpft er die Gicht."

- Gicht, begleitend
  ⇨ Wird häufig angewendet.

Edelkastanien-Dampfbad

„Der Mensch aber, der gichtbrüchig ist, und davon jähzornig ist"

- Gicht
- Rheuma
- Zornneigung bei Rheuma

Eberrautensalbe

„Und wenn jemand an seinen Gliedern von der Gicht gequält wird"

- Gicht
- Rheuma

Esche

„Wenn jemand an seinem Rücken oder in der Seite oder an irgendeinem anderen Glied von der Gicht gequält wird, als ob alle seine Glieder gebrochen und zerstoßen wären"

- Gelenkbeschwerden
- Rückenschmerzen
- Gicht

Galgant-Wein

„Wer infolge schlechter Säfte am Rücken oder in der Flanke Schmerzen hat … der Schmerz wird … durch die Hitze des Galgants … vertrieben."

- Rückenschmerz, besonders bei Kälteeinwirkung
- Flankenschmerz, besonders bei Kälteeinwirkung

Gewürznelke

„die Podagra. Wenn diese … zu wachsen beginnt"

- Gicht
- Podagra (Gicht im Großzehengrundgelenk)

  ⇨ Wird vor allem im Anfangsstadium angewendet.

Jaspis

„Und wenn sich im Herzen oder in den Nieren oder an einem anderen Glied des Menschen Säftestürme im Sinne der Gicht erhoben"

- Gicht
- Rückenschmerzen, besonders
  - Nackenschmerzen
  - Lendenschmerzen
- Gelenkschmerzen, insbesondere
  - Hüftschmerzen
  - Knieschmerzen
- Herzbeschwerden (vgl. Jaspis, S. 113)

  ⇨ Wird häufig angewendet.

Krauseminzen-Trank

„Und wem die Gicht Schaden zufügt ... und die Gicht wird weichen."

- Rheuma
- Gicht
- Harnsäure-Erhöhung
- Gelenkschwellungen mit knotigen Verdickungen z.B.
  - Fingergelenksverdickungen
  - Sehnenverdickungen

⇨ Wird häufig angewendet.

Lorbeer-Wurzel-/ Blätter-Salbe

„Und wenn du im Kopf oder in der Brust oder in der Seite oder im Rücken oder in den Lenden Schmerzen hast"

- Gelenkbeschwerden
- Rückenschmerzen
- Rheuma
- Kopfschmerzen

⇨ Wird häufig angewendet.

Ölbaum(Blätter-Rinden)-Salbe

„Und wenn jemand am Herzen oder im Rücken oder in der Seite oder an den Nieren (oder Lenden) von der Gicht Beschwerden hat"

- Herzbeschwerden bei Gicht/mit rheumatischen Beschwerden
- Rückenschmerzen
- Nierenbeschwerden
- Nieren-Funktionsschwäche
- Gicht

besonders auch, wenn das Stichwort „Mitleid" zutrifft

Quitten

„Wer gichtbrüchig ist"

- Gicht
- Rheuma

⇨ Zur begleitenden Unterstützung.

Salbei-Tee

„Wenn jemand, der Krankheiten hat, ein wenig gichtbrüchig ist"

- Gicht
- Rheuma
- Blasenschwäche
- Blaseninkontinenz
- Harnabgang, unwillkürlich
- Blasenentzündung

Selleriegewürz-mischung

„Wer aber von der Gicht so gequält wird"

- Gicht
- Rheuma
- Harnsäure-Erhöhung
- Gelenkbeschwerden
- Gelenkschwellungen mit knotigen Verdickungen z.B.
    - Fingergelenksverdickungen
    - Sehnenverdickungen

    ⇨ Wird sehr häufig angewendet.

Veilchenöl

„Aber wenn jemand wegen der Gicht am Kopf ... oder in den Lenden Schmerzen hat"

- Gicht
- Rheuma
- Kopfschmerz
- Nierenbeschwerden
- Nierenfunktionsschwäche
- Schwellungen
- gutartige Tumore

  ⇨ Wird bei Beschwerden der Gelenke und des Rückens vor allem zur Unterstützung der Nieren sowie bei Kopfschmerzen angewendet.

Weizen(körner)-Wickel

„Wer am Rücken oder in den Lenden Schmerzen hat … die Wärme des Weizens wird … jenes Leiden vertreiben.“

- Rückenschmerzen
- Bandscheibenvorwölbung (Protrusio)
- Bandscheibenvorfall (Prolaps)

⇨ Wird häufig angewendet.

Wermutcreme

„Der von stärkster Gicht gequält wird“

- Rheuma
- Gicht
- Gelenkbeschwerden
- Nackenschmerzen
- Rückenschmerzen
- Schulterschmerzen
- Hüftschmerzen
- Knieschmerzen
- Schmerzen in anderen Gelenken

⇨ Wird sehr häufig angewendet.

Wermut-Olivenöl

„Und wer in der Flanke Schmerzen hat … und es heilt ihn innerlich und äußerlich.“

- Seitlicher Rückenschmerz
- Nierenunterstützung

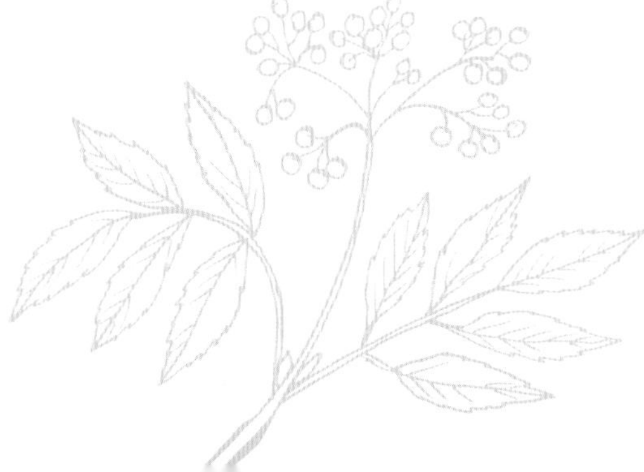

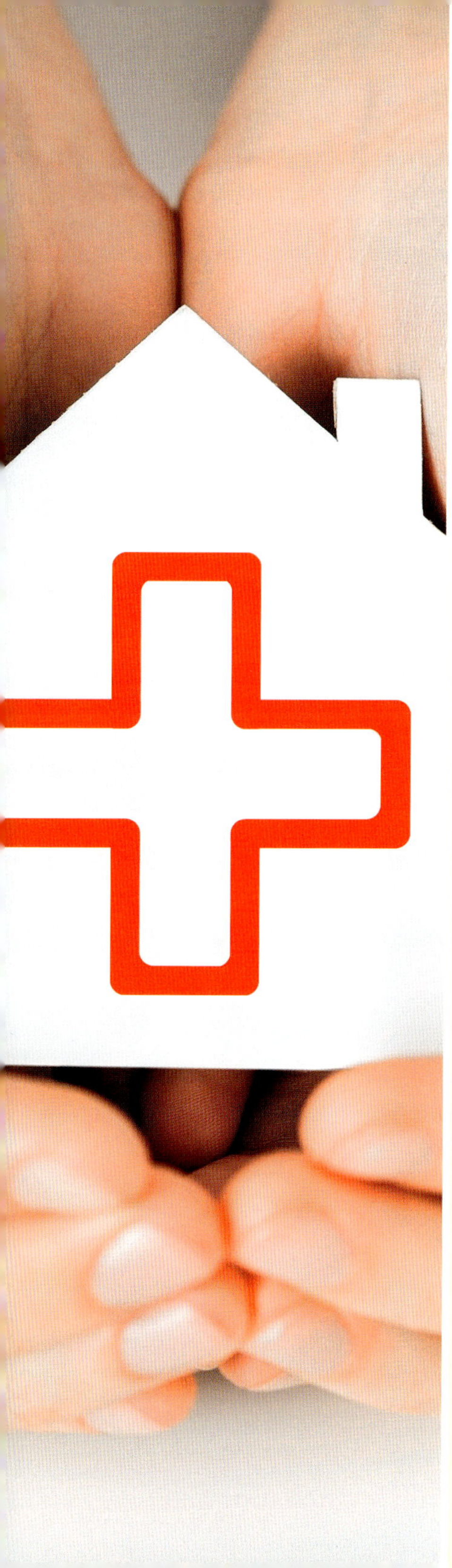

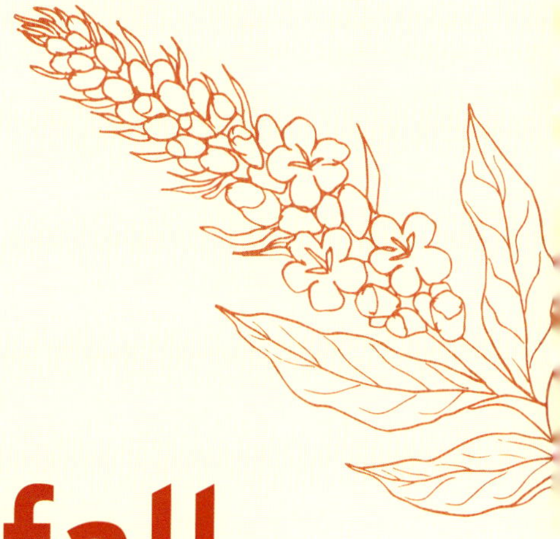

Notfall-apotheke

für die ganze Familie

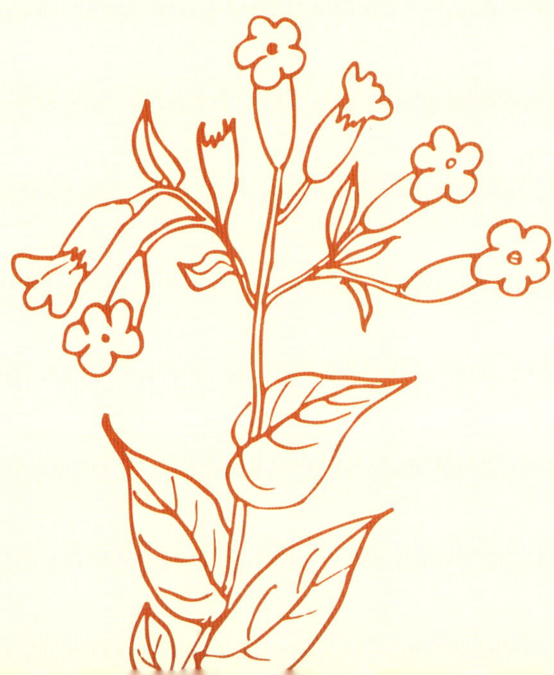

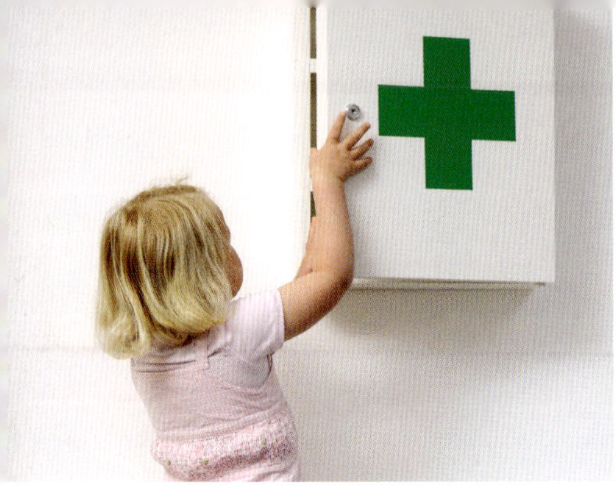

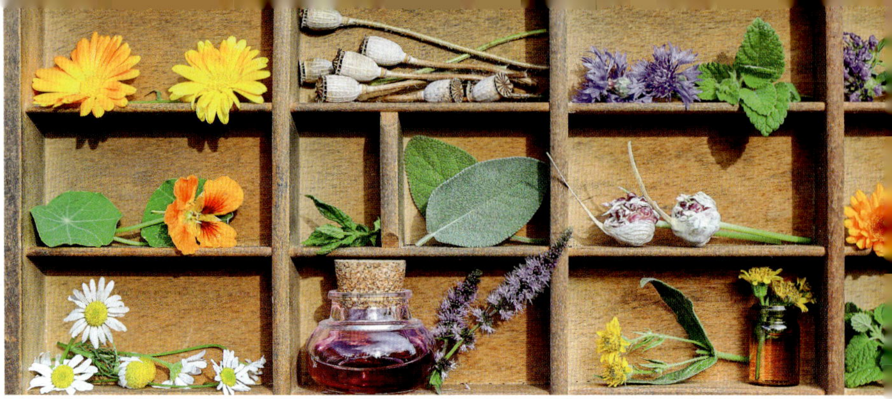

6.1 Anlegen einer hildegardischen Notfall-apotheke

Um schnell auf akute Beschwerden und Erkrankungen reagieren zu können, ist es sinnvoll, eine Notfallapotheke zu Hause zu haben.

Diese hildegardischen Mittel sollten dabei nicht fehlen:

- Bertramwurzel-Pulver
- Fenchel-Galgantwurzel-Tabletten
- Galgantwurzel-Pulver
- Hirschzungen(farn)-Pulver
- Jaspis
- Meisterwurz
- Rebtropfen mit Öl (besonders für Kinder)
- Schafgarbe
- Wegerich-Saft (evtl.) oder Wegerich-Pflanzen kennen
- Wermutcreme

Eventuell zusätzlich:

- Amethyst
- Aloe-Myrrhe-Kampfer-Lattich-Pulver (Lattich-Mischpulver)
- Pelargonien (Reiherschnabel)-Bertram-Muskatnuss-Pulver (Pelargonien-Gewürzmischung)
- Wermut-Eisenkraut

Diese Notfallapotheke kann natürlich je nach individueller Krankheits-Neigung auf die persönlichen Bedürfnisse abgestimmt und erweitert werden.

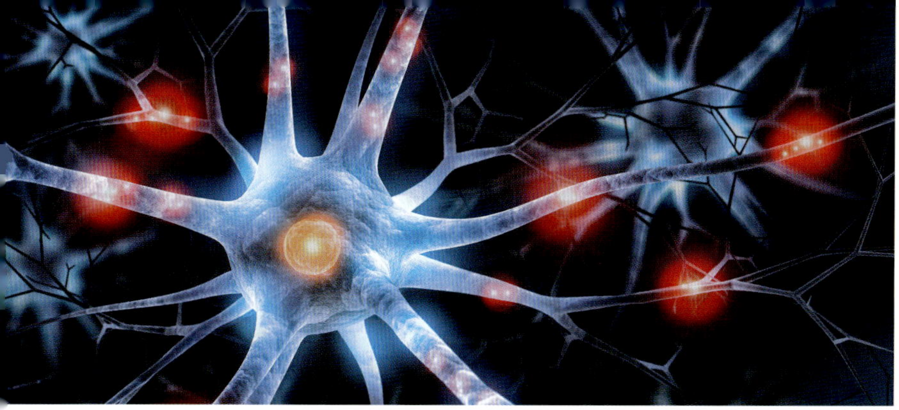

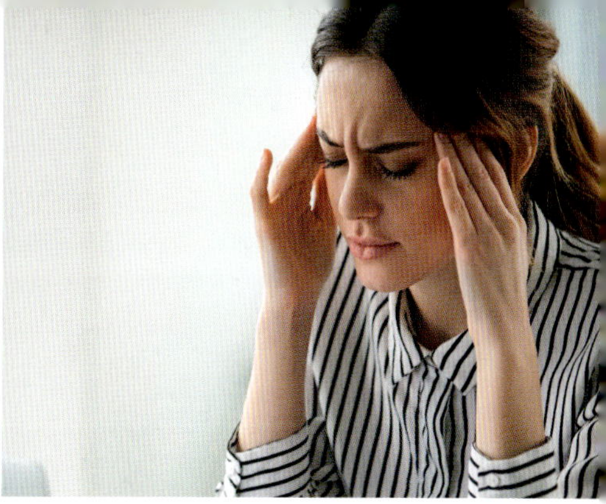

6.2 Akute Schmerzzustände

Heftige Schmerzen erfordern immer eine ärztliche Untersuchung zur Klärung der Ursachen. Gleichzeitig ist es sinnvoll, die Schmerzen so zu lindern, dass ärztliche Maßnahmen nicht beeinträchtigt sind.

Hirschzungen(farn)-Pulver

Das Hirschzungen(farn)-Pulver hat sich als Heilmittel bei unterschiedlichen Schmerzen oft bewährt.

Anwendung: Das Hirschzungen(farn)-Pulver wird aus der Hand aufgeleckt.

Dosierung: Je 1 Msp. des Pulvers vor und nach dem Essen, dies kann nach 10–15 Min. wiederholt werden. Dabei ist jeweils keine ganze Mahlzeit erforderlich. Es reichen je ein Keks oder ein kleines Stück Brot oder Zwieback (gut gekaut).

Dauer: Meist nur ½–1 Tag.

Hinsichtlich der Schmerzen in einzelnen Organregionen s. a. in Kap. 12.1 „Krankheiten und Beschwerden von A–Z" *Brustschmerz, Gelenkbeschwerden, Herzbeschwerden, Kopfschmerz, Magenbeschwerden, Migräne, Muskelkrämpfe, Nackenschmerzen, Ohrschmerz, Regelblutung, Rückenschmerzen, Zahnschmerzen.*

Hildegard schreibt:
„Trockne ... Hirschzunge ... zerstoße sie und leck dieses Pulver nüchtern und nach dem Essen oft von der Hand, und es beseitigt ... Schmerzen, die in deinem Körper sind."
(PH, S. 45f.)

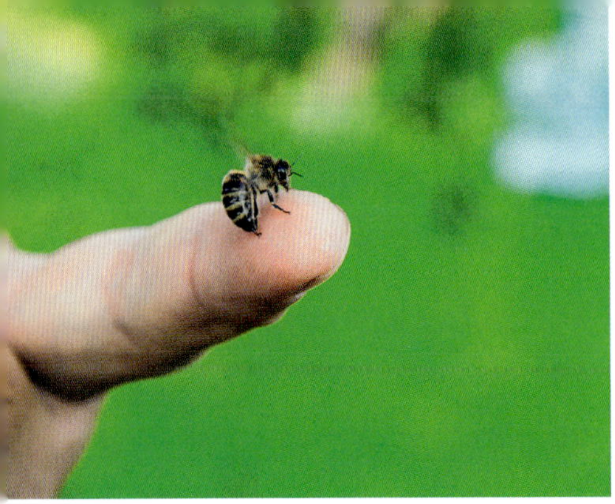

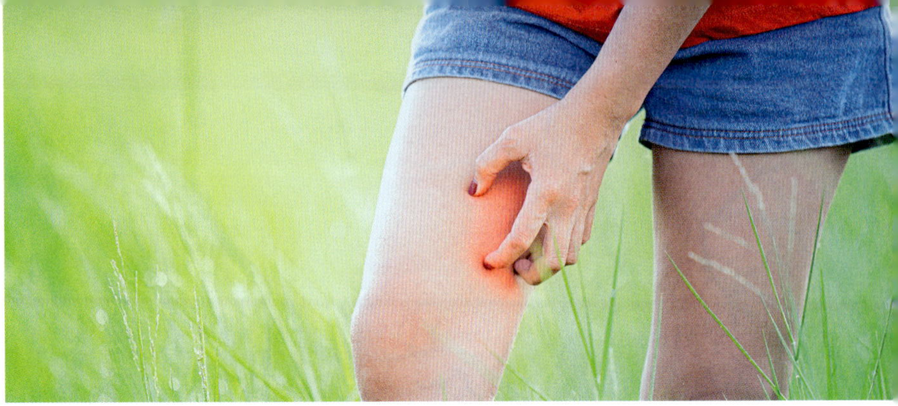

6.3 Allergie-Reaktionen und Insektenstiche

Allergische Reaktionen können sehr unterschiedlich ausfallen. Neben einer Sofort-Reaktion (Typ I) wie z. B. bei einem Bienen- oder Wespenstich, sind auch Spät-Reaktionen bekannt, die erst nach 2–3 Tagen auftreten (Typ IV). Betroffen sind vor allem Haut und Schleimhäute. Es kann jedoch auch – sehr selten – zu ausgeprägter Kreislaufschwäche bis hin zum Schock sowie erheblicher Luftnot kommen. In einem solchen Fall ist sofortige ärztliche oder sogar notärztliche Hilfe (Tel. 112) nötig. Vorbeugend ist die vollständige Vermeidung von Schweinefleisch und -fett sinnvoll (s. Kap. 8.1.3 „Ernährung und Gesundheit, Schweinefleisch"). Auch an die Unterstützung der Darmflora ist zu denken (s. Kap. 3.5 „Der Darm – Ein Organ mit vielfältigen Aufgaben").

Die wichtigsten Sofortmittel bei allergischen Reaktionen sind:

- Amethyst
- Bergkristall-Wasser
- Bertramwurzel-Pulver
- Flohsamen-Wein
- Flohsamen-Wein-Packung
- Leinsamen
- Mohn
- Wegerichblätter/Wegerichsaft

Amethyst

Anwendungsgebiet:
- Schwellungen der Haut

Anwendung: Der mit dem eigenen Speichel angefeuchtete Stein wird mehrfach über die Schwellung gestrichen. Er kann zwischendurch wieder mit Speichel benetzt werden.

Dosierung: 1–3-mal alle 5–10 Min. für jeweils 2–3 Min.

Dauer in akuten Situationen: Eine Wirkung sollte nach 20–30 Min. eintreten, ansonsten ist ein anderes Mittel zu wählen.

Hildegard schreibt:
„. wenn ein Mensch irgendwo … mit einer richtigen Geschwulst angeschwollen ist … diesen Stein mit seinem Speichel anfeuchten und … die Stelle … berühren“ (PH, S. 272f.)

Bergkristall-Wasser

Anwendungsgebiet:
- Bauchbeschwerden bei Allergien

Anwendung: Bergkristall-Wasser empfiehlt sich, wenn die allergischen Beschwerden besonders den Darm betreffen. Der Stein wird 5–10 Min. in ½ bis ¾ l Wasser gelegt und dann herausgenommen.

Dosierung: ½–1 Tasse trinken, 3–4-mal kurzfristig wiederholen.

Dauer: 1–3 Tage.

Hildegard schreibt:
„Wer … im Bauch irgendwo Schmerzen hat“ (PH, S. 282)

Hildegard schreibt:
„Oft gegessen vertreibt Bertram … Krankheit … weil er schlechte Säfte auszieht“
(PH, S. 38)

Bertramwurzel-Pulver

Anwendungsgebiet:

- Allergien

Anwendung: Hierbei sollte Bertram gut gekaut und eingespeichelt werden.

Dosierung in akuten Situationen: Alle 30–60 Min. je 1 Msp.

Dauer in akuten Situationen: 2–4 Stunden.
⇨ In der Praxis sehr häufig angewendet.

Hildegard schreibt:
„… von dem nimmt es starke Fieber [allergische Reaktionen]“
(PH, S. 41)

Hildegard schreibt:
„… wer Fieber im Magen hat, soll Flohkraut in Wein kochen, den Wein weggießen, jenes Flohkraut [Flohsamen] in ein Tuch wickeln und es so heiß über seinen Magen legen“
(PH, S. 42)

Hinweis:
Hier sind nicht die Flohsamenschalen gemeint, sondern die Flohsamenkörner.

Flohsamen-Wein

Anwendungsgebiet:

- Allergien mit Hitze-Reaktion

Anwendung: 1 TL Flohsamenkörner wird mit ½ Glas Wein für 3–5 Min gekocht und dann abgesiebt. Der Flohsamen-Wein wird heiß getrunken.

Dosierung: ½–1 EL alle 10–15 Min. 3–5-mal wiederholen.

Dauer: Je nach Intervall ½–1½ Stunden.

Flohsamen-Wein-Packung

Anwendungsgebiet:

- Allergien mit Hitze-Reaktion

Anwendung: 1 El Flohsamenkörner wird mit ½ Glas Wein 5 Min. lang gekocht und dann abgesiebt. Den gekochten Flohsamen in ein Tuch wickeln und noch warm über den Magen in der Mitte zwischen den beiden Rippenbögen legen.

Dosierung in akuten Situationen: 2–3-mal 5–10 Min lang. Dies kann 2–3-mal alle 60–120 Min. wiederholt werden.

Dauer: 1–2 Tage.

Leinsamen (äußerliche Anwendung)

Hildegard schreibt:
„Wer … von Feuer verbrannt ist, soll … Leinsamen kräftig in Wasser kochen, ein Leinentuch in jenes Wasser tauchen und es ohne Leinsamen so heiß über jene Stelle legen“
(PH, S. 133)

Anwendungsgebiet:

- Allergien mit Hautrötungen

Anwendung: 1 El Leinsamenkörner mit 50 ml Wasser 5–8 Min. lang kochen, danach die Samen durch ein Tuch oder Sieb abseihen. Die Beschaffenheit des Wassers sollte nun ähnlich wie die Konsistenz von Tapetenkleister sein. In das etwas abgekühlte Leinsamenwasser wird ein Tuch, möglichst aus Leinen, getaucht und vorsichtig auf die betroffenen Hautstellen gelegt, solange es angenehm ist.

Dosierung: 1–2-mal täglich für 5–10 Min., solange es angenehm ist.

Dauer: 1–3 Tage.

Mohn

Hildegard schreibt:
„seine Samenkörner … lindern Juckreiz“
(PH, S. 91)

Anwendungsgebiet:

- Allergien

Anwendung: Die Mohnsamen können roh gegessen werden. Am angenehmsten ist es, die Samen vorher in Wasser 10–15 Min. quellen zu lassen. Auch ist die Gabe von 1 TL in Apfelmus möglich.

Dosierung in akuten Situationen: 3-mal täglich 1 TL.

Dauer: 2–5 Tage
⇨ Wird häufig angewendet.

Hildegard schreibt:
„Und wenn eine Spinne oder ein anderes Insekt einen Menschen sticht oder beißt, soll diese Bissstelle alsbald mit Wegerichsaft bestrichen werden, und es wird ihm besser gehen.“
(PH, S. 95)

Hinweis:
Es bietet sich an, sich die Darstellung des Wegerichs gut einzuprägen, um sie später in der Natur bei Bedarf gleich wiederzuerkennen. Der Wegerich ist eine anspruchslose Pflanze, die gerne an den Rändern von gepflasterten Gehwegen und auch in Rasenflächen wächst, wenn diese nicht zu oft gemäht werden.

Achtung:
Sollte eine – selten vorkommende – Allergie gegen Wegerich bekannt sein, darf die Pflanze nicht angewendet werden!

Wegerichblätter/Wegerichsaft

Eine oft sehr schnell wirkende Hilfe bei Insektenstichen bietet der Wegerich. Sowohl der Breit- als auch der Spitzwegerich sind bei Schwellungen, Juckreiz und Schmerzen wirksam.

Anwendungsgebiete:

- Insektenstiche
- Bienenstiche
- Wespenstiche
- Mückensticke

Anwendung: Nach dem Stich einer Wespe, Biene oder eines anderen Insekts ist es ratsam, ein Wegerichblatt zu suchen, zwischen den Fingern etwas zu zerdrücken und die Einstichstelle damit einzureiben. Es ist normal, wenn sich die Haut dabei leicht grün färbt.

Dosierung: 2–3 Min. mit einem Blatt die Stelle des Einstichs nach Entfernung des Stachels einreiben. Sofort danach ein zweites Blatt nehmen und das Einreiben wiederholen.

Dauer: Meist ist die erste Behandlung ausreichend. Sie kann bei Bedarf nach 10–15 Min. wiederholt werden.

Aus der Praxis: Ein Betroffener berichtete: „Wir saßen im Spätsommer auf der Terrasse, als plötzlich eine Wespe auf mich zuflog, angriff und zustach. Den sofortigen Schmerz und die Schwellung kennen sicher viele. Zum Glück fanden sich im Garten mehrere Wegerichpflanzen, sodass ich ein Blatt pflückte und mit diesem die Rötung behandelte, bis sich die Haut leicht grün färbte. Gleich danach pflückte ich ein zweites Blatt und verfuhr ebenso. Schon nach einer kurzen Weile bemerkte ich erstaunt, dass der Schmerz so schnell und vollständig nachgelassen hatte.“

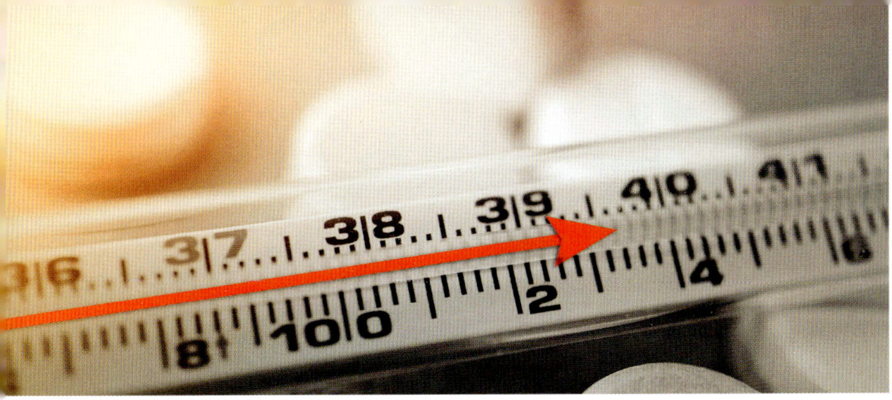

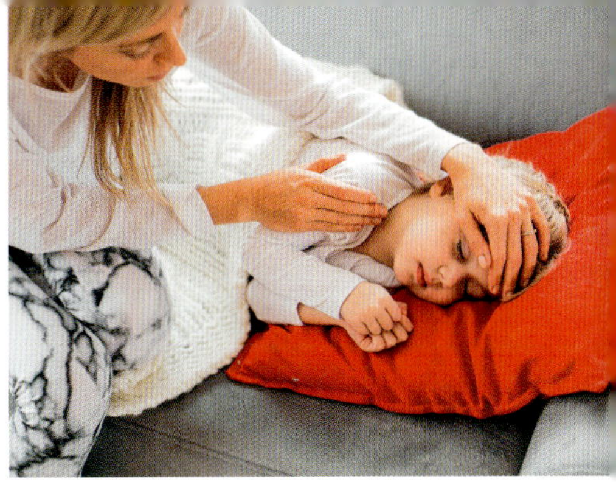

6.4 Fieber

Fieber ist eine sinnvolle und notwendige Reaktion des Körpers zur Unterstützung der Immunabwehr. Durch die Temperaturerhöhung geschieht der gleiche Vorgang wie in einem Ofen: Zieht der Ofen schlecht und schwelt das Feuer nur, bilden sich Schlacken. Lodert das Feuer dagegen mit heller Flamme, wird alles vollständig verbrannt. Dadurch können sogar alte, nicht abtransportierte Stoffwechselprodukte (Schlacken), die im Körper bei früheren Erkrankungen zurückgeblieben sind, vernichtet werden. Dazu kann eine Temperatur bis zu 39 °C oder 39,5 °C notwendig sein. Wichtig ist jedoch, dass der Kreislauf stabil bleibt und der Kranke (Bett-)Ruhe einhält, am besten noch 1–2 Tage nach Fieberende. Sollten Zeichen einer Kreislaufschwäche oder übermäßig schnellen Atmung auftreten, ist ärztliche Hilfe zu holen. Bei sehr hohem oder anhaltendem Fieber ist kurzfristig die Krankheitsursache zu klären.

Die wichtigsten Behandlungsmittel bei Fieber sind:

- Bertramwurzel-Pulver
- Galgantwurzel-Pulver in Wasser
- Meisterwurz
- Petersilienhonig-Trank (zur vorbeugenden Kreislaufunterstützung)
- Zitrone (Fruchtfleisch oder Saft)

Hildegard schreibt:
„weil er … die Fäulnis mindert, das gute Blut … vermehrt … bringt [er die Kranken] … zu seinen Kräften zurück … [Er] ist nützlich für einen kranken … Menschen … weil er schlechte Säfte auszieht und die Gesundheit zurückgibt.“
(PH, S. 37f.)

Bertramwurzel-Pulver

Anwendungsgebiete:

- Abwehrsteigerung
- bei allen Infekten und Entzündungen

Anwendung: Bewährt hat sich die Einnahme in warmem Tee oder gut gekaut.

Dosierung: In akuter Situation kann je 1 Msp. Bertram 3–4-mal täglich, anfänglich sogar stündlich genommen werden.

Dauer: Bis 2–3 Tage nach Fieberende.
⇨ Wird sehr häufig angewendet.

Hildegard schreibt:
„Ein Mensch, der … ein brennendes Feuer hat, soll Galgant zerstoßen und dieses Pulver in Quellwasser trinken“
(PH, S. 30)

Galgantwurzel-Pulver in Wasser

Anwendungsgebiete:

- Fieber
- bei allen Infekten und Entzündungen

Anwendung: Galgantwurzel-Pulver in Wasser auflösen und trinken. Auch die Einnahme in warmem Tee, insbesondere wenn der Kranke friert, hat sich bewährt. Galgant kann auch mit Bertram gemeinsam genommen werden.

Dosierung: Je 1 Msp. 3–4-mal täglich oder sogar stündlich.

Dauer: Bis 2–3 Tage nach Fieberende.
⇨ Wird sehr häufig angewendet.

Meisterwurz

Hildegard schreibt:
„wirkt gegen Fieber ... welcher Art auch immer“
(PH, S. 143)

Anwendungsgebiete:

- Fieber
- bei allen Infekten und Entzündungen

Anwendung: Meisterwurz wird über Nacht, gegebenenfalls über den Tag, in Wein oder Wasser angesetzt und getrunken. Genaue Anwendung und Dosierung s. Meisterwurz S. 139.

Dauer: 5 Tage lang, seltener nur 3 Tage.
⇨ Wird sehr häufig angewendet.

Petersilienhonig-Trank

Hildegard schreibt:
„Wer am Herzen ... Schmerzen hat“
(PH, S. 76)

Anwendung:

- Herzunterstützung bei Fieber und Infekten

Anwendung: Bei (beginnender) Kreislaufschwäche.

Dosierung: 2–4-mal ½–1 EL.

Dauer: Bis 2–3 Tage nach Fieberende.

Zitrone

Hildegard schreibt:
„die Früchte dieses Baumes unterdrücken ... das Fieber“
(PH, S. 212)

Anwendungsgebiet:

- Fieber

Anwendung: Ein kleines Stück Zitronenfruchtfleisch oder ein wenig Zitronensaft in Wasser oder Tee trinken.

Dosierung: 2–3-mal täglich.

Dauer: 1–3 Tage.

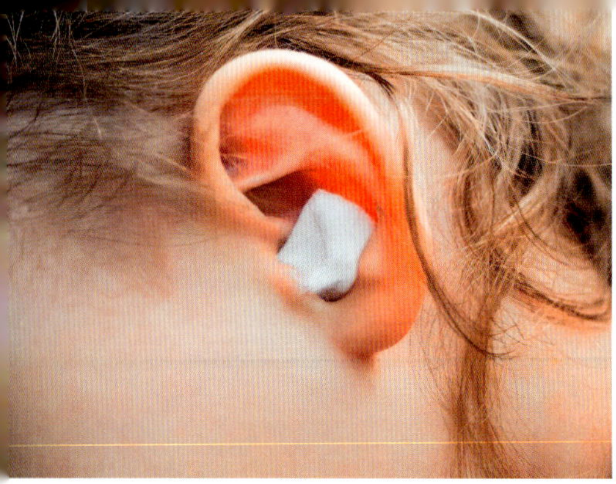

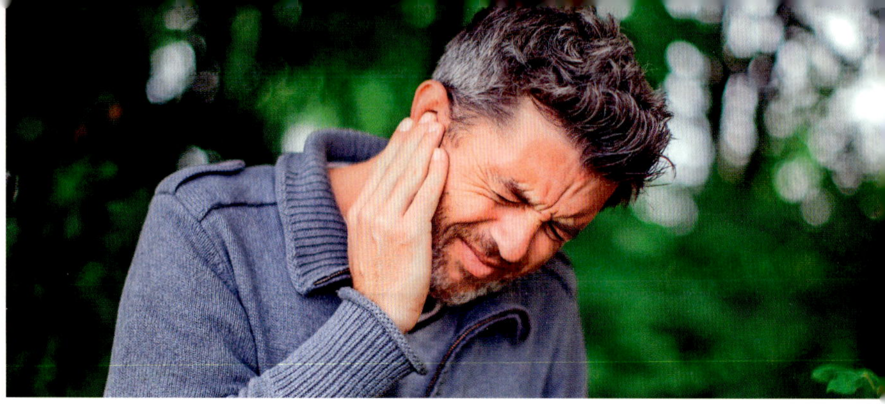

6.5 Ohrenschmerzen, Mittelohrentzündung

Für akute Beschwerden haben sich drei Heilmittel als besonders wirksam erwiesen:

- Rebtropfen mit Öl
- Olivenöl
- Jaspis

Zur Behandlung von Ohrschmerzen, die besonders bei kleineren Kindern auch sehr plötzlich auftreten können, haben sich die Rebtropfen mit Öl am besten bewährt. Eine ärztliche Untersuchung der Ohren ist dabei immer notwendig und eine Kontrolle nach der Behandlung sinnvoll, da trotz erzielter Beschwerdefreiheit noch entzündliche Erscheinungen fortbestehen können, die sonst nicht entdeckt würden.

Hildegard schreibt:
„Fang also die Tropfen, die zuerst beim Abschneiden der Reben ausfließen … auf und füg ihnen Olivenöl bei … wenn du Ohrenschmerzen hast, dann reib dich damit um die Ohren ein.“ (PH, S. 240f.)

Rebtropfen mit Öl

Anwendung: Die Rebtropfen mit Öl werden um die Ohren herum eingerieben.

Dosierung: Bei sehr akuten Schmerzen: zu Anfang mindestens 3–4-mal alle 5–10 Min.
Sonst zu Beginn: alle 10–20 Min., später: 3–4-mal täglich bis 3 Tage nach Beschwerdefreiheit.

Dauer: Bis 3 Tage nach Beschwerdefreiheit.
Eine Besserung kann schon nach 10–20 Min. eintreten.

Aus der Praxis: Das für mich eindrucksvollste Erlebnis war ein 7-jähriger Junge, der vor Ohrschmerzen weinte und ein stark gerötetes Trommelfell hatte. Es wurde ein sofortiger Termin beim HNO-Arzt 10 Kilometer entfernt vereinbart. Die Mutter rieb ihn noch in der Apotheke neben der Praxis zum ersten Mal um die Ohren ein und nach dem Einstieg in das Auto ein zweites Mal. Schon nach zwei Kilometern Fahrt hörte das Weinen auf, weil die Schmerzen nachgelassen hatten.

Olivenöl

Anwendung: Man verwendet kaltgepresstes (natives) Olivenöl, welches um die Ohren herum eingerieben wird.

Dosierung: Bei sehr akuten Schmerzen: zu Anfang mindestens 3–4-mal alle 5–10 Min.
Sonst zu Beginn: alle 10–20 Min., später: 3–4-mal täglich bis 3 Tage nach Beschwerdefreiheit.

Dauer: Bis 3 Tage nach Beschwerdefreiheit.

Hildegard schreibt:
„Das Öl von der Frucht dieses Baumes [Ölbaum] ... [ist] für sehr viele Arzneien ... geeignet. Wenn ferner irgendein Geschwür oder eine Pustel dem Menschen vor dem Aufbrechen bittere Schmerzen bereitet, soll es mit Olivenöl bestrichen werden“ (PH, S. 209)

Jaspis

Anwendung: Der Jaspis wird mit dem eigenen Atem mehrfach angehaucht, bis er warm und feucht ist und dann sofort ca. 3–5 Min. lang vor den Gehörgang gehalten.

Dosierung: Anfänglich alle 10–15 Min. wiederholen, später in größeren Abständen.

Dauer: 1–3 Tage.

Hildegard schreibt:
„Denn die gute Wärme dieses Steins, aktiviert durch den warmen und feuchten und Gesundheit bringenden Atem des Menschen, vertreibt jene verdorbenen Säfte.“ (PH, S. 266)

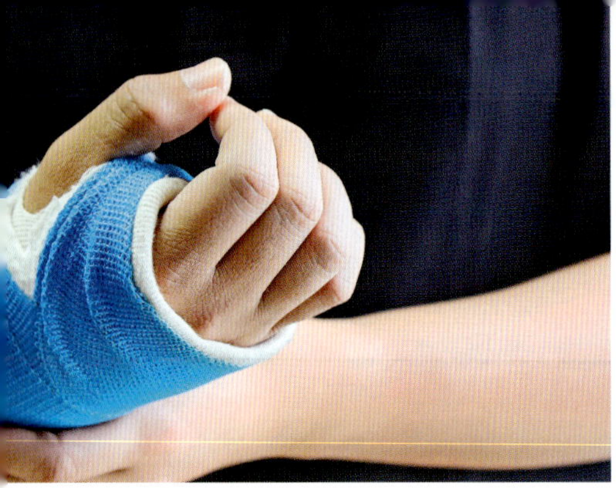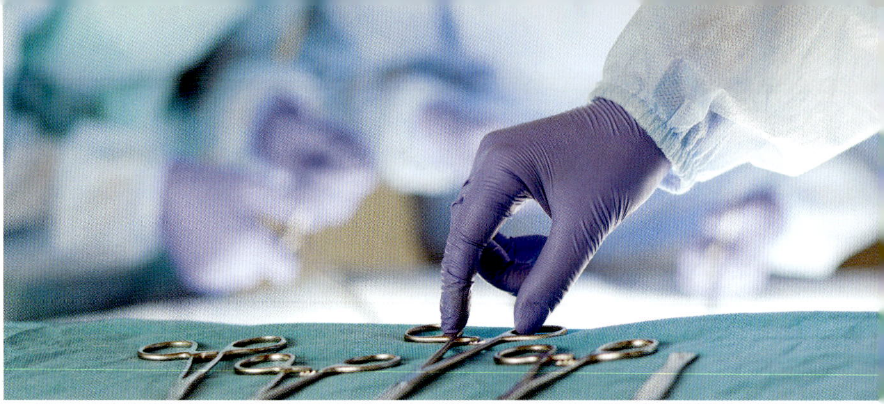

6.6 Unfälle, Verletzungen, Verbrennungen, Wunden, Operationen

Bei Verletzungen jeder Art ist eine angemessene Erstversorgung, evtl. auch im Krankenhaus notwendig.

Bewährt haben sich begleitend die Gaben der folgenden Heilmittel, sodass sogar Wundheilungen nach Operationen wesentlich schneller als erwartet verlaufen können:

- Amethyst
- Eisenkraut
- Leinsamen
- Schafgarbe
- Schafgarben-Pulver
- Schafgarben-Tee
- Tausendgüldenkraut
- Veilchensalbe
- Wegerichwurzelhonig

Amethyst

Anwendungsgebiete:
- Verletzungen, äußere mit Schwellung
- Prellung

Anwendung: Einen Amethysten (Trommelstein) mit dem eigenen Speichel benetzen und mehrfach über die Wunde streichen, wenn diese nicht blutig-offen ist. Andernfalls um die Wunde herumstreichen.

Dosierung: 3–5-mal täglich, je 3–5 Min.

Dauer: 2–4 Tage.

Hildegard schreibt:
„wenn ein Mensch ... mit einer richtigen Geschwulst angeschwollen ist"
(PH, S. 272f.)

Eisenkraut

Anwendungsgebiete:
- Wunden, äußere
- Eiterungen

Anwendung: 1 TL–1 EL Eisenkraut werden in etwas Wasser 3–5 Min. lang gekocht und dann mithilfe eines Teesiebs vom Wasser getrennt.
Das feuchtheiße Kraut (Vorsicht: nicht zu heiß, um eine Verbrühung zu vermeiden) wird auf einem Tuch verteilt, welches vorher auf die entzündete bzw. eiternde Stelle gelegt wurde.

Dosierung: 1-2-mal täglich, jeweils 10–15 Min., 2–3-mal wiederholt, also zusammen 20–45 Min. pro Anwendung.

Dauer: 3–4 Tage bis 2–4 Wochen.

Hildegard schreibt:
„Wo ... von ... Wunden ... fauliges Fleisch ist, soll man Eisenkraut in Wasser kochen, dann lege man ein Leinentuch [dar]über ... drücke vorsichtig Wasser aus dem Eisenkraut und verteile es vorsichtig heiß über das Leinentuch"
(PH, S. 135)

Hildegard schreibt:
„Wer … von Feuer verbrannt ist"
(PH, S. 133)

Leinsamen

Anwendungsgebiet:

- Verbrennungen 1. und 2. Grades, wenn eine äußere Anwendung erlaubt ist

Anwendung: 1 El Leinsamen mit 50 ml Wasser für 5–8 Min. kochen, danach die Leinsamenkörner durch ein Tuch oder Sieb abseihen. Die Beschaffenheit des Wassers sollte dabei ähnlich der von Tapetenkleister sein. In das etwas abgekühlte Leinsamenwasser wird ein Tuch, möglichst aus Leinen, getaucht und vorsichtig auf die betroffenen Hautstellen gelegt, solange es angenehm ist.

Dosierung: 1–2-mal täglich 5–10 Min., solange es angenehm ist.

Dauer: 3–8 Tage.

Hildegard schreibt:
„Wenn … ein Mensch durch einen Schlag verletzt wird … Man kocht Schafgarbe leicht in Wasser, drückt das Wasser aus und bindet sie warm … auf das [Leinen-]Tuch"
(PH, S. 106)

Schafgarbe

Anwendungsgebiete:

- Verletzungen, äußere
- Wunden, äußere

Anwendung: Die Schafgarbe wird 5 Min. in Wasser geköchelt und zunächst über ein auf die Wunde gelegtes Leinentuch nicht zu heiß ausgebreitet und wenige Minuten bis zu ½ Stunde auf dem Tuch belassen. Erst wenn die Wunde verschlossen ist, darf die Schafgarbe nach dem kurzen Kochen direkt auf die Wunde aufgelegt werden.

Dosierung: 1–2-mal täglich 5–30 Min.

Dauer: 1–5 Wochen bis zur Wundheilung.

Schafgarben-Pulver

Anwendungsgebiete:

- Verletzungen, innere
- Wunden, innere

Anwendung: Schafgarben-Pulver soll nach einer inneren Verletzung oder nach einer Operation in warmem Wasser getrunken werden, später dann in warmem Wein.

Dosierung: 2–5-mal täglich 2 Msp. Schafgarben-Pulver in warmem Wasser, später
2–3-mal täglich 2 Msp. in warmem Wein.

Dauer: 2–5 Wochen bis zur Wundheilung.

Erfahrungen aus der Praxis: s. Schafgarben-Pulver S. 270

Hildegard schreibt:
„Wer aber innen im Körper eine Wunde erlitten hat … soll dieses Pulver in warmem Wein einnehmen“
(PH, S. 106)

Schafgarben-Tee

s. Schafgarben-Pulver
⇨ Wird sehr häufig angewendet.

Tausendgüldenkraut

Anwendungsgebiet:

- Knochenbruch (Fraktur)

Anwendung: Tausendgüldenkraut ist als pflanzliche Urtinktur erhältlich.
Außerdem wird von dem Kraut 1 TL für 5 Min. in etwas Wasser gekocht und das warme Kraut außerhalb der Wunde und des Verbandes 5–20 Min. als Auflage auf den gebrochenen Knochen gelegt, später direkt auf die Narbe bzw. die verletzte Stelle.

Hildegard schreibt:
„… wenn ein Knochen … gebrochen ist, … zerreibe Tausendgüldenkraut oder seine Wurzel und trinke oft seinen Saft entweder mit Wein oder mit Wasser vermischt … dann soll man … noch Tausendgüldenkraut in Wasser erhitzen, das Wasser ausdrücken und es oft so warm auf die Stelle auflegen, wo der Knochen gebrochen ist“
(PH, S. 116)

Hinweis:
Zusätzlich 1–2 mal tgl. das warme Kraut nahe des Bruchs auflegen.

Dosierung: 2–3-mal täglich 4–8 Tr. Tausendgüldenkraut-Urtinktur in ½ Glas Wasser oder Wein geben und trinken.

Dauer: 2–8 Wochen bis zur Knochenheilung. Evtl. zwischendurch 1–2 Tage Pause einlegen.

Veilchensalbe

Hildegard schreibt:
„wenn jemand … Geschwüre hat … soll er sich mit dieser Salbe einreiben“
(PH, S .97)

Anwendungsgebiet:

- Verletzungen

Anwendung: Zuerst wird um die Wunde herum eingecremt, evtl. sogar um einen – auch größeren – Verband. Trotz des nur indirekten Kontakts mit der Wunde, wird die Wirkung offensichtlich an der richtigen Stelle erzielt. Später kann die Wunde direkt eingerieben werden, sobald auch das Waschen wieder erlaubt ist.

Dosierung: 1–3-mal täglich.

Dauer: Wenige Tage bis einige Wochen bis zur Abheilung.
⇨ Wird sehr häufig angewendet.

Wegerichwurzel-Honig

Hildegard schreibt:
„Wenn sich jedoch ein Mensch an einer Stelle durch einen Sturz einen Knochen bricht, soll er Wegerichwurzel in Honig einschneiden und täglich nüchtern essen.“
(PH, S.96)

Anwendungsgebiet:

- Knochenbruch/Fraktur

Anwendung: 1 EL frische oder getrocknete Wegerichwurzeln wird sehr klein geschnitten oder gemahlen und unter 350 g flüssigen, cremigen oder leicht erwärmten Honig gemischt.

Dosierung: 1–2-mal tgl. 1 EL nüchtern einnehmen.

Dauer: 4–8 Wochen bis zur Knochenheilung.

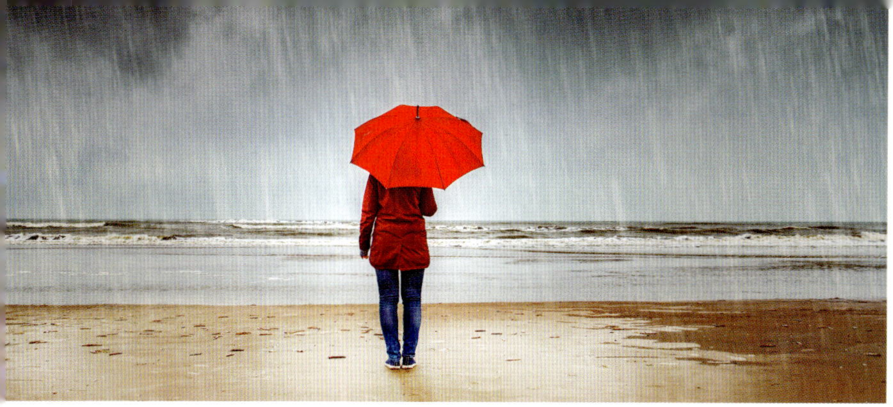

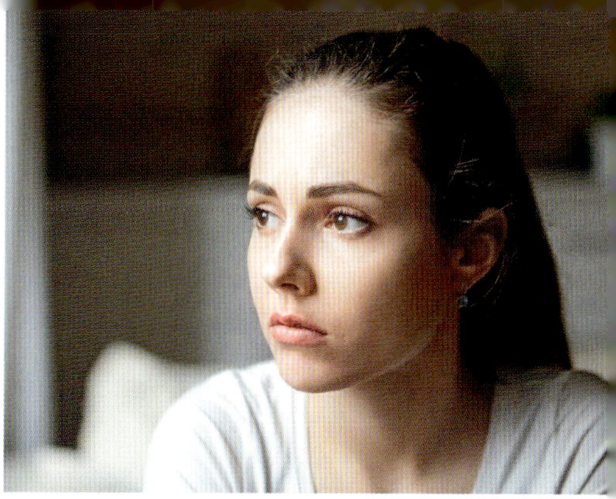

6.7 Seelischer Schock

Das (Mit-)Erleben oder Erfahren eines schockierenden Ereignisses bedeutet für die Betroffenen nicht nur Trauer, Entsetzen und vielleicht lähmende Passivität, sondern auch die Notwendigkeit, dieses Erlebnis innerlich verarbeiten zu müssen. Die Begleitung durch anteilnehmende Menschen ist dabei oft heilsam und tröstend.

Immer wieder hat sich daneben aber auch die zusätzliche Anwendung von zwei hildegardischen Heilmitteln bewährt:
- Hirschzungen(farn)-Pulver in doppelt erhitztem Wein
- Fenchelkraut-Balsamkraut-Tee

Achtung:
Ein Schock aus anderen Ursachen wie z. B. vom Herz-Kreislauf-System oder durch Allergien erfordert meist einen sofortigen ärztlichen oder notärztlichen Einsatz!

Hirschzungen(farn)-Pulver in doppelt erhitztem Wein

Nach einem akuten Schockereignis empfiehlt sich die sofortige Einnahme von Hirschzungen(farn)-Pulver in doppelt erhitztem Wein.

Anwendung: Eine kleine Menge Wein (1 Schnapsglas–½ Weinglas) wird erhitzt, von der Herdplatte genommen und nach dem Abkühlen sofort ein zweites Mal erhitzt. Danach 1–2 Msp. des Pulvers in den Wein geben und schluckweise trinken.

Dauer: Diese Anwendung kann 2–3-mal täglich wiederholt werden über einen Zeitraum von 3–5 (maximal 7) Tagen.

Hildegard schreibt:
„Trockne … Hirschzunge langsam in der brennenden Sonne … zerstoße sie … Es werden auch der plötzliche Schmerz oder das plötzliche Zusammenbrechen … durch die Kräfte des erwähnten Krauts und durch die Wärme des doppelt erhitzten Weines eingedämmt.“
(PH, S. 45)

Aus der Praxis: Eine ältere Patientin erfuhr von dem plötzlichen, schweren Unfall ihres Mannes und war zunächst völlig teilnahmslos. Nach der Einnahme des Hirschzungen(farn)-Pulvers in Wein konnte sie angemessen reagieren und wusste, was sie zu ihrem Mann ins Krankenhaus bringen musste.

Fenchel-Balsamkraut-Tee

Als längerfristiges Heilmittel nach akuten Schockerlebnissen, aber auch nach Ereignissen, die schon lange zurückliegen, wird der Fenchel-Balsamkraut-Tee als sehr hilfreich empfunden. Schon der Name weist auf dessen Heilwirkung hin: Balsamkraut als Balsam für die Seele. Allein bei der Erwähnung dieser Bedeutung von Fenchel-Balsamkraut ist oft ein erleichtertes Einverständnis der Betroffenen mit dieser Verordnung festzustellen.

Anwendung: Von diesem Tee können täglich 2–3 (maximal 4) Tassen lauwarm – besonders in der kalten Jahreszeit – oder zimmertemperiert über einen Zeitraum von 2–4 Wochen und später bei Bedarf getrunken werden.

Tipp:
Der Hirschzungen-Wein und der Fenchel-Balsamkraut-Tee können parallel im Wechsel im Abstand von ca. 1 Stunde eingenommen werden.

Hinweis:
Das Hirschzungen(farn)-Pulver sollte am besten immer im Haus sein und auch auf Reisen mitgenommen werden, da es vor allem auch eine wirksame Hilfe bei Schmerzen sein kann.
(s. Hirschzungenfarn, S. 105)

Hildegard schreibt:
„Wenn aber durch viele und verschiedenartige Gedanken Bewusstsein und Sinne eines Menschen schwinden … nehme er Balsamkraut und dreimal so viel Fenchel und koche das zusammen in Wasser. Dann werfe er die Kräutlein weg, lasse das Wasser abkühlen und trinke [davon] häufig."
(PH, S. 162)

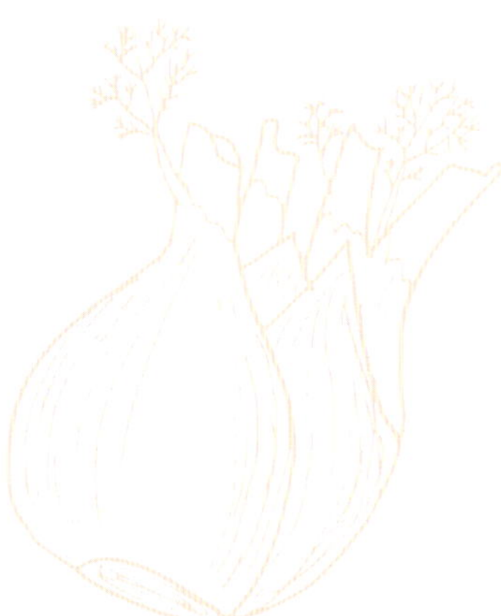

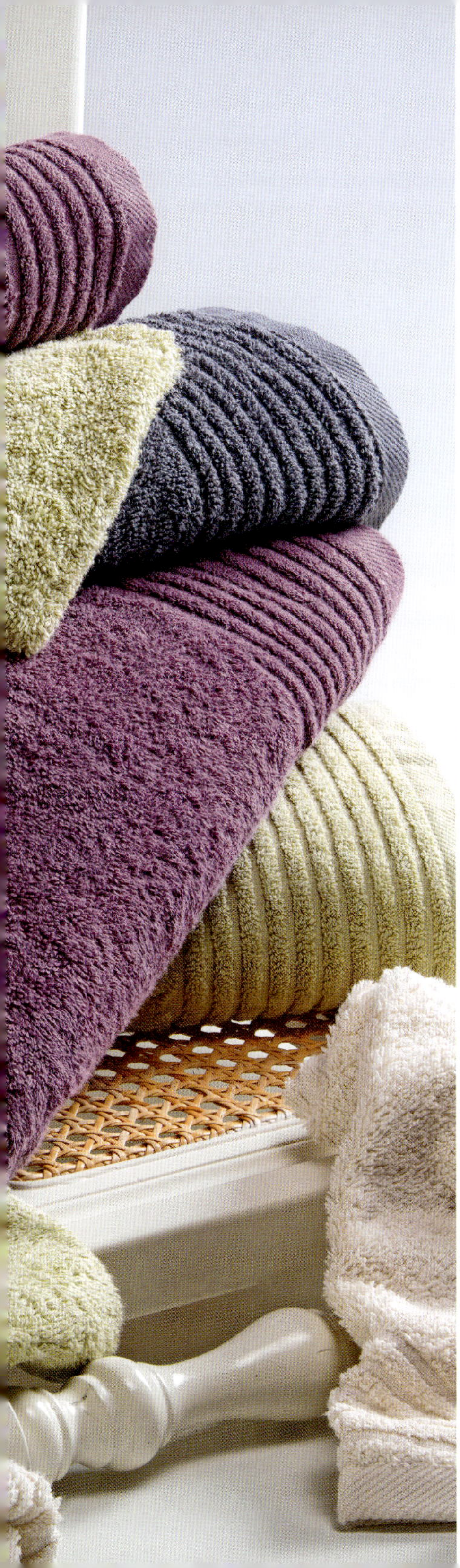

Wickel, Packungen und Auflagen

7

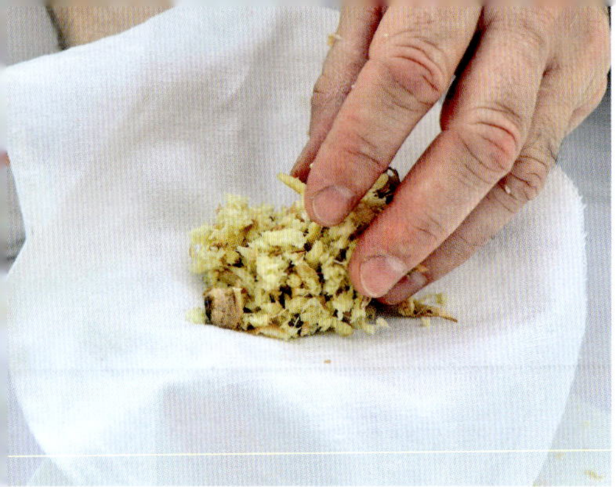
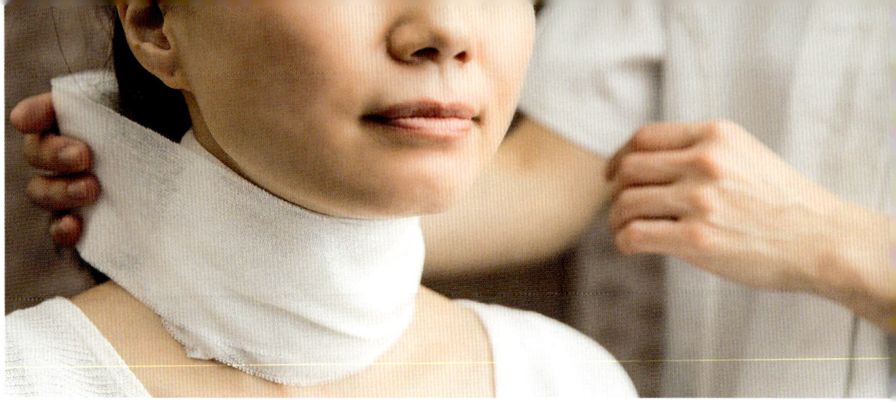

7.1 Vorbereitung und Anwendungen

Wickel, Packungen und Auflagen sind beliebte und effektive Anwendungen, die gut von Familien oder einzelnen Personen durchgeführt werden können. Sie eignen sich zudem besonders für Menschen, die empfindlich auf einzunehmende Arzneien reagieren.
Diese äußerlichen Anwendungen haben zusätzlich den Vorteil, dass sie etwas Zeit in Anspruch nehmen, die man nutzen kann, um sich eine kurze „Auszeit" zu gönnen und diese zu genießen. Folglich fällt es gestressten Menschen sicherlich schwerer, sich für diese Anwendungen Zeit zu nehmen. Aber es lohnt sich mit Blick auf die positiven Heilungsergebnisse, die Wickel bewirken. Ein kurzes Einschlafen ist möglich.

Es ist sinnvoll, die Kleidung bzw. Liege oder das Bett zu schützen. Dazu eignen sich z.B. wasserdichte Unterlagen, die auch in der Pflege Verwendung finden und in Apotheken vorrätig sind. Auf das Bett wird zunächst ein großes Badetuch gelegt und darüber die wasserdichte Unterlage. Sollte dies für die Haut unangenehm sein, kann noch ein dünnes Tuch als letzte Schicht dienen, auf die man sich legt. Im Liegen ist es sinnvoll, sich anschließend etwas zuzudecken, um auf keinen Fall zu frieren und so die Entspannung zu stören.

Für Wickel, Packungen und Auflagen haben sich die folgenden Heilmittel bewährt:

- Eisenkraut
- Eschenblätter
- Fenchel-Schafgarbe
- Flohsamen-Wein-Packung

- Gerstenwasser
- Gundelrebe
- Leinsamen
- Liebstöckel-Gundelreben-Wickel
- Ringelblume
- Salbei mit Wein beschrenkt
- Schafgarbe
- Tausendgüldenkraut
- Kalt-Wasser-Anwendung
- Weizen(körner)-Wickel/-Packung
- Wermut-Eisenkraut

Eisenkraut

Anwendungsgebiete:

- Geschwüre
- Wunden, äußere
- Eiterungen
- Entzündungen der Haut
- Nagelbettentzündung (Panaritium)

Anwendung: 1 TL–1 EL Eisenkraut werden in etwas Wasser für 3–5 Min. gekocht und dann mithilfe eines Teesiebs vom Wasser getrennt.
Das feuchtheiße Kraut (Vorsicht: nicht zu heiß, um eine Verbrühung zu vermeiden) wird auf einem Tuch verteilt, welches vorher auf die entzündete bzw. eiternde Stelle gelegt wurde. Nach jeweils 10–15 Min. ist eine Wiederholung der Auflage mit heißem/warmem Eisenkraut 2–3-mal möglich. Hilft sowohl bei akuten als auch chronischen Entzündungen.

Dosierung: 1–2-mal täglich, jeweils 10–15 Min., 2–3-mal wiederholt, also zusammen 20–45 Min. pro Anwendung.

Dauer: 3–4 Tage bis 2–4 Wochen.

Hildegard schreibt:
„Und wo entweder von Geschwüren oder Wunden oder Würmern am Menschen fauliges Fleisch ist, soll man Eisenkraut in Wasser kochen. Dann lege man ein Leintuch über die fauligen Geschwüre oder über die fauligen Wunden oder über die fauligen Wurmstellen. Man drücke vorsichtig das Wasser aus dem Eisenkraut und verteile es vorsichtig heiß über das Leintuch, das du über das faulige Fleisch gelegt hast. Nachdem es ausgetrocknet ist, leg auf gleiche Weise ein anderes gekochtes [Eisenkraut] darüber und mach das so lange, bis jene Fäulnis beseitigt wird.“
(PH, S. 135)

Aus der Praxis: Besonders bemerkenswert war der Heilungsverlauf bei einer ca. 60-jährigen Diabetikerin. Durch die schon lange bestehende Zuckerkrankheit hatte sie – wie es öfter vorkommt – eine „schlechte Heilhaut". Dies hängt mit einer Störung der Durchblutung der großen und der kleinen Blutgefäße zusammen. Die Patientin klagte über eine seit Monaten bestehende Nagelbettentzündung, die jedem Behandlungsversuch widerstanden hatte. Zwei Wochen nach dem Beginn der Eisenkraut-Auflagen meldete sie telefonisch eine beginnende Heilung, die nach insgesamt 4 Wochen abgeschlossen war.

Hildegard schreibt:
„Wenn jemand an seinem Rücken oder in der Seite oder an irgendeinem anderen Glied von der Gicht gequält wird, als ob alle seine Glieder gebrochen und zerstoßen wären: Koch Eschenblätter in Wasser und leg den Kranken nackt auf ein Leinentuch. Gieß das Wasser ab und leg überall die so gekochten und heißen Blätter auf, besonders an der schmerzenden Stelle, [und schlage das Tuch ein]: Tu das oft, und es wird ihm besser gehen."
(PH, S. 223)

Eschenblätter

Anwendungsgebiete:

- Gelenkbeschwerden
- Rückenschmerzen
- Gicht

Anwendung: 30–50 frische oder getrocknete Eschenblätter in ½ l Wasser 5–10 Min. lang kochen und danach absieben. Die gekochten Eschenblätter auf die betroffenen Gelenke so heiß auflegen, dass die Haut nicht verbrüht, und mit einem (Leinen-) Tuch umhüllen oder bedecken.

Dosierung: 1-mal täglich oder alle 2 Tage.

Dauer: 1–2 Wochen.

Aus der Praxis: Bei einer Hildegard-Tagung in Berlin berichtete eine Teilnehmerin, die in ihrer Kindheit an Polio (Kinderlähmung) erkrankt war und seitdem auf Gehhilfen zur Fortbewegung angewiesen ist, von der großen Erleichterung durch die Eschenblätter. Ihre Hände sind durch das Abstützen des Körpergewichts beim Gehen sehr belastet und haben daher eine schmerzhafte Arthrose entwickelt. Trotz der bleibenden Gelenkveränderungen geben die Auflagen mit Eschenblättern, die sie selbst sammelt oder in der Apotheke besorgt, immer wieder eine fast vollständige Beschwerdefreiheit.

Fenchel-Schafgarbe

Anwendungsgebiet:

- Schlafstörung

Anwendung: ½ TL Fenchelkraut und 1 TL Schafgarbenkraut (im Sommer) oder ½ TL Fenchelsamen und 1 TL Schafgarbenwurzel (im Winter) kurz in Wasser kochen und nach Abgießen des Wassers 5–10 Min. warm auf Schläfen, Stirn und Hinterkopf legen und mit einem Tuch befestigen.

Dosierung: Zur Nacht bei Bedarf.

Dauer: 1–2 Wochen.

Hildegard schreibt:
„Wer jedoch nicht schlafen kann, weil er mit irgendeiner Widrigkeit beschäftigt ist ... nehme, ... , Fenchel und zweimal so viel Schafgarbe und koche das kurz in Wasser, drücke das Wasser aus, lege die Kräuter warm auf Schläfen, Stirn und Kopf und binde ein Tuch darüber ... und er wird einen erholsamen Schlaf finden.“
(PH, S. 73f.)

Flohsamen-Wein-Packung

Anwendungsgebiete:

- Allergie-Erkrankung mit Hitze-Reaktion
- Nahrungsmittel-Unverträglichkeiten

Anwendung: 1 El Flohsamenkörner wird mit ½ Glas Wein 5 Min. lang gekocht und dann abgesiebt. Den gekochten Flohsamen in ein Tuch wickeln und noch warm über die Magenregion unterhalb des Brustbeins zwischen rechtem und linkem Rippenbogen aufgelegt.

Dosierung: 1-mal täglich 5–15 Min.

Dauer: 2–4 Wochen.

Aus der Praxis: Der Begriff „Magen-Fieber“ hat sich in der Praxis als gleichbedeutend mit allergischer Reaktionsbereitschaft erwiesen.

Hildegard schreibt:
„Aber auch wer Fieber im Magen hat, soll Flohkraut in Wein kochen, den Wein weggießen, jenes Flohkraut in ein Tuch wickeln und so heiß über seinen Magen binden: Es wird die Fieber von seinem Magen vertreiben. Die Wärme des Weines und die Kälte des Flohkrauts leisten nämlich jenen Fiebern Widerstand, die im Magen des Menschen infolge heißer und kalter Speisen entstehen.“
(PH, S. 42)

Gerstenwasser

Anwendungsgebiete:

- Hauterkrankungen des Gesichts
- schuppige Haut des Gesichts

Anwendung: 1–2 EL Gerste in ½ -1 l Wasser 5 Min. kochen, danach die Körner absieben und mit lauwarm gewordenen Wasser das Gesicht waschen. Kalt gewordenes Gerstenwasser kann auch wieder etwas erwärmt werden.

Dosierung: 1–3-mal täglich das Gesicht waschen.

Dauer: 2–4 Wochen.

Hildegard schreibt:
„Wer jedoch im Gesicht eine harte und raue Haut hat, die sich von Wind leicht schuppt, soll Gerste in Wasser kochen und sich dann mit jenem durch ein Tuch passierten und mäßig warmen Wasser sanft und oft im Gesicht waschen, und seine Haut wird dort weich und gesund sein und eine schöne Farbe haben." (PH, S. 26)

Gundelrebe

Anwendungsgebiete:

- Ohrgeräusche
- Tinnitus

Anwendung: 1 EL Gundelrebenkraut 5 Min. in Wasser kochen, abseihen, etwas abkühlen lassen und warm (in einem Tuch) vor die Ohren legen.

Dosierung: Alle 1–2 Tage 5–10 Min. vor beide Ohren legen.

Dauer: 2–3 Wochen.

Hildegard schreibt:
„Wem ferner schlechte Säfte das Haupt wie [mit] Dampf schwächen, sodass auch seine Ohren rauschen, wie der Schall von Wassern braust, der soll Gundermann in warmem Wasser kochen, das Wasser ausdrücken und ihn so heiß rundum auf seinen Kopf legen, und er vermindert den Dampf, der in seinem Kopf ist, und öffnet das Gehör in seinen Ohren." (PH, S. 98)

Leinsamen (1)

Anwendungsgebiete:

- Verbrennung 1. und 2. Grades, wenn eine äußerliche Anwendung erlaubt ist
- Gürtelrose (Herpes Zoster)
- Allergien mit Hautrötungen

Anwendung: 1 EL Leinsamen mit 50 ml Wasser (eine Tasse) 5–8 Min. kochen, danach den Leinsamen durch ein Tuch oder Sieb abseihen. Die Beschaffenheit des Wassers sollte dabei ähnlich der von Tapetenkleister sein. In das etwas abgekühlte Leinsamenwasser wird ein Tuch, möglichst aus Leinen, getaucht und vorsichtig auf die betroffenen Hautstellen gelegt, solange es angenehm ist. Dabei hat es sich bewährt, diese Anwendung sofort 2–3-mal zu wiederholen, wenn das Tuch trocken geworden ist.

Dosierung: 1–4-mal täglich 5–20 Min., solange es angenehm ist, evtl. nach einigen Stunden wiederholen.

Dauer: 3–8 Tage.

Aus der Praxis: Besonders gute Rückmeldungen gab es in der Praxis bei Patienten mit der Diagnose Gürtelrose. Dabei heilten nicht nur die äußeren Hauterscheinungen ab, sondern es besserten sich der Juckreiz und die zum Teil gravierenden Schmerzen überraschend schnell.

Da aus medizinischer Sicht der Ausbruch einer Gürtelrose auf eine Schwäche des Abwehrsystems hinweisen kann, ist in jedem Fall eine Unterstützung der Immunabwehr durch den Wasserlinsen-Kräutertrank sinnvoll. Auch bei allergischen Reaktionen mit Hautrötungen sind Leinsamen-Anwendungen nach Frau Dr. med. Karlinger bewährt.

Hildegard schreibt:
„Wer irgendwo an seinem Körper auf irgendeine Weise von Feuer verbrannt ist, soll ebenfalls Leinsamen kräftig in Wasser kochen, ein Leinentuch in jenes Wasser tauchen und es ohne Leinsamen so heiß über jene Stelle legen, wo es vom Feuer verbrannt wurde, und es zieht den Brand aus." (PH, S. 133)

Hinweis:
Pater Dr. theol. Dr. med. Alfons Berkmüller hat zu seiner Zeit als Arzt auf einer Intensivstation für Schwerverbrannte gute Erfahrungen mit der Leinsamen-Anwendung gemacht.

Leinsamen (2)

Anwendungsgebiet:

- Leber-Stoffwechselschwäche

Anwendung: In der gleichen Weise wie für die Haut wird ein Tuch mit dem warmen Leinsamen-Wasser auf die Leber am rechten Rippenbogen gelegt, solange es angenehm ist.

Dosierung: Alle 1–3 Tage 10–15 Min. Dabei sollten die Betroffenen liegen und sich diese kleine Auszeit nehmen.

Dauer: 2–4 Wochen.

Aus der Praxis: Der Leinsamenwickel für die Leber ist eine häufige Verordnung.

Hildegard schreibt:
„Wer jedoch in der Seite Schmerzen hat, soll Leinsamen in Wasser kochen, ein Leinentuch in dieses heiße Wasser tauchen und dieses Tuch ohne jenen Samen oft so heiß über seine Flanke legen: Jener Schmerz wird etwas vermindert und geht zurück, wenn auch mäßig, weil die Wärme des Leinsamens, durch fremde Hitze in der Süße des Wassers aktiviert, den Flankenschmerz, der von Kälte kommt, mildert.“
(PH, S. 133)

Liebstöckel-Gundelreben-Wickel

Anwendungsgebiete:

- Schilddrüsen-Funktionsstörung
- Schilddrüsen-Vergrößerung (Struma)

Anwendung: Von einer Mischung aus 90 g Liebstöckel und 110 g Gundelrebe werden 1–2 EL 5 Min. in Wasser gekocht, abgeseiht auf einem alten (Taschen-)Tuch ausgebreitet und wie ein Wrap eingewickelt.
Die warmen Kräuter sollen dann quer um die vordere Halsregion, in der sich die Schilddrüse befindet, liegen, solange es angenehm ist.

Dosierung: Alle 2–3 Tage den Halswickel wiederholen für jeweils 5–20 Min. Sobald dieser unangenehm wird, muss er entfernt werden.

Dauer: 3–6 Wochen.

Hildegard schreibt:
„Und wenn ein Mensch von Drüsen am Hals Beschwerden hat, sodass seine Halsadern aufgebläht sind, soll er Liebstöckel nehmen und etwas mehr Gundermann und das zusammen in Wasser kochen; das Wasser gieße man weg und lege [die Kräuter] heiß rundherum auf den Hals … Wie nämlich Liebstöckel durch seinen Saft und seine Kräfte das Innere des Menschen angreift, so vermindert es auch eine äußere Verklumpung, die auch die Wärme von Gundermann auflöst und heilt.“
(PH, S. 127)

Ringelblume

Anwendungsgebiet:

- „Vergiftung“ durch unbekömmliches Essen

Anwendung: 1 EL Ringelblumen-Blüten werden in 2 Tassen Wasser 3 Min. gekocht, abgesiebt und warm 5–10 Min. über die Magengegend gelegt. Diese befindet sich unterhalb des Brustbeins. Es ist hilfreich, sich dabei warm zuzudecken.

Dosierung: 1–2-mal täglich.

Dauer: 1–5 Tage.

Hildegard schreibt:
„Die Ringelblume … besitzt in sich eine starke Grünkraft und wirkt gegen Gift. Wenn jemand Gift isst oder trinkt und wem es verabreicht wurde, soll [er] Ringelblume in Wasser kochen, das Wasser ausdrücken und sie so warm über seinen Magen legen“ (PH, S. 113f.)

Salbei mit Wein besprengt

Anwendungsgebiet:

- Schlafstörung

Anwendung: Auf frisch gepflückten Salbei wird ein wenig Wein geträufelt und vor dem Schlafen auf das Herz und den vorderen Hals, vor die Schilddrüsenregion, gelegt.

Dosierung: 1-mal täglich 5–10 Min. vor dem Einschlafen.

Dauer: 3–10 Tage.

Hildegard schreibt:
„Wer nicht schlafen kann, weil er mit irgendeiner Widrigkeit beschäftigt ist … soll auch frischen Salbei nehmen, ihn ein bisschen mit Wein besprengen und so über sein Herz und um seinen Hals legen, und er wird erholsamen Schlaf finden.“ (PH, S. 74)

Schafgarbe

Anwendungsgebiete:

- Wunden, äußere
- Verletzungen, äußere

Anwendung: Die Schafgarbe wird 5 Min. in Wasser geköchelt und zunächst über ein auf die Wunde gelegtes Leinentuch nicht zu heiß ausgebreitet und wenige Minuten bis zu ½ Stunde auf dem Tuch belassen. Erst wenn die Wunde verschlossen ist, darf die Schafgarbe nach dem kurzen Kochen direkt auf die Wunde gebracht werden.

Dosierung: 1–2-mal täglich 5–30 Min.

Dauer: 1–5 Wochen bis zur Wundheilung.

Hildegard schreibt:
„Wenn nämlich ein Mensch durch einen Schlag verletzt wird, wird danach die Wunde mit Wein gewaschen und dann ein Leinentuch auf die Wunde gelegt. Man kocht Schafgarbe leicht in Wasser, drückt das Wasser vorsichtig aus und bindet sie warm ... locker auf das Tuch, das über der Wunde liegt. So nimmt sie der Wunde Fäulnis und Schwären (also ein Geschwür) und heilt die Wunde. ... Nachdem die Wunde jedoch begonnen hat, sich etwas zusammenzuziehen und zu heilen, soll ... die Schafgarbe ohne dieses [Tuch] über die Wunde gelegt werden, und sie wird umso sanfter und vollkommender geheilt werden."
(PH, S. 106)

Tausendgüldenkraut

Tausendgüldenkraut ist ein in der Naturheilkunde seit Langem geschätztes Heilmittel, dessen Name dies auch kundtut. Hildegard von Bingen beschreibt eine Anwendung, die jedoch von den volkskundlichen Kenntnissen abweicht.

Anwendungsgebiet:

- Knochenbruch (Fraktur)

Anwendung: 1 Tl des Krautes wird 5 Min. in etwas Wasser gekocht und das warme Kraut außerhalb der Wunde und des Verbandes 5–20 Min. als Auflage auf den gebrochenen Knochen gelegt, später direkt auf die Narbe bzw. die verletzte Stelle.

Dosierung: 1–2-mal täglich das warme Kraut in der Nähe des Knochenbruchs auflegen.

Dauer: 2–8 Wochen bis zur Knochenheilung. Evtl. zwischendurch 1–2 Tage Pause einlegen.

Hildegard schreibt:
Aber dann soll man sich noch Tausendgüldenkraut in Wasser erhitzen, das Wasser ausdrücken und es oft so warm auf die Stelle auflegen, wo der Knochen gebrochen ist, und so diese Stelle damit gleichsam garen, und er wird geheilt werden, weil die gute Wärme [des Tausendgüldenkrauts] den gebrochenen Knochen verleimt."
(PH, S. 116)

Aus der Praxis: Es gibt viele gute Ergebnisse in der Praxis, sodass Tausendgüldenkraut seinem Namen mehr als gerecht wird: tausend Gulden (Taler) wert.

Hildegard schreibt:
„Eine Frau, die zu unrechter Zeit [oder] unregelmäßig [oder] an [zu] starken Monatsblutungen leidet, tauche ein Leinentuch in kaltes Wasser und lege es oft um ihre Oberschenkel, um innerlich abzukühlen, damit durch die Kälte des Leintuches und des kaltes Wassers der unrechte Blutfluss zurückgehalten wird.“
(PH, S. 174)

Kalt-Wasser-Anwendung

Anwendungsgebiet:

- Menstruation, starke oder unregelmäßige

Anwendung: Ein (Leinen-)Tuch wird in kaltes Wasser getaucht und um die Oberschenkel gelegt. Das kann mehrfach wiederholt werden.

Dosierung. Jeweils 3–10 Min., bis ein Kühlungsgefühl eintritt.

Dauer: 1–3 Tage.

Weizen(körner)-Wickel/-Packung

Zur Behandlung von akuten wie auch chronischen Rückenbeschwerden, die am häufigsten im Bereich der Lenden- sowie der Halswirbelsäule auftreten, hat sich die heiße Weizen(körner)-Packung bei vielen Patienten als sehr hilfreich erwiesen. Mit deren Unterstützung konnten sogar als notwendig erachtete neurochirurgische Operationen der Wirbelsäule vermieden werden.

Hildegard schreibt:
„Wer am Rücken und in den Lenden Schmerzen hat, soll Weizenkörner in Wasser kochen, weil Wasser bestimmte größere Beschwerden besser unterdrückt als eine andere Flüssigkeit, und so heiß auf jene schmerzende Stelle legen, und die Wärme des Weizens wird die Kräfte jenes Leidens vertreiben.“
(PH, S. 23)

Anwendungsgebiete:

- Rückenschmerzen
- Bandscheibenvorfall oder -vorwölbung (Prolaps oder Protrusio)

Achtung:
Dies sollte jedoch bei sich anbahnenden Lähmungserscheinungen der Beine oder Arme immer mit einer neurologischen Überwachung geschehen!

Hinweis:
Für den Weizenwickel eignet sich am besten biologisch angebautes Getreide, da es möglichst wenige Schadstoffe enthalten soll. Die gebrauchten Körner müssen, wie alle gekochten Speisen, unbedingt mit dem Restmüll entsorgt werden und dürfen nicht ein zweites Mal verwendet werden. Eine Patientin warf die Körner nach Gebrauch irrtümlich mit anderen frischen Küchenabfällen auf den Kompost und stellte am nächsten Tag erstaunt fest, dass die großen vierbeinigen Nager mit ihren feinen Nasen alles aufgefressen hatten bis auf den falsch entsorgten Weizen.

Anwendung: Weizenkörner zum Quellen und Aufbrechen in Wasser köcheln (30–40 Min.), bis sie wie fertiger Reis aufgeplatzt sind. In der Zwischenzeit wird eine Wickel- bzw. Packungsauflage vorbereitet. Wenn die Weizenkörner weichgekocht sind, das Wasser abgießen und die Körner etwas abkühlen lassen, da sie eine hohe Restwärme haben. Die heißen aufgesprungenen Körner – so warm wie man es verträgt – auf einer feuchtigkeitsdichten Unterlage ausbreiten. Vorher den Weizen wie den Inhalt eines Babyfläschchens zum Schutz vor Verbrennungen mit der Unterarm-Innenfläche, dem Ellbogen oder der Wange prüfen.
Mit bloßer Haut legt man sich mit den schmerzenden Rückenanteilen auf die Körner und deckt sich während der Behandlung etwas zu, um nicht zu frieren.

Dosierung: Beginnend mit 5 Min. kann die Anwendung bis auf 20 Min. gesteigert werden, solange der Weizen noch warm ist, und sollte stets angenehm sein. Ansonsten ist sie zu stoppen.
Die Häufigkeit ist in der Regel anfangs alle 1–2 Tage, später 2–3-mal pro Woche.

Dauer: 1–4 Wochen.

Aus der Praxis: Erfahrungen aus der Hildegard-Praxis zeigen: Die Weizen(körner)-Packung ist in der Lage, die Bandscheiben zu regenerieren und hat sich bei vielen Kranken mit Bandscheiben-Vorfällen oder -Vorwölbungen so gut bewährt, dass einige in Aussicht gestellte neurochirurgische Operationen an der Bandscheibe vermeidbar waren.

Wermut-Eisenkraut (Artemisia absinthii – Verbena off.)

Anwendungsgebiete:

- Zahnschmerzen
- Zahnwurzelentzündung

Anwendung: ½–1 EL Wermutkraut und ½–1 EL Eisenkraut zusammen in 3–5 EL Wein, 3–5 Min kochen lassen, danach abseihen.

Die Zubereitung erfolgt am besten abends, damit die Kräuter auf den Kiefer aufgelegt werden können. Dabei gibt es zwei Verfahrensweisen:

1. Das äußere Aufbringen auf die schmerzende Region, also unterhalb des Ohres.
2. Das Aufbringen auf die schmerzende Kieferregion in der Mundhöhle zwischen Kiefer und der inneren Wangenschleimhaut. Hierbei werden die warmen Kräuter am besten in einer Mullgaze „verpackt“, damit die Kräuter nicht frei im Mund sind.

Dauer: Eine Linderung der Beschwerden sollte schon nach 2–3 Tagen eintreten, die Behandlung kann dann für eine Woche fortgesetzt werden.

Hildegard schreibt:
„Ein Mensch, der von fauligem Blut ... Zahnschmerzen hat, soll Wermut und Eisenkraut zu gleichen Gewicht[santeilen] in einem neuen Topf in gutem Wein kochen. ... Er soll auch diese heißen Kräuter, wenn er schlafen geht, auf seinen Kiefer legen und darüber ein Tuch binden. Das soll er tun, bis er gesund wird ... und eben diese Kräuter mildern, auf den Kiefer gelegt, den Zahnschmerz von außen“
(PH, S.102)

Hinweis:
Es ist nicht so einfach, die Kräuter mit dem Tuch für eine längere Zeit zu befestigen. Ein Stirnband kann das Festhalten mit der Hand ersetzen. Vor dem Einschlafen müssen die Kräuter mit der Gaze aus dem Mund entfernt werden.

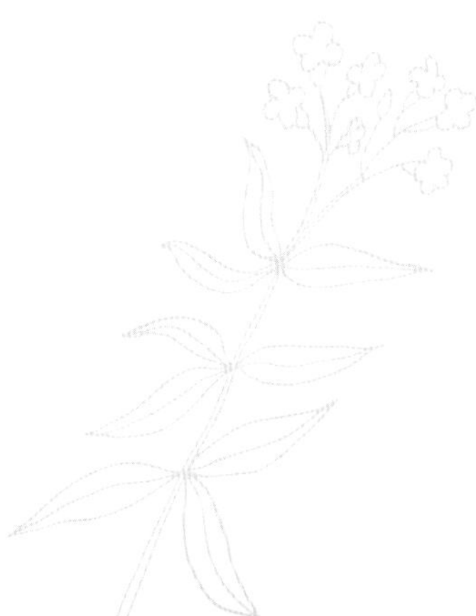

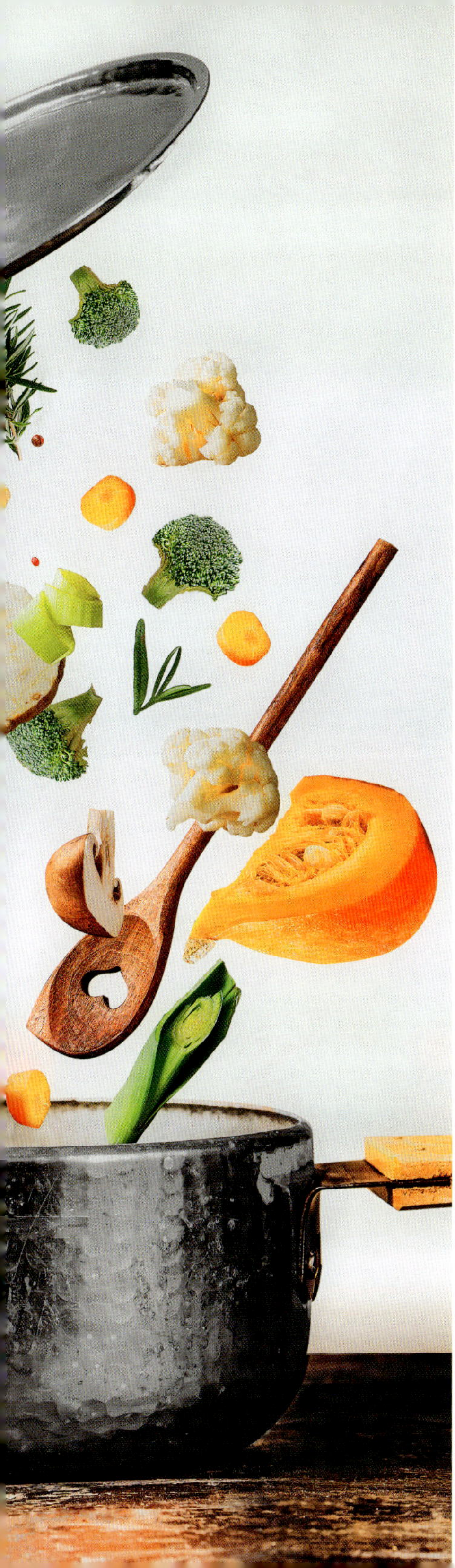

Ernährungs-kunde

nach Hildegard von Bingen

8

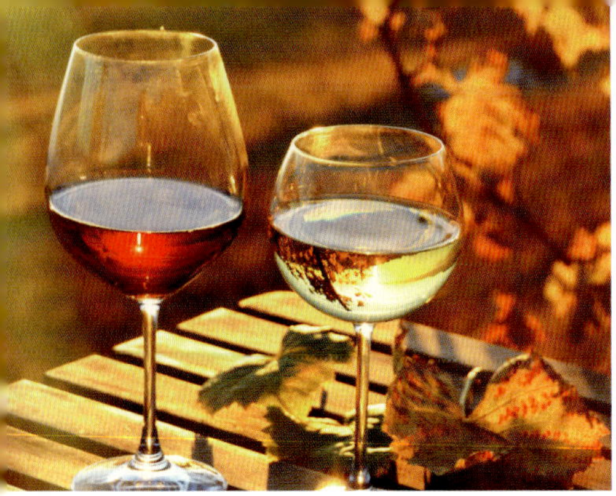

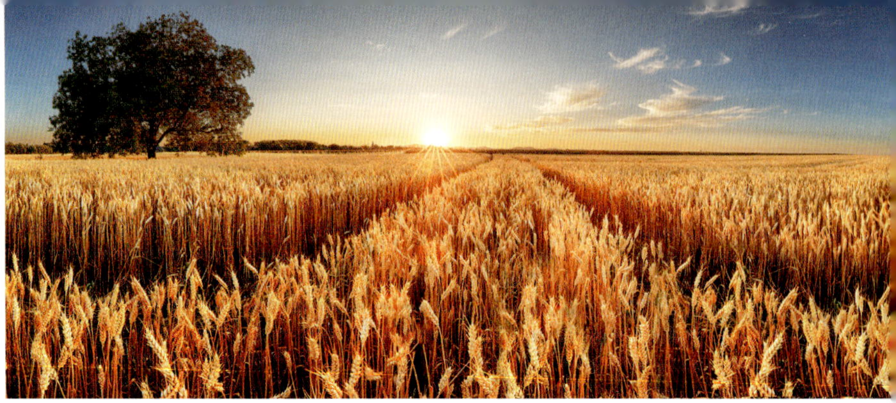

8.1 Einführung in die Ernährung und Gesundheit nach Hildegard

Von Hildegard von Bingen sind umfassende Hinweise zur Ernährung überliefert, die weit mehr als eine gesunde, mittelalterliche Vollwertkost sind. Durch die Gabe der inneren Schau, Hildegard spricht auch vom „inneren Auge“ (s. Kap. 2 „Hildegard von Bingen – ein Kurz-Porträt“), erkannte sie heilsame bzw. neutrale oder krankheitsfördernde Eigenschaften der einzelnen Lebensmittel.

So gibt es Nahrungsmittel, die

- gut für alle,
- gut nur für Gesunde,
- gut nur bei den von ihr jeweils genau benannten Krankheiten sind

oder

- unter gewissen Voraussetzungen eher gemieden werden sollten wie z.B. bei „kaltem Magen“, also einer Verdauungsschwäche, oder bei Anlage zu innerer Frostigkeit, oder aber dabei nicht bekömmlich sind,
- generell eher schädlich sind und daher nur selten oder gar nicht verspeist werden sollten.

Ganz wichtig zu beachten ist: Es geht in dieser Ernährung nicht um eine kleinliche Beachtung von Geboten, Verboten, allzu rigorosen Einschränkungen oder um das Zählen von Kalorien. In all ihren Ausführungen betont die Naturheilkundige die Tugenden der Freude und des Maßes, die auch in Bezug auf das Essen Gültigkeit haben.

8.1.1 Wein- und Biergenuss

Für manche Menschen überraschend, zeigt sich Hildegard als weltoffene und dem Schönen zugeneigte Klosterfrau und Äbtissin. Dies sei am Beispiel des Weines und des Bieres belegt. Im Originaltext ist zu lesen:
„Der Wein heilt und erfreut den Menschen mit seiner guten Wärme und seiner großen Kraft. Das Bier macht das Fleisch des Menschen dick und verleiht dem Gesicht eine schöne Farbe wegen der Kraft und des guten Saftes des Getreides." (CC, S. 165)

Gleichwohl warnt Hildegard vor deren übermäßigen Genuss und verweist auf die Tugend des rechten Maßes:
„Wenn aber der Mensch zu viel und ohne Maß Wein oder ein anderes Getränk, von dem man betrunken werden kann, trinkt, wird sein ganzes Blut flüssig und läuft ... in seinen Adern ungeordnet ... auseinander, sodass auch Sinn und Verstand ... ganz verwirrt werden, wie Flüsse durch übermäßige Regenfälle ... plötzlich über die Ufer treten ... denn er hat dann mehr einen wahnsinnigen und ungezügelten Verstand als rechten Sinn, weil die Vernunft in ihm erstickt und versunken ist." (CC, S. 165)

8.1.2 Trinken

Trinkmenge

Das rechte Maß soll nicht nur in Bezug auf Alkohol, sondern auch generell die Trinkmenge betreffend, eingehalten werden.
„Aber dennoch soll sich der Mensch zu jeder Zeit des Sommers wie des Winters davor hüten, übermäßig zu trinken, da auch zu viel Regen die Erde durch Überschwemmung schädigt ... Aber der Mensch soll sich auch nicht in übertriebenem Maß dem Trinken entziehen, denn wenn er ... ausdörrt ... [können auch] *die Speisen ... ihm ... keine gute Verdauung und keine körperliche Gesundheit bringen, wie auch der Erdboden ... hart und trocken wird und keine guten Früchte bringt, wenn ihm die Befeuchtung durch den Regen vorenthalten wird."*
(CC, S. 136)

Trinken beim Essen

Häufiger bestehen Irritationen darüber, ob Trinken beim Essen gesund oder eher schädlich sei. Hildegard von Bingen schreibt:
„Wenn der Mensch isst, arbeitet er beim Essen wie der Mühlstein beim Mahlen. [Davon] *wird* [er] *... warm und ausgetrocknet ... was der Durst ist. Und da*

möge er mäßig trinken und wiederum essen ... denn wenn der Mensch beim Essen ... nicht tränke, würde er an Geist und Körper schwer und könnte keinen guten Saft des Blutes bereiten und hätte ... keine gute Verdauung. Wenn er aber beim Essen übermäßig viel trinkt, bewirkt er ... schlimme Überschwemmung mit Wirbeln, sodass die rechten Säfte in ihm zerstreut werden." (CC, S. 131)

Trinken von Wasser

Im Gegensatz zu Wein und Bier hat Wasser als Getränk nur einen begrenzten Wert:
„Wasser aber schwächt den Menschen und bildet manchmal, wenn er krank ist, Schleim um seine Lunge, weil das Wasser ... keine große Kraft hat. Aber wenn der Mensch gesund ist, wird es ihm nicht schaden, wenn er manchmal Wasser trinkt." (CC, S. 165)

8.1.3 Schweinefleisch

Die Aktualität von Hildegards Aussagen lässt sich exemplarisch besonders gut am Beispiel des Schweinefleischs zeigen. Ca. 800 Jahre nach ihr veröffentlichte der Arzt Dr. Reckeweg seine Untersuchungen über die Rolle von Schweinefleisch und -fett bei der Entstehung von Entzündungen, Eiterbildung, Allergien, Gefäß-Verkalkungen und Hauterkrankungen in dem kleinen Buch: „Schweinefleisch und Gesundheit" und unterstreicht darin die Aussagen der Heiligen.
„Das Schwein ... frisst auch ... Unreines. Und ... es ist ziemlich eitrig ... Sein Fleisch ist ... weder für gesunde noch für kranke Menschen ... gut, weil es ... Schleim und andere Beeinträchtigungen im Menschen ... vermehrt." (PH, S. 401)

In einer groß angelegten Untersuchung mit 19 000 Vorschulkindern kam die Berliner Universitätsklinik Charité bereits 1999 zu dem Ergebnis, dass türkische Kinder, die kein Schweinefleisch essen, im Vergleich zu ihren deutschen Altersgenossen wesentlich seltener an allergischen Erkrankungen wie Asthma, Heuschnupfen oder Neurodermitis leiden (Medical Tribune, 12.11.1999 mit der Überschrift: „Türkische Kinder gegen Allergien gefeit?"). Auch das ist eine Bestätigung der Erkenntnisse Hildegards, die heute noch gültig ist, und steigert die Hochachtung vor ihren frühen Aussagen.

Viele naturheilkundliche Praxen empfehlen heute, vollständig auf Schweinefleisch, -wurst, -fett und -schinken zu verzichten.

8.1.4 Weizen

Auch ihre Beschreibung des Weizens belegt die enorme zeitlose Weitsicht Hildegards:
„Der Weizen ist warm und vollständig Frucht … Aber wenn jemand aus diesem Mehl Dunst, also Grieß, abscheidet und daraus Brote herstellt, ist jenes Brot schwächer und wirkungsloser, als wenn es aus richtigem Mehl hergestellt wäre, weil der Dunst seine Kräfte weitgehend verliert und im Menschen mehr Schleim verursacht als das richtige Weizenmehl.“ (PH, S. 22f.)
In ihren Worten zeigt sie den gesundheitlichen Wert des Vollkornmehles auf (*„aus richtigem Mehl“*) und zeigt damit eine bessere Alternative zu unserer Zeit, in der oft Auszugsmehle ohne den wichtigen Keimling und die wertvollen Hüllensubstanzen verwendet werden. Im Text der Hildegard von Bingen steht dafür: *„aus diesem Mehl Dunst, also Grieß, abscheidet.“*

8.1.5. Kartoffeln, Paprika und Tomaten

Diese werden von Hildegard nicht erwähnt oder bewertet, auch nicht die Auberginen. Sie gehören zur großen Familie der Nachtschattengewächse. Der Pflanze „Nachtschatten“, als eine Gattung der Nachtschattengewächse, ordnet die Äbtissin heilsame Wirkungen bei Herz- und Zahnbeschwerden zu, ohne auf Nahrungsqualitäten einzugehen.
Die völlige Ablehnung dieser Nahrungsmittel scheint nicht gerechtfertigt.
Eine weitere große Pflanzenfamilie sind beispielsweise Rosengewächse, zu denen u. a. Äpfel, Quitten aber auch Pflaumen gehören, welche Hildegard sehr unterschiedlich beurteilt.
Bei Kartoffeln ist darauf zu achten, dass sie im Dunklen kühl gelagert werden und keine grünen Stellen mit dem giftigen Solanin enthalten oder im Tageslicht entwickeln. Solanin befindet sich weiterhin besonders in den Kartoffelschalen, den Augen und den Austrieben. Durch Kochen geht das Solanin aus den Schalen in das Wasser über. Gekochte und gepellte Kartoffeln sind daher unschädlich. Grüne Stellen und die Augen müssen vor dem Kochen entfernt werden.

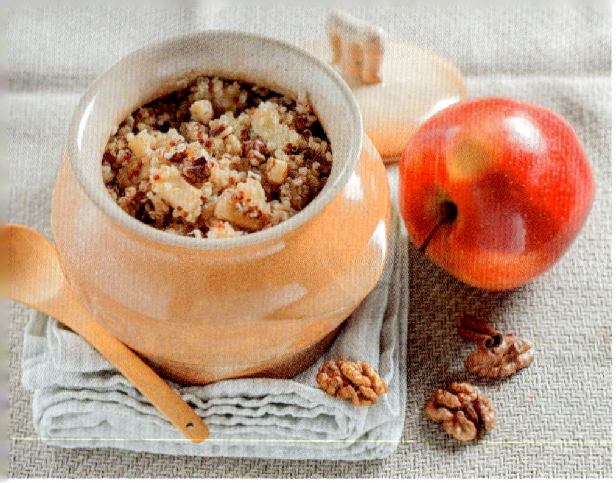

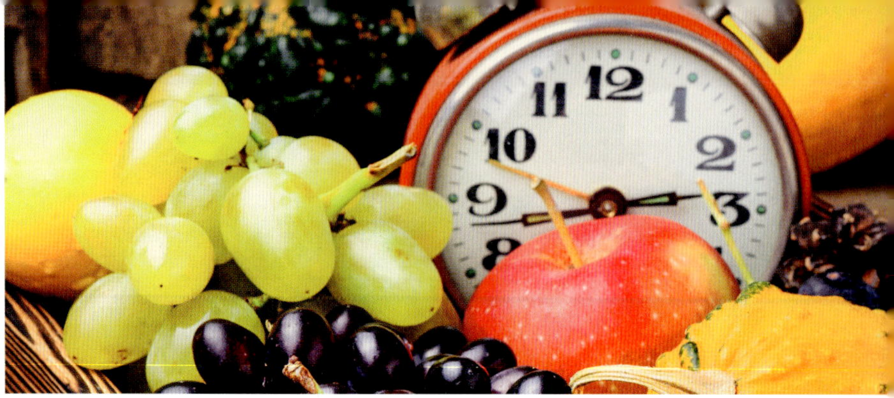

8.2 Weiterführende Hinweise zur hildegardischen Ernährung

Eine gute, vollwertige und wenig belastete Ernährung ist für die Erhaltung oder Wiederherstellung der Gesundheit eine wesentliche Voraussetzung (s. Kap. 3.3 „Der Stoffwechsel“ und Kap. 3.5 „Der Darm – Ein Organ mit vielfältigen Aufgaben“). So wie ein stabiles Haus aus den richtigen Materialien erbaut werden muss, benötigt der Organismus ebenfalls die passenden Grundsubstanzen durch die Nahrung. Vor der Zusammenfassung häufig verwendeter Lebensmittel stehen daher noch einige wertvolle Aussagen Hildegards zur Ernährung.

8.2.1 Frühstück und Dinkelbrei

Die Frage, zu welcher Tageszeit gespeist werden und wann die Hauptmahlzeit liegen soll, wird auch in der Naturheilkunde äußerst kontrovers diskutiert.

Hildegard von Bingen beantwortet die Frage differenziert. Wir lesen:
„Für einen körperlich gesunden Menschen ist es … im Hinblick auf eine gute Verdauung gut und zuträglich … sich des Frühstücks zu enthalten bis kurz vor Mittag … oder um die Mittagszeit. Für einen Kranken oder Schwachen … und körperlich Hinfälligen jedoch ist es gut und heilsam, morgens zu frühstücken, damit er die Kräfte, die er nicht von sich aus hat, wenigstens aus den Speisen nimmt.“ (CC, S. 133f.)

Hildegard erwähnt somit das Intervallfastens schon vor 850 Jahren. Die Äbtissin legt außerdem Wert darauf, den Tag mit einer warmen Mahlzeit zu beginnen:
„Wenn ein Mensch … nüchtern [ist], soll er als Erstes eine Speise essen, die aus Feldfrüchten und Mehl gemacht ist, weil [diese] … gesunde Stärke verleiht. Er

soll auch zuerst eine warme Speise essen, damit sie seinen Magen erwärmt … denn wenn er zuerst eine kalte Speise isst, macht sie seinen Magen so kalt, dass er später nur mühsam mit warmen Speisen erwärmt werden kann … [Wenn] *sein Magen gut erwärmt ist … ist die Wärme …* [in] *seinem Magen … stärker als* [eine] *nachfolgende Kälte der Speisen.*“ (CC, S. 133)

Der Motor eines Autos, das – vor allem im Winter – draußen steht und kalt gestartet wird, läuft nicht so rund wie ein warm stehender. Ähnlich geht es unserem Magen und Stoffwechsel mit etwas Warmem.

Sehr bewährt hat sich der Dinkelbrei. Er wird wie folgt zubereitet:
2 EL Dinkel (möglichst frisch) mittelgrob geschrotet,
½ Tasse Wasser,
1 Prise Galgant,
1 Prise Bertram,
¼–½ Apfel klein geschnitten
werden zusammen aufgekocht und noch 2–3 Minuten gegart.
Bei Bedarf kann ein wenig Honig dazugegeben und dieses Rezept auch mit Obst der Saison, Mandeln, Sahne oder anderen Lebensmitteln, die Hildegard empfohlen hat, etwas abgeändert oder ergänzt werden.
Dieser wärmende Brei wird von vielen als sehr angenehm empfunden.
In meiner Praxis bringe ich gerne einen Vergleich:

8.2.2 Ernährung gemäß der Jahreszeiten

- Winter

„Ein Mensch, der in großer Winterkälte, wenn er selbst innen kalt ist, sehr heiße Speisen isst … erregt [leicht] *die Schwarze Galle in sich. Wer aber sehr kalte Speisen isst … holt sich davon Fieber … Wer aber in der Winterkälte an einem sehr warmen Ort gemäßigte Speisen isst … den schädigen jene Speisen nicht“* (CC, S. 134f.)

- Sommer

„Der Mensch … der im Sommer, wenn er innen sehr heiß ist, sehr heiße Speisen isst, löst leicht in sich die Gicht aus. Wenn er … im Sommer … sehr kalte Speisen isst, bildet er in sich Phlegma [Schleim] *… gemäßigte Speisen … bringen ihm gutes Blut und gesundes Fleisch …* [Wer] *viel isst …* [dessen] *Blut* [wird] *… übermäßig erhitzt und die Säfte verändern sich zum Schlechten … Wenn er dann mäßig isst … erhält ihm* [das] *die Gesundheit.* (CC, S. 135)

- Zu jeder Zeit

„[Immer] *... soll sich der Mensch ... davor hüten, kochendheiße und von feuchtem Dampf rauchende Speisen zu essen, sondern ... warten, denn wenn er sie kochend und dampfend isst, heben sie seinen Magen durch Aufblähen an.*" (CC, S.135)

8.2.3 Ernährung bei Freude und Trauer

„Aber auch wenn der Mensch an großer Traurigkeit leidet, soll er genug von ihm bekömmlichen Speisen essen, damit er durch Speisen wiederbelebt wird, wenn ihn schon die Trauer belastet. Wenn er aber große Freude hat, soll er mäßig essen." (CC, S.135)

Hinweise zur Ernährung bei Trauer s.a. Fenchelkraut-Balsamkraut-Tee, S.88.

8.2.4 Schlafen nach dem Essen

„Der Mensch soll nicht sofort nach dem Essen schlafen, bevor dessen Geschmack und Saft und Duft an ihren Bestimmungsort gelangt sind ... [sondern für] *eine kurze Weile des Schlafs enthalten, damit nicht ... Geschmack und Saft und Duft der Speisen an unrechte ... Orte* [ge]*führt und wie Staub in den Adern ... verteilt* [werden]. *Aber wenn der Mensch sich ...* [später] *zum Schlafen für eine angemessene Dauer hinlegt, wachsen sein Fleisch und Blut und er wird davon gesund."* (CC, S.132)

8.2.5 Verschiedenheit der Früchte und Länder

Hildegards Erkenntnisse lassen uns heute noch staunen: Als die Erde noch vielfach wie eine Scheibe gedacht wurde, sah sie unseren Planeten schon als Kugel und dass die Gegend des Äquators am intensivsten von der Sonne bestrahlt wird:

„Die Sonne ist ... in der Mitte der Erde ... am stärksten, und dort ist auch die Erde ... und alles an Früchten und Tieren ... stärker als an anderen Orten: ... am Abhang der Erde [in den gemäßigten und kälteren Regionen sind] *... sowohl der Boden als auch die Früchte der Erde und die Tiere ... schwächer als in der Mitte der Erde ... Und es gibt manche Länder, die heiß, manche, die kalt, und manche, die mild sind, und dementsprechend sind Menschen, Tiere, Früchte der Erde, und doch sind alle von einer Art, obwohl sie hier größere, dort kleinere Kraft entsprechend der Kraft der Sonne haben."* (CC, S.38)

Damit beschreibt Hildegard von Bingen, dass der wesentliche Anteil unserer Nahrung aus den heimischen Regionen stammen sollte. Exotische Früchte können sicher unseren Speiseplan bereichern, gesundheitlich gesehen sind sie jedoch höchstens in Maßen notwendig.

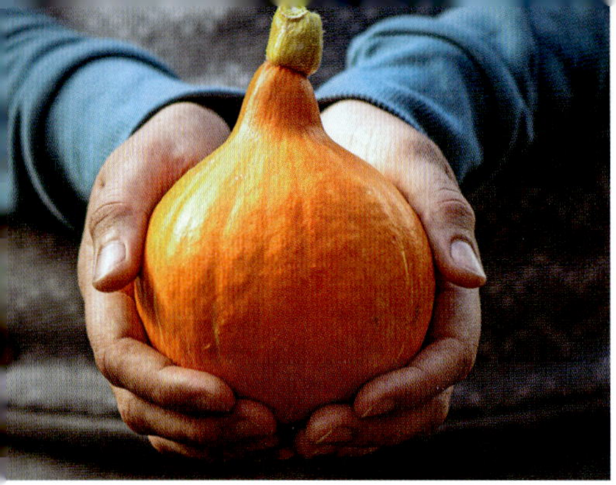

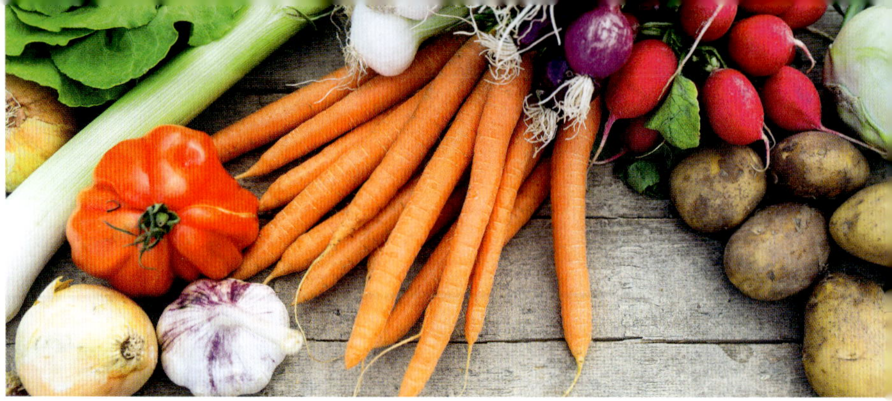

8.3 Lebensmittel aus Sicht Hildegards

Bevor die einzelnen Lebensmittel in den Rubriken Getreide, Gemüse, Gewürze, Früchte, Grundnahrungsmittel, Fische, Vögel und Fleisch beschrieben werden, folgt hier nun ein Überblick, welche Nahrungsmittel nach Hildegard von Bingen für alle gut bzw. wenig bekömmlich sind:

Grundsätzlich gut:

- Weizen
- Dinkel
- Fenchel
- Bertram
- Muskatnuss
- Quendel
- Ysop
- Zimt
- Kornelkirsche
- Mispel
- Quitte
- Mandel
- Kürbis
- Edelkastanie
- Kichererbse
- Hecht
- Barsch
- Äsche
- Hirsch
- Reh
- Schaf
- Ziege
- Weinessig
- Salz (in Maßen)

Eher zu vermeiden sind:

- Gerste
- Hirse
- Linsen
- Sauerampfer
- Lauch
- Ingwer (außer bei Schwerkranken)
- Erdbeere
- Pfirsich
- Pflaume
- Lachs
- Aal
- Muschel
- Pilze
- Gans
- Pferd
- Schwein
- Hirschtrüffel

Nicht bewertet, weil nicht erwähnt:

- Kartoffel
- Tomate
- Paprika
- Auberginen

Auf den folgenden Seiten werden die wichtigsten Lebensmittel in einer Tabelle aufgelistet, erläutert und anhand der Aussagen der hl. Hildegard bewertet. Dabei steht

++ für „gut“ (heilsam)
\+ für „eingeschränkt/bedingt gut“
– für „nur bedingt tauglich“
–– für „eher nicht tauglich“

8.3.1 Ernährungstabelle

GETREIDE

	Gesunde	Kranke	Positive Wirkung/Anwendungen
Dinkel (PH 1.5)	+ +	+ +	wertvollste Getreideart, gut zur Blutbildung (*rechtes Blut*), verbessert die Muskulatur und körperliche Ausdauer (*rechtes Fleisch*), stimmungsausgleichend und -aufhellend, die Lebensfreude unterstützend (durch sog. Glückshormone)
Gerste (PH 1.4)	–	–	
Hafer (PH 1.3)	+ +	–	für Gesunde und nicht sehr Kranke; gut für das Gemüt und die Stimmung, Verstandesklarheit und gute körperliche Konstitution (*gesundes Fleisch*)
Roggen (PH 1.2)	+ +	–	Roggenbrot ist kräftigend, unterstützend bei Übergewicht
Weizen (PH 1.1)	+ +	+ +	wärmt, Mehl aus vollem Korn sehr gesund (Vollwertmehl), Brot aus Vollkornmehl für Gesunde und Kranke gut, besonders für körperliche Ausdauer und Blutbildung

GEMÜSE

	Gesunde	Kranke	Positive Wirkung/Anwendungen
Ampfer (PH 1.41) (Sauerampfer)	– –	– –	
Bohne (PH 1.7)	+ +	+	Bohnenmehl für alle leicht verdaulich, Bohnen insbesondere für gesunde und starke Menschen zu empfehlen
Distel (PH 1.99)	–	– –	
Erbse (PH 1.6)	+	– –	kraftgebend für warmblütige Menschen

Bewertung der Lebensmittel nach Hildegard:
+ + gut (heilsam) / + eingeschränkt/bedingt gut / – bedingt tauglich / – – eher nicht tauglich

Negative Wirkung/Einschränkungen	Hinweise
	s. Kap. 4 „Hausapotheke für die ganze Familie – Dinkel“, S. 67
ungeeignet für Gesunde und Kranke	s. Kap. 4 „Hausapotheke für die ganze Familie – Gerste“, S. 100
für ständig kranke bzw. schnell frierende Menschen nicht geeignet	s. Kap. 4 „Hausapotheke für die ganze Familie – Hafer“, S. 102
ungeeignet für einen empfindlichen Magen mit Verdauungsschwäche	
Weißmehlbrot jedoch weniger kraftgebend	trägt zur Verschleimung auch bei gekochten Körnern bei s. Kap. 8.1.4 „Weizen“, S. 202

Negative Wirkung/Einschränkungen	Hinweise
kein gesundes Nahrungsmittel für den Menschen	für das Vieh nützlich
für Kranke nur bedingt geeignet	
niemals roh verzehren; für Kranke immer ungeeignet	
fröstelnde und schwächliche Naturelle sollten sie meiden, *„weil sie ... viel Schleim verursacht.“*	

	Gesunde	Kranke	Positive Wirkung/Anwendungen
Fenchel (PH 1.66)	+ +	+ +	gut für Gemüt, Verdauung, von innen wärmend, *„vermindert Fäulnisprodukte"*, in allen Zubereitungsformen gut, auch die Fenchelkörner
Gurke (PH 1.88)	–	– –	
Hirse (PH 1.9)	– –	– –	
Kichererbse (PH 1.191)	+ +	+ +	von innen wärmend und leicht verdaulich
Kohl (PH 1.84)	–	– –	
Kürbis (PH 1.87)	+ +	+ +	für Gesunde und Kranke gesund
Lauch (PH 1.81) (Porree)	– –	– –	
Linsen (PH 1.8)	– –	– –	
Rettich (PH 1.90)	+	– –	gut für das Gehirn und zur Entschlackung bei starken und korpulenten Menschen
Rübe (PH 1.89)	+	+	
Salat (Lattich) (PH 1.91)	+	+	zum Verzehr eine Salatsoße mit Dill, Essig oder Knoblauch anrühren; stärkt das Gehirn und gibt eine gute Verdauung

Bewertung der Lebensmittel nach Hildegard:
+ + gut (heilsam) / + eingeschränkt/bedingt gut / – bedingt tauglich / – – eher nicht tauglich

Negative Wirkung/Einschränkungen	Hinweise
	kann auch roh verzehrt werden s. Kap. 4 „Hausapotheke für die ganze Familie – Fenchel“, S. 85
aktiviert schlechte Verdauungssäfte; nicht geeignet für Kranke, „[setzt] *Bitterkeit der Säfte in Bewegung und* [taugt] *für Kranke nicht.*“	
nur sättigend, aber nicht kräftigend	
Kohl kann nur von gesunden, schlanken Menschen verdaut werden; für Kranke und Übergewichtige ist er nicht geeignet	
sollte nicht roh und von Kranken in keiner Zubereitungsform gegessen werden, da er den Stoffwechsel durch *„Fäulnisprodukte“* belastet	
nur sättigend, aber nicht kräftigend, aktiviert schlechte Verdauungssäfte	
für Kranke oder Magere schädlich	Rettich vor dem Verzehr 2–3 Tage in feuchter Erde lagern s. Kap. 4 „Hausapotheke für die ganze Familie – Rettich“, S. 166
nicht für Asthmatiker zu empfehlen	für den rohen Verzehr komplett schälen, gekocht besser verdaulich
sollte nicht ohne diese Salatsoße verzehrt werden, da er sonst schädlich für Gehirn und Magen ist	s. Kap. 4 „Hausapotheke für die ganze Familie – Lattich“, S. 116

	Gesunde	Kranke	Positive Wirkung/Anwendungen
Sellerie (PH 1.69)	+	+	gekocht gut für den Stoffwechsel und verleiht gute Säfte

GEWÜRZE

	Gesunde	Kranke	Positive Wirkung/Anwendungen
Beifuß (PH 1.107)	+	+	gesund in gekochter Form, heilend und wärmend für den Magen und die Verdauungsorgane; nach falschem oder schlechtem Essen hilft Beifuß gekocht mit Fleisch oder Fett und *„beseitigt die Fäulnis"*
Bertram (PH 1.18)	+ +	+ +	entzündungshemmend, fördert die Verstandesklarheit, gutes Blut und die Ausscheidung schlechter Stoffwechselprodukte
Brennnessel (PH 1.100)	–	–	aus dem Boden wachsende, junge Blätter frisch geerntet zu verzehren; den Magen reinigend
Dill (PH 1.67)	–	–	gekocht gut gegen Gicht
Galgant (PH 1.13)	+ +	+ +	wirk- und heilkräftiges Gewürz
Gundermann (Gundelrebe) (PH 1.105)	+	+	besonders geeignet für Abgemagerte oder Geschwächte durch ihre Grünkraft als Beigabe in Suppe, mit Fleisch oder in Backwaren verwenden
Ingwer (PH 1.15)	– –	–	für sehr geschwächte oder alte Menschen, auch am Lebensende zur Besserung in Pulverform am Morgen mit einer Suppe einnehmen
Kerbel (PH 1.70)	– –	– –	

Bewertung der Lebensmittel nach Hildegard:
+ + gut (heilsam) / + eingeschränkt/bedingt gut / – bedingt tauglich / – – eher nicht tauglich

Negative Wirkung/Einschränkungen	Hinweise
nicht zum rohen Verzehr geeignet, weil er so nachteilige Säfte bedingt	s. Kap. 4 „Hausapotheke für die ganze Familie – Sellerie“, S. 179

Negative Wirkung/Einschränkungen	Hinweise
	in Kombination mit allen Lebensmitteln für Kranke und Gesunde gut s. Kap. 4 „Hausapotheke für die ganze Familie – Bertram“, S. 53
niemals roh zu verzehren	s. Kap. 4 „Hausapotheke für die ganze Familie – Brennnessel“, S. 58
niemals roh zu verzehren	s. Kap. 4 „Hausapotheke für die ganze Familie – Dill”, S. 66
	s. Kap. 4 „Hausapotheke für die ganze Familie – Galgant“, S. 92
nicht geeignet für Gesunde oder Übergewichtige	
nicht zu empfehlen	

	Gesunde	Kranke	Positive Wirkung/Anwendungen
Knoblauch (PH 1.79)	+	+	nur roh und in Maßen verzehren
Kümmel (PH 1.17)	+ +	–	für Verstandesklarheit bei Gesunden, ebenso für Lungenkranke mit Luftnot, schleimlösend
Liebstöckel (PH 1.140)	–	–	
Meerrettich (PH 1.119)	+	– –	für Gesunde und Kräftige gut, wenn er „*weich*" und frisch ist
Melisse (PH 1.59)	+ +	+ +	wärmend, macht ein fröhliches Gemüt, gut für Milz und Herz
Muskatnuss (PH 1.21)	+	– –	gut für das Herz und die Sinne, stimmungsausgleichend und -aufhellend
Petersilie (PH 1.68)	–	–	
Pfeffer (PH 1.16)	–	–	bei Ekel vor Speisen und bei Milzbeschwerden mit Brot zu sich nehmen
Quendel (PH 1.32)	+ +	+ +	für hautkranke Menschen, mit Fleisch oder Mus gekocht verzehren
Schwarzkümmel (PH 1.12)	– –	– –	
Senf (Acker/Senf) (PH 1.93)	–	– –	für Gesunde und Schlanke nicht belastend
Süßholz (PH 1.19)	+ +	– + +	gut für die Stimme, das Gemüt, die Augen, die Verdauung

Bewertung der Lebensmittel nach Hildegard:
+ + gut (heilsam) / + eingeschränkt/bedingt gut / – bedingt tauglich / – – eher nicht tauglich

Negative Wirkung/Einschränkungen	Hinweise
	alten Knoblauch nur als Beigabe zu anderen Speisen verwenden
nicht geeignet für Menschen mit Schwäche oder solchen mit Herzproblemen	gekochter oder gebratener Käse ist mit Kümmel besser verdaulich
nur in Maßen gekocht mit anderen Gewürzen verwenden	
	s. Kap. 4 „Hausapotheke für die ganze Familie – Muskatnuss“, S. 145
	roh verzehren s. Kap. 4 „Hausapotheke für die ganze Familie – Petersilie“, S. 152
für andere Menschen nicht geeignet und den Stoffwechsel belastend	
	s. Kap. 4 „Hausapotheke für die ganze Familie – Quendel“, S. 157
„nützt keinem Menschen“	
für Kranke und Korpulente nicht geeignet, belastet den Stoffwechsel und den Magen, kann Atemnot hervorrufen	
	s. Kap. 4 „Hausapotheke für die ganze Familie – Süßholz“, S. 182

	Gesunde	Kranke	Positive Wirkung/Anwendungen
Ysop (PH 1.65)	+ +	+ +	regelmäßig gegessen gut für die Verdauung und den Stoffwechsel, *„treibt er die kranken und fauligen Schäume der Säfte aus“*
Zimt (PH 1.20)	+ +	+ +	kräftigend für einen guten Stoffwechsel
Zwiebel (PH 1.82)	+	+	gekocht gut, *„weil durch das Feuer die Schadstoffe in ihr vermindert sind.“*

FRÜCHTE

	Gesunde	Kranke	Positive Wirkung/Anwendungen
Apfel (PH 3.1)	+ +	– +	mild, leicht verdaulich, roh auch für Gesunde geeignet, gekocht für alle gut
Birne (PH 3.2)	–	–	gekocht oder gedörrt gut für die Verdauung
Brombeere (PH 1.170)	+	+	gut für alle, leicht verdaulich
Dattel (PH 3.17)	+	–	gekochte Dattel kräftigend
Erdbeere (PH 1.171)	– –	– –	
Feige (PH 3.14)	– –	+	für Kranke mit Schwäche stärkend, nur bis zur Besserung/Genesung essen
Holunder (PH 3.44)	–	–	
Kirsche (PH 3.6)	–	– –	für Gesunde nicht schädlich

Bewertung der Lebensmittel nach Hildegard:
+ + gut (heilsam) / + eingeschränkt/bedingt gut / – bedingt tauglich / – – eher nicht tauglich

Negative Wirkung/Einschränkungen	Hinweise
nicht roh verzehren	gekocht mit allen Lebensmitteln gut
	Ceylon-Zimt, der keine leberschädlichen Cumarine enthält, verwenden
roh gegessen *„schädlich … wie der Saft unnützer Kräuter“*	

Negative Wirkung/Einschränkungen	Hinweise
roh für Kranke nicht geeignet	alte, verschrumpelte Äpfel ebenfalls für alle gut
in Maßen essen, sonst evtl. Auslöser von Migräne und Atemnot	s. Kap. 4 „Hausapotheke für die ganze Familie – Bärwurz“, S. 45
	s. Kap. 4 „Hausapotheke für die ganze Familie – Brombeere“, S. 59
im Übermaß ungesund	
ungesund für Kranke und Gesunde; tragen zur Verschleimung bei wegen ihres bodennahen Wachstums	Hinweis aus der Medizin: Erdbeeren neigen schnell zur Schimmelbildung und lösen Allergien aus
nicht für Gesunde geeignet	für Gesunde nur eingelegt in Wein oder Essig mäßig zu essen
wenig nützlich	
nicht geeignet für Kranke, weil sie den Stoffwechsel belastet und *„keine vollkommene Wärme in sich* [hat].“	

	Gesunde	Kranke	Positive Wirkung/Anwendungen
Kornelkirsche (PH 3.40)	+ +	+ +	magenreinigend und -stärkend für Gesunde und Kranke
Maulbeere (PH 3.9)	+	+	*„hilft mehr als ... sie ... schadet"*
Mispel (PH 3.13)	+ +	+ +	*„für gesunde und kranke Menschen nützlich und gut ... weil sie ... ihr Blut reinigt."*
Pfirsich (PH 3.5)	– –	– –	
Pflaume (PH 3.7)	–	– –	
Quitte (PH 3.4)	+ +	+ +	warm, für Gesunde und Kranke gekocht oder gebraten gut
Zitrone (PH 3.18)	+	+	*„Die Früchte ... unterdrücken ... aufgrund ihrer guten Wärme und ihrer guten Kräfte das Fieber im Menschen."*

NÜSSE

	Gesunde	Kranke	Positive Wirkung/Anwendungen
Edelkastanie (PH 3.12)	+ +	+ +	*„nützlich gegen jede Krankheit"*
Haselnuss (PH 3.11)	–	– –	für Gesunde weder schädlich noch nützlich

Bewertung der Lebensmittel nach Hildegard:
+ + gut (heilsam) / + eingeschränkt/bedingt gut / – bedingt tauglich / – – eher nicht tauglich

Negative Wirkung/Einschränkungen	Hinweise
	s. Kap. 4 „Hausapotheke für die ganze Familie – Kornelkirsche“, S. 123
	s. Kap. 4 „Hausapotheke für die ganze Familie – Maulbeerbaum“, S. 135
	s. Kap. 4 „Hausapotheke für die ganze Familie – Mispel“, S. 142
ungesund für Magen und Körpersäfte	
führt zu ungesunder Gallenflüssigkeit bei allen Menschen, daher schädigend, kann auch andere Krankheiten begünstigen	ausschließlich für Gesunde, mäßig gegessen *„Wer ... gesund ist, wird mit ihr fertig werden ... soll sie in Maßen essen.“* s. Kap. 4 „Hausapotheke für die ganze Familie – Pflaumenbaum“, S. 155
	kann reif auch roh gegessen werden (mit einer Reibe klein reiben) s. Kap. 4 „Hausapotheke für die ganze Familie – Quitte“, S. 159

Negative Wirkung/Einschränkungen	Hinweise
	s. Kap. 4 „Hausapotheke für die ganze Familie – Esskastanie“, S. 73
nicht für Kranke geeignet, kann Atemenge hervorrufen	

	Gesunde	Kranke	Positive Wirkung/Anwendungen
Mandel (PH 3.10)	+	+	gut für das Gedächtnis, die Verdauung, Lunge und Leber
Walnuss (PH 3.3)	–	– –	für Gesunde bedingt geeignet *„Gesunde Menschen können mit ihnen fertigwerden."*
Erdbeere (PH 1.171)	– –	– –	

FISCHE

	Gesunde	Kranke	Positive Wirkung/Anwendungen
Aal (PH 5.33)	– –	– –	
Äsche (PH 5.31)	+ +	+ +	*„gesund und gut für kranke wie für gesunde Menschen"*
Barsch (PH 5.17)	+ +	+ +	für Gesunde und Kranke gut, weil er *„gute und heilsame Pflanzen"* frisst
Forelle (PH 5.15)	–	– –	nur für Gesunde geeignet *„Gesunden jedoch schadet sie nicht."*
Hecht (PH 5.9)	+ +	+ +	für Gesunde und Kranke gut, frisst *„reine Nahrung"*
Hering (PH 5.22)	–	–	
Karpfen (PH 5.11)	+	– –	nur für Gesunde bedingt geeignet
Krebs (PH 5.32)	+ +	–	für Gesunde und Kranke geeignet
Lachs (PH 5.5)	– –	– –	

Bewertung der Lebensmittel nach Hildegard:
+ + gut (heilsam) / + eingeschränkt/bedingt gut / – bedingt tauglich / – – eher nicht tauglich

Negative Wirkung/Einschränkungen	Hinweise
	s. Kap. 4 „Hausapotheke für die ganze Familie – Mandelbaum“, S. 134
für Kranke nicht geeignet, übermäßiger Verzehr kann Fieber auslösen	Nussöl ist gesund und nahrhaft sowie stimmungs-aufhellend, kann bei Kranken jedoch zu Atemenge führen
ungesund für Kranke und Gesunde; tragen zur Verschleimung bei wegen ihres bodennahen Wachstums	Hinweis aus der Medizin: Erdbeeren neigen schnell zur Schimmelbildung und lösen Allergien aus

Negative Wirkung/Einschränkungen	Hinweise
nicht geeignet/unrein wie das Fleisch des Schweines	
ungeeignet für Kranke *„Für kranke Menschen taugt sie nicht zum Essen.“*	
frisch nicht tauglich zum Essen, gebraten besser als gekocht	
schädlich für Kranke	
nicht bei Magen- und Verdauungsschwäche	
„für keinen Menschen gut zu essen, da er alle schlechten Säfte ... aufweckt“	

	Gesunde	Kranke	Positive Wirkung/Anwendungen
Muscheln (Fisch, der Schalen hat) (PH 5.19)	– –	– –	
Scholle (PH 5.14)	–	–	
Wels (PH 5.6)	+ +	+ +	für Gesunde und Kranke gut

VÖGEL

	Gesunde	Kranke	Positive Wirkung/Anwendungen
Ente (PH 6.12)	–	– –	nur für Gesunde; gebraten verzehren
Wildente (PH 6.12)	–	–	gesünder als die Hausente
Gans (PH 6.10)	–	– –	nur für Gesunde bedingt geeignet; gebraten mit Salbei und anderen Kräutern füllen. Beim Braten muss sie *„mit Wein und Essig besprengt werden, damit das Fett von ihr ausfließt."*
Hahn/Huhn (PH 6.13)	+ +	+	für Gesunde gut und für Kranke bedingt geeignet; nur für Schwerkranke mit anderem Fleisch kochen, jedoch nicht braten
Rebhuhn (PH 6.15)	–	– –	für Gesunde bedingt geeignet
Strauß (PH 6.2)	+	– –	gut geeignet zur Diät für Übergewichtige
Wachtel (PH 6.47)	+ +	– –	für Gesunde nützlich

Bewertung der Lebensmittel nach Hildegard:
+ + gut (heilsam) / + eingeschränkt/bedingt gut / – bedingt tauglich / – – eher nicht tauglich

Negative Wirkung/Einschränkungen	Hinweise
weder für Gesunde und Kranke geeignet, da sie unreine Nahrung fressen	
weder für Gesunde und Kranke geeignet, da sie unreines Futter frisst	

Negative Wirkung/Einschränkungen	Hinweise
ungeeignet für Kranke	Eier zum Verzehr schädlich
ungeeignet für Kranke	Eier und das Fett zum Verzehr ungeeignet, weil sie krank machen können
oft gegessen magenbelastend für Schwerkranke	Hennenfleisch ist zarter und für Kranke besser Hühnereier s. Eier, S. 306
ungeeignet für Kranke	
ungeeignet für Magere und Schwache	
ungeeignet für Kranke	

TIERE

	Gesunde	Kranke	Positive Wirkung/Anwendungen
Hase (PH 7.18)	– –	– –	
Hirsch (PH 7.10)	+ +	+ +	für Gesunde und Kranke nützlich, weil er reines Futter frisst; sehr warm gekocht magenreinigend
Pferd (PH 7.8)	– –	– –	
Reh (PH 7.11)	+ +	+ +	für Gesunde und Kranke sehr nützlich, da es Kräuter und gesundes Futter sucht. Oft gegessen stoffwechselreinigend und das Immunsystem stärkend. Rehleber unterstützend bei Tumorerkrankungen; reinigend
Rind (PH 7.14)	+	–	für einen warmblütigen Menschen gut
Schaf (PH 7.15)	+ +	+ +	für alle im Sommer gut
Schwein (PH 7.17)	– –	– –	
Ziege (PH 7.16)	+ +	+ +	für Gesunde und Kranke gut, besonders auch bei Eingeweidebrüchen (Hernien) und bei Magenempfindlichkeit, Ziegenmilch gut bei Lungenbeschwerden

WEITERE LEBENSMITTEL

	Gesunde	Kranke	Positive Wirkung/Anwendungen
Butter (PH 1.182)	+	+ +	für Gesunde und Normalgewichtige gut; ebenso für Lungenkranke – wer *„keucht oder hustet“* , Abgemagerte – wer *„in seinem Körper ausgetrocknet ist“*, heilt sie von innen

Bewertung der Lebensmittel nach Hildegard:
+ + gut (heilsam) / + eingeschränkt/bedingt gut / – bedingt tauglich / – – eher nicht tauglich

Negative Wirkung/Einschränkungen	Hinweise
ungeeignet für Gesunde und Kranke	
ungeeignet für Gesunde und Kranke	
für schnell frierende Menschen nicht geeignet, da das Fleisch Kälte fördert	
im Winter nicht gut, da es ebenfalls Kälte fördert	
ungeeignet für Gesunde und Kranke, da Schweine alles fressen, auch Unreines, was den Stoffwechsel belastet	s. a. Kap. 8.1.3 „Schweinefleisch“ (Vermeidung von Schweinefleisch), S. 280
	„Die Geiß … kann bis August gegessen werden, der Bock aber ist im August zum Essen gut; die Zicklein aber … taugen bis zum Herbst zum Essen.“

Negative Wirkung/Einschränkungen	Hinweise
nur in Maßen für Übergewichtige	*„Kuhbutter ist besser und heilsamer als Schaf- oder Ziegenbutter.“*

	Gesunde	Kranke	Positive Wirkung/Anwendungen
Ei (PH 1.186)	–	– –	in Maßen gut; weiche Eier bekömmlicher als harte, welche zu Magenbeschwerden führen können
(Wein-) Essig (PH 1.184)	+ +	+ +	gut mit allen Speisen; Eigengeschmack der Speisen muss erhalten bleiben, dann verdauungsfördernd und stoffwechselentlastend
Hanf (PH 1.11)	+ +	+	Samen hat heilsame Kräfte für Gesunde und nicht sehr Kranke, leicht verdaulich und stoffwechselunterstützend
Hirschtrüffel (PH 1.34)	– –	– –	
Honig (PH 1.179)	–	–	für Magere ist gekochter Honig bedingt geeignet, *„gekochter und sehr gut entschäumter Honig“* wird allen *„nicht viel schaden“*
Milch (PH 1.181)	–	–	*„Die Milch von Kühen, Ziegen, Schafen … ist im Winter heilsamer“* für Kranke und Schwache in allen Jahreszeiten in Maßen möglich, im Winter für alle mit eingelegter Wurzel der Brennnessel besser verträglich
Ölbaum (PH 3.16)	– –	– –	
Pilze (PH 1.173)	–	–	
Salz (PH 1.183)	+ +	+ +	Salz ist nützlich, stärkt und heilt in Maßen verzehrt. *„Speisen ohne Salz“* gegessen macht *„innerlich lau.“*
Weinrebe (PH 3.54)	+	–	Wein ist gesund für das Blut *„Der Wein … macht, wenn er rein ist … gutes und gesundes Blut.“*
Zucker (PH 1.180)	–	–	belebend für Abgemagerte

Bewertung der Lebensmittel nach Hildegard:
+ + gut (heilsam) / + eingeschränkt/bedingt gut / – bedingt tauglich / – – eher nicht tauglich

Negative Wirkung/Einschränkungen	Hinweise
ungeeignet für Kranke und bei Verdauungs- und Stoffwechselschwäche	s. Huhn, Gans, Ente
schädlich im Übermaß, wenn der Essig-Geschmack stärker als derjenige der Speisen ist	
nicht geeignet für sehr Schwache oder Kranke, magenbelastend	
nicht bekömmlich	
für Übergewichtige nicht geeignet durch Stoffwechselbelastung	Waben ungeeignet durch Belastung von Leber und Galle
für Gesunde im Sommer schädlich	
Olivenöl ist als Nahrungsmittel nur bedingt geeignet, weil es die *„Speisen schwer verdaulich“* macht	*„Aber für sehr viele Arzneien ist es geeignet.“*
Pilze weniger geeignet und schleimbildend	
zu viel Salz schadet Lunge und Leber	Salz so anwenden, dass der Speisengeschmack überwiegt
ungefilterter Wein ist nicht geeignet *„Trüber* [Wein] *jedoch macht* [das Blut] *schlecht.“*	starker, schwerer Wein soll mit Wasser verdünnt werden, weil er sonst den Stoffwechsel zu sehr anregt s. Kap. 4 „Hausapotheke für die ganze Familie – Weinstock“, S. 197
Zucker soll getrocknet werden	Rohrohrzucker oder vollwertigen Rübenzucker verwenden

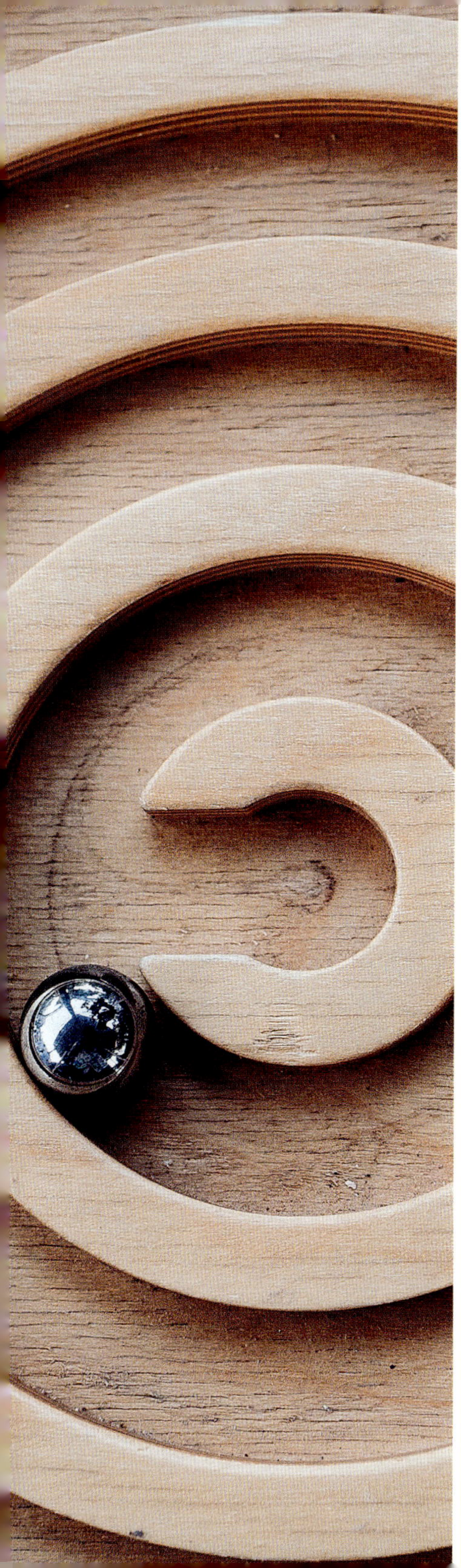

Ausrichtung des eigenen Lebens –

Ganzheitlich leben nach der hl. Hildegard

9

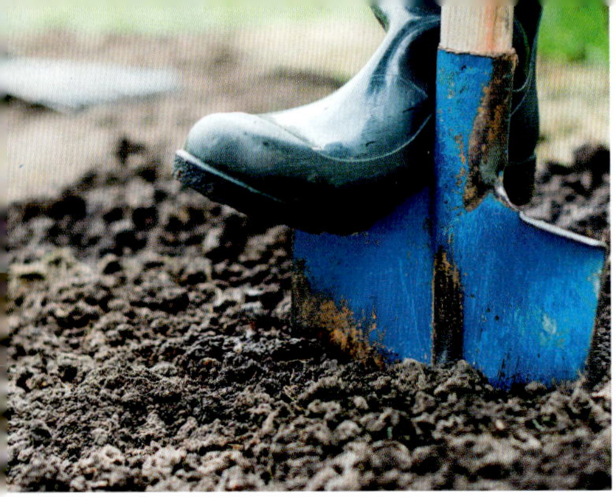

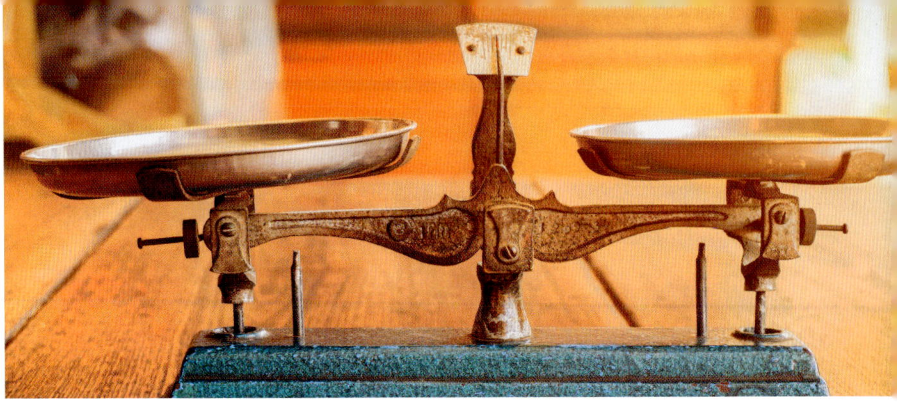

9.1 Rhythmus und Maß

Ein erster Kontakt mit Hildegards zeitlosen Aussagen entsteht meist über ihre Ausführungen zur Heilkunde und die Wirkkraft der Lebensmittel. Das Anliegen der Äbtissin war jedoch viel umfassender und betrifft die gesamte Lebensgestaltung. Eine Grundorientierung bot ihr dazu die Ordensregel der Benediktiner: „Ora et labora“ (bete und arbeite). Diese mag zunächst wenig einladend erscheinen. Wer diese Worte jedoch mit den Gegensatzpaaren „Anstrengung und Ruhe“, „Hektik und Entschleunigung“, „Engagement und Zu-sich-Kommen“, „Aktivität und Meditation“ übersetzt, findet wahrscheinlich leichter einen Zugang.

Die Ordensregel ist Teil eines heilsamen Rhythmus, der sich an der Natur orientiert und gesundheitsfördernd wirkt. Dieser betrifft verschiedene Bereiche wie Arbeit und Ruhe, Essen und Fasten, Wachen und Schlafen und sollte individuell stimmig sein. Je nach unterschiedlicher Konstitution kann das für einige Menschen bedeuten, nach sechs bis sieben Stunden gut ausgeschlafen zu sein, während andere acht bis neun Stunden benötigen, um morgens erholt und regeneriert in den neuen Tag zu starten. Hierbei wird klar: Es gibt nicht nur ein einziges Maß, welches für alle richtig ist.

Hildegard spricht vom rechten Maß, der „Discretio“ in allen Lebensbereichen. Sie tadelt ein zu strenges Fasten genauso wie die Völlerei. Eindrucksvoll sind ihre Bilder zur Verdeutlichung des Zuwenig und des Zuviel. So beschreibt sie die Einen mit der dürren, ausgetrockneten Erde, die zu nichts nutze sei, die Anderen hingegen mit einem frisch eingesäten Acker, auf dem ein übermäßiger Platzregen die Saat wegspült.

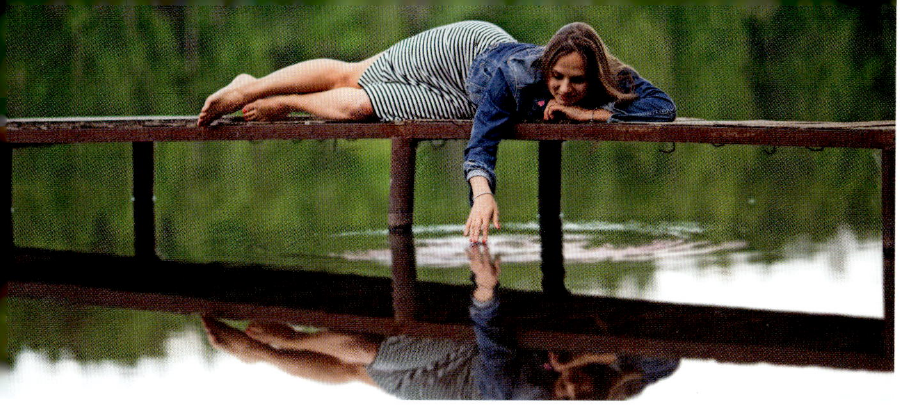

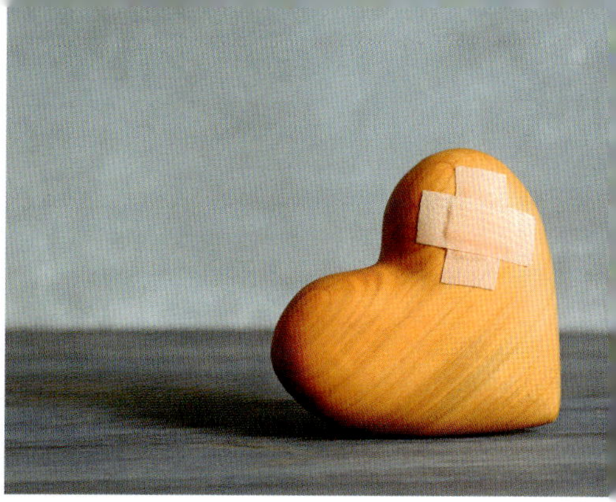

9.2 Seele im Gleichgewicht

Hildegard war keineswegs eine weltabgewandte Frau, die im finsteren Mittelalter lebte. Ganz im Gegenteil betonte sie auch den Wert der Lebensfreude. So soll der Mensch auf seinen Körper achten und ihn pflegen, damit die Seele gern darin wohnen möge. Die Seele sieht Hildegard als lebendigen *„Hauch aus Gottes Geist"* (LDO, S. 155), der den ganzen Leib durchströmt. Zwei Kräfte der Seele beschreibt sie, eine nach oben gewandte, mit der sie Gott fühlt, sowie eine zweite, mit der sie den Leib in Besitz nimmt, um in ihm mit Freude zu wirken. So ist die Seele auf der körperlichen Ebene der „Organisator" aller Lebensvorgänge und auf der geistigen die Verbindung nach „oben". Die Seele *„freut sich immer an den guten Werken ... Der Mensch lebt nämlich durch die Kräfte der Seele wieder auf."* (LDO, S. 155)

9.2.1 Versöhnung

Die Verbindung von Mensch und Gott vergleicht Hildegard mit Ton und Töpfer oder Geschöpf und Schöpfer. Da der Mensch sich nicht selbst gemacht hat, kann er nach oben, das heißt zu seinem Schöpfer blicken. Dies ist eine der ganz zentralen Botschaften Hildegards: Wir sind nicht allein. Immer wieder beschreibt sie, wie Gott uns auffordert, ihn zu bitten und sich an ihn zu wenden. Besonders deutlich wird dies in der Versöhnung. Die Benediktinerin beschreibt sie auf vier Ebenen:

- mit sich selbst,
- den Mitmenschen,
- der Natur und
- Gott.

Oft fällt schon die Versöhnung mit dem eigenen Leben und den Lebensbrüchen schwer.

Positiv gelingend kann dies bedeuten:
- sich selbst zu lieben,
- sich anzunehmen,
- keine überhohen Anforderungen an sich zu stellen,
- mit sich selbst barmherzig zu sein in eigener Kritik.

Noch viel schwerer fällt den meisten eine Versöhnung mit anderen Menschen, die einem Leid zugefügt haben. Aus Forschungsergebnissen der Psychologie leitet sich dabei die Erkenntnis ab, dass Unversöhntheit oder auch Hassgefühle – so sehr sie zunächst bei schweren Verletzungen nachvollziehbar erscheinen – letztlich dem seelisch oder körperlich Verletzten selbst schaden. Wer also vergeben kann, und sei es auch nach einem längeren Zeitraum, tut sich selbst damit etwas Gutes.

Eine Versöhnung mit den Mitmenschen ist möglich:
- in realen Begegnungen,
- in Gedanken (auch mit Verstorbenen),
- im Visualisieren der alten Situation,
- per Telefon,
- schriftlich in einem Brief,
- im Gebet.

Im Hinblick auf dieses Leben im Hier und Jetzt und unsere Endlichkeit ist auch die Versöhnung mit unserem Schöpfer und Heiland und Erlöser Jesus Christus immer wieder wichtig. Das Angebot Gottes dazu ist uns jederzeit zugesagt, sogar noch direkt vor unserem Lebensende. Hildegard ermuntert uns dazu:

„In der Todesstunde soll ein Mensch, wenn kein Priester anwesend ist, einem anderen Menschen seine Sünden bekennen; steht ihm kein Mensch zur Verfügung, bekenne er sie Gott allein in Gegenwart der Elemente." (6. Vision des 2. Teils der Scivias, 85, S. 255)

Das Versöhnungsgespräch mit einem Seelsorger kann sehr heilend sein.

Auch die Versöhnung mit der Natur ist heilsam, lebensnotwendig und aktueller denn je. Hildegards Worte sind wahrhaft prophetisch, denn sie hörte:

Die Klage der Elemente:
„Und ich hörte eine laute Stimme, die aus den Elementen der Welt zu dem Mann [Gott] *sprach: ‚Wir können nicht laufen und unseren Weg demgemäß vollenden, wie unser Gebieter es uns bestimmt hat. Denn die Menschen drehen uns mit ihren bösen Werken um wie eine Mühle. Wir stinken schon vor Pest und vor Hunger nach der ganzen Gerechtigkeit.'"* (LVM, S. 163)

Die Antwort des Schöpfers zeigt das Verwobensein von Mensch, Natur, Kosmos und Gott in dem großen Weltennetz.

„Seht ihr mich nicht Tag und Nacht? Seht ihr mich nicht, wenn ihr sät und wenn die Saat mit Regen begossen wird, damit sie wächst?
Die ganze Schöpfung strebt zu seinem Schöpfer und versteht offensichtlich, dass einer sie erschaffen hat. Der Mensch dagegen ist ein Rebell." (LVM, S. 163)

Schon damals erinnerte und ermahnte die Äbtissin uns an unsere Verantwortung für unser Tun. Die Bereitschaft, eigene Fehler und falsches Denken, Verhalten und Handeln zuzugeben und sich neu auszurichten, zeigt innere Größe. Nach der Erkenntnis Hildegards liegt in der Reue eine ganz besondere Kraft, die sogar die Welt verändern kann. Sie ist der Weg aus der Verschlossenheit in neue Beziehungsebenen zu anderen, zu Gott und letztlich zu sich selbst.

Hildegard verwendet dafür den Begriff *„compunctio cordis"*. (LVM, S. 221) Er bedeutet *Bewegtsein*, *Betroffensein*, in manchen Situationen sogar *Erschüttertsein*, es im Herzen auf den Punkt bringen.

Im Leben hinterlassen wir positive und negative Spuren. Von Teresa von Ávila stammt der tröstliche Satz: *„Im Vorwärtsgehen macht man sich die Füße schmutzig."*

9.2.2 Aufgerichtet- und Ermutigtsein

Auch Hildegard von Bingen wusste darum. Sie erkannte die Notwendigkeit – im besten Sinn „notwendend" – der heilenden Neuanfänge im Leben mit der Abkehr von falschen Lebensausrichtungen zur Gesundung von Leib und Seele, zur geistig-seelischen Entwicklung und zum Gelingen des Lebens.

Wie gut zu wissen, dass Neuanfänge als Umkehr auf allen Gebieten möglich sind. Auch dabei kommt Gott zuhilfe, wenn wir im Gespräch mit ihm sind. Hildegard hört die himmlische Stimme sagen: *„Die Gebete, die im Herzen des Menschen durch den Heiligen Geist hervorgebracht werden, steigen zu Gott auf."* (LVM S. 302)

Vielleicht sind gerade die Engagierten, Gutwilligen und Nachdenklichen besonders in Gefahr, darunter zu leiden, wie weit sie hinter ihren eigenen Möglichkeiten zurückbleiben und damit ihre Begrenztheit und Unvollkommenheit spüren. Allen sagt die Heilige und Kirchenlehrerin im höchsten Auftrag zu: *„Der gute Wille des Menschen ist für Gott wie ein lieblicher Duft"* (LVM Seite 303). Das kann vor Überforderungen schützen.

Letztlich werden wir nach Hildegards Sicht nicht nach unseren Erfolgen beurteilt werden, sondern nach unserem Bestreben und der Hinwendung zum Himmlischen. „Ora et labora" kann dann bedeuten, dass neben der Arbeit auch die Zeit für Meditation und Gebet bleibt, eine Zeit für sich selbst und zur Anbindung nach „oben". Vielfältige Formen sind dabei möglich: bitten, danken, klagen, singen, schweigen.

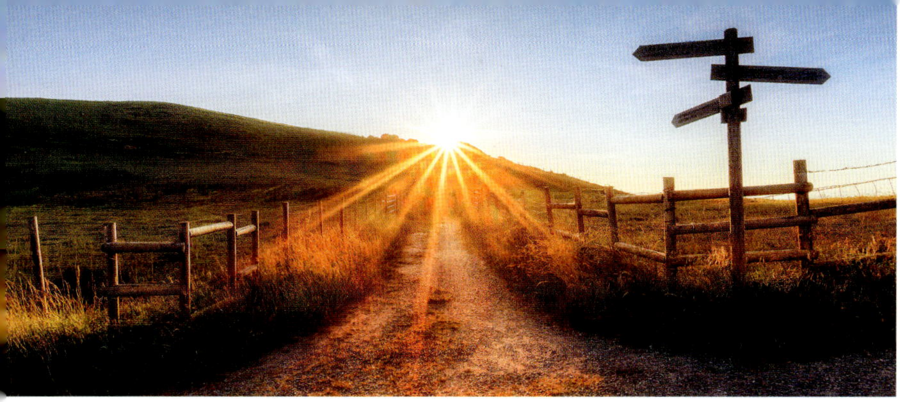

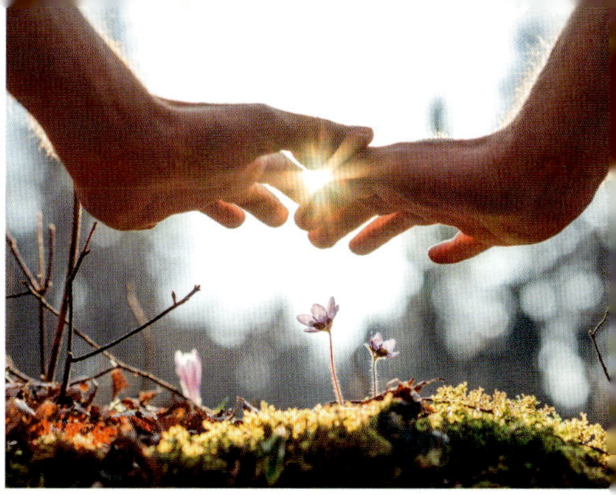

9.3 Resilienz und Lebensziel

9.3.1 Resilienz

Aus der Zuversicht, dass die himmlischen Mächte die Menschen begleiten und ihre Hilfe auch in Krisen schenken, können eine innere Stärke und Widerstandskraft entstehen. Mit ihnen lassen sich oft Schicksalsschläge, Niederlagen, Verluste und Trauer besser bewältigen. Vergleichbar ist dies einem Immunsystem der Seele analog dem körperlichem, mit dem Menschen gestärkt aus Situationen hervorgehen. Ein Fachwort aus der Psychologie dafür ist *Resilienz*. Resiliente Menschen haben die Fähigkeit, mit negativen Erfahrungen besser umgehen, sie besser verarbeiten zu können und nicht ein Leben lang mit sich zu tragen. Zudem setzen sie sich eher für andere ein und haben mehr Selbstvertrauen – so die neue Resilienzforschung. Die Fähigkeit zur Resilienz kann schon in der Kindheit durch ein familiäres oder soziales Umfeld mit gemeinsamen Werten und Normen zur Orientierung gefördert werden.

9.3.2 Ausrichtung des eigenen Lebens

Der Lebensweg des Menschen ist begleitet von der Frage nach dem Woher, Wohin und Wozu. Diese Erfahrung habe ich bei Patientengesprächen in meiner Arztpraxis immer wieder gemacht. Im Wissen um die Endlichkeit des Lebens ist es gut, das Ziel zu kennen. Für Christen bedeutet dieses Ziel ewiges Leben bei Gott.

Hildegard zeigt einen Weg auf, der gekennzeichnet ist durch die Erkenntnis von Gut und Böse, von der Möglichkeit der Umkehr und Neuausrichtung sowie der Hilfe der himmlischen Mächte bei allem guten Bestreben. So gilt auch die Hoffnung am Ende aller Zeiten, *„wenn die Elemente … gereinigt werden, soll auch der Mensch vom Tod auferweckt und …*

in größere Herrlichkeit eingesetzt werden, als er am Anfang erschaffen wurde." (LDO, S. 385)
So zeigt sich der dreieine Gott Vater, Sohn und Heiliger Geist als die uns und die Weltkugel umfassende Liebe.

Wie gut, wenn Hildegards Anliegen und Schriften nicht als moralischer Appell gesehen werden, sondern als Chance und Hilfe, gelassener und hoffnungsfroher zu leben.

So hoffe ich, dass die Impulse der hl. Hildegard für die Naturheilkunde und weit darüber hinaus als Anleitung und Hilfe für ein gelingendes und erfülltes Leben wahrgenommen werden können.

Das wünscht Ihnen allen

Michael Ptok

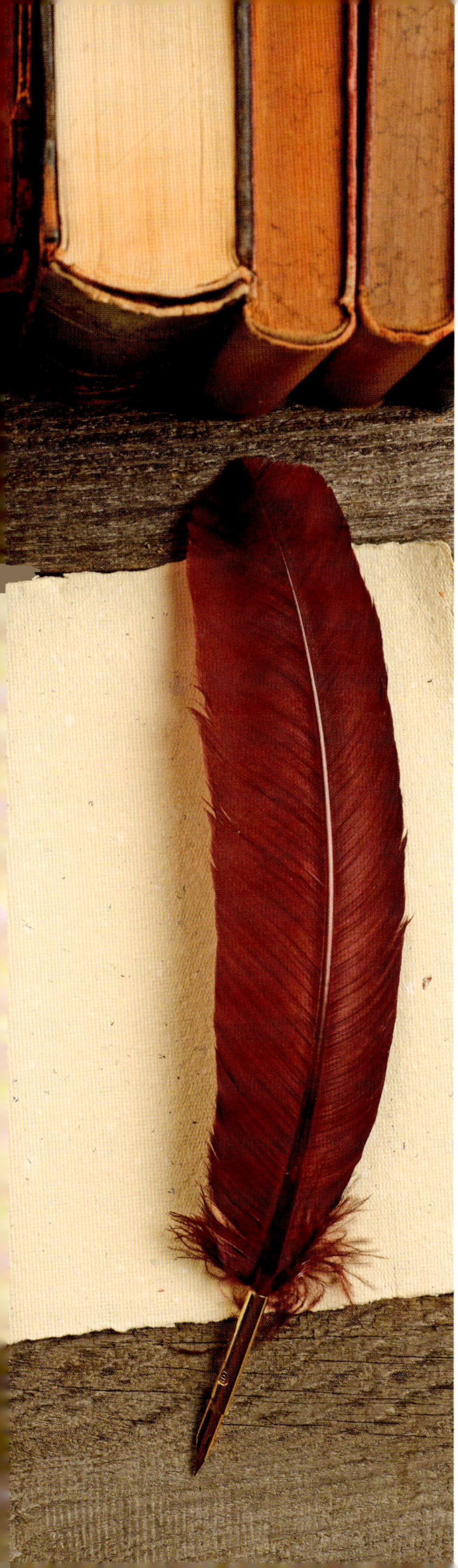

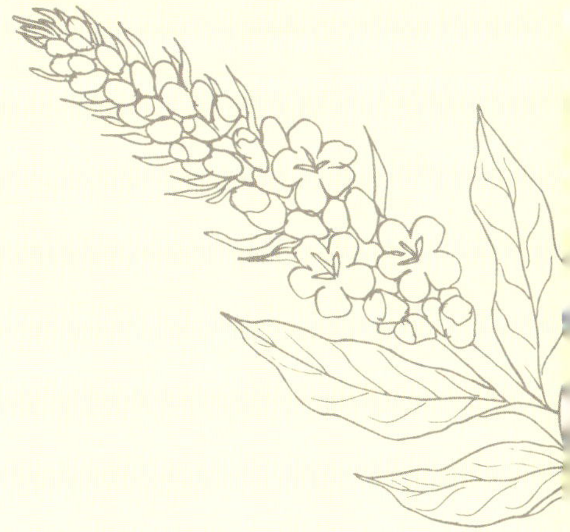

Werke

der hl. Hildegard

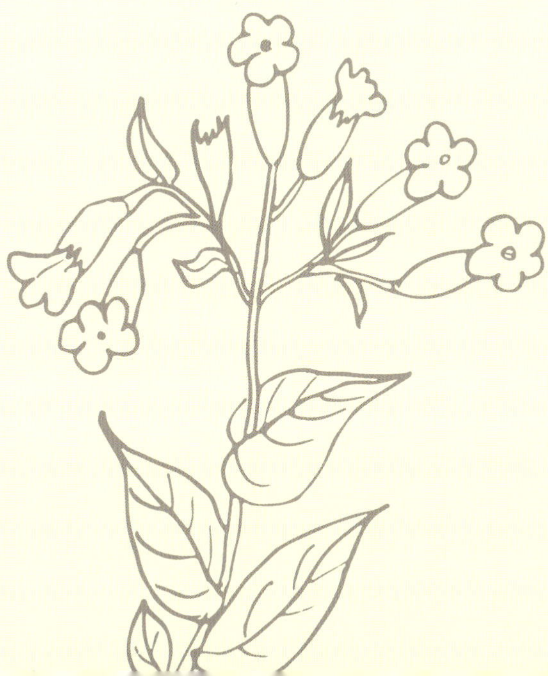

10

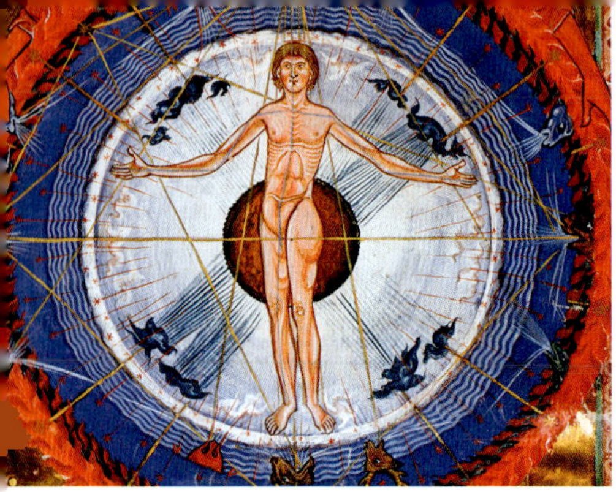
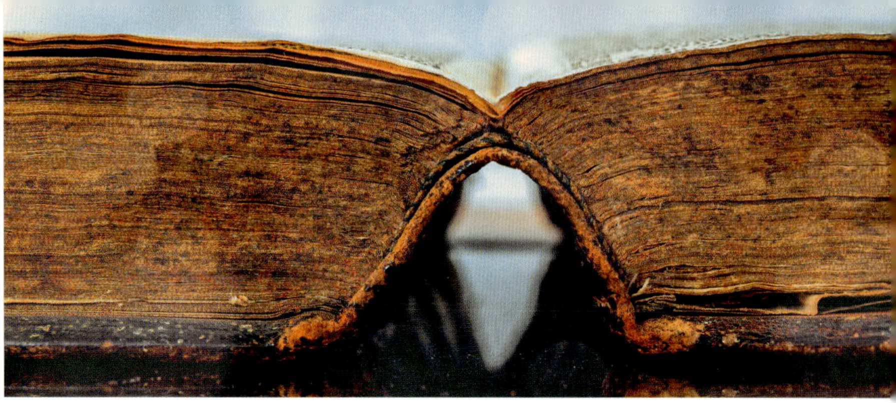

10.1 Das Buch der Lebensverdienste – Liber vitae meritorum (LVM)

Der *Liber vitae meritorum* ist das zweite große theologische Werk Hildegards und entstand 1158–1163. Es beschreibt in einer dramaturgischen Anordnung die Auseinandersetzung zwischen den zerstörenden und den aufbauenden Kräften im Menschen. Die hl. Hildegard nennt sie „Laster“ und „Tugenden“, die in 35 gegensätzlichen Paaren einander zugeordnet sind. Die Worte *Tugenden* und *Laster* klingen heute eher „verstaubt“ und zu moralisch, haben jedoch eine zeitlose Komponente:
Der Zugang zur möglichen Bedeutung für das eigene Leben kann durch die Kenntnis der Ursprünge beider Begriffe gelingen: Tugend leitet sich sprachlich ab von „tauglich“ und bekommt dadurch gleich einen anderen Charakter. Laster stehen im Zusammenhang mit „sich belasten“, eine „Last tragen“ oder „sich überlasten“. Auch das werden die meisten aus eigener Erfahrung kennen.

In den Gegenüberstellungen kommt bei Hildegard jeweils zuerst die lebensfeindliche, lediglich auf das eigene Wohl bedachte Seite zu Wort, danach antwortet die zweite, anderen Menschen zugewandte, sehr energisch und verändert die Sicht.

Dabei erscheinen die Laster auf den ersten Blick gut nachvollziehbar wie z. B.:
„Warum sollte ich mich um jemandes willen anstrengen und mich abquälen?“ (Verhärtung)
„Warum soll ich verschmachten?“ (Völlerei)
„Wer kann schon alles gemäß der Wahrheit sagen?“ (Falschheit)

Die Antworten der Tugenden zeigen jedoch die zerstörerische und lebensfeindliche Macht der Laster:
„Oh du Steinerne, was sagst du da? ... ich bin ein Salböl für jeden Schmerz und meine Worte sind recht ...“ (Barmherzigkeit gegen die Verhärtung)
„Niemand zupft die Harfe so, dass ihre Saiten zerreißen.“ (Enthaltsamkeit)
„Oh, deine Zunge ist von einer Schlange.“ (Wahrheit)

Die Tugenden erkennt Hildegard von Bingen als Kräfte, die von Gott geschenkt sind, jedoch auch in die Tat umgesetzt werden wollen. So sind sie nicht ein moralischer Appell, der Menschen niederbeugen soll, sondern sie stellen dar, wie der vordergründige Vorteil eines Lasters sich zum eigenen Schaden entwickelt. Wer beispielsweise andere nicht beachtet und nur auf seinen eigenen Vorteil bedacht ist, baut in dieser Verhärtung eine Mauer um sich auf und ist in Gefahr, zu vereinsamen und zu verbittern. Gemeinschaft, Anteilnahme und sinnerfüllende Ziele sowie Hoffnung sind Grundpfeiler für ein erfüllendes und zufriedenes Leben. Heilmittel hierzu sind Einsicht und die Bereitschaft zur Veränderung.

Unter dem Blickwinkel eines gelingenden und erfüllten, im weiteren Sinn auch gesunden und heilen Lebens lohnt sich eine intensivere Beschäftigung mit diesem Visionswerk, in dem **35 gegensätzliche Paare** in Gruppen aufgeführt sind, z. B.

Weltliebe	Himmelsliebe
Verhärtung	Barmherzigkeit
Zorn	Geduld
Völlerei	Enthaltsamkeit
Gottlosigkeit	Frömmigkeit
Falschheit	Wahrheit
Streit	Friede

Maßlosigkeit	Maß
Hochmut	Demut
Neid	Liebe
Lüsternheit	Keuschheit
Ungerechtigkeit	Gerechtigkeit
Unstetigkeit	Beständigkeit

Die zum Teil dramatischen Schilderungen der Laster wie auch der möglichen Strafen irritieren möglicherweise zunächst beim Lesen. In den Texten wird jedoch die Anfälligkeit der Menschen für Versuchungen deutlich, mit eingefahrenen Denkmustern und Handlungsweisen anderen und sich selbst gesundheitlichen und seelischen Schaden zuzufügen. In dieser persönlichen Auseinandersetzung mit den zerstörenden Kräften sieht Hildegard das Ziel, sich selbst in einem Entwicklungsprozess immer wieder neu zu hinterfragen, zu überwinden und zu wandeln. Allerdings bedarf es dazu nicht ausschließlich eigener Anstrengungen: die Tugenden als Gotteskräfte kommen – so sieht es die Äbtissin – allen Menschen guten Willens zuhilfe.

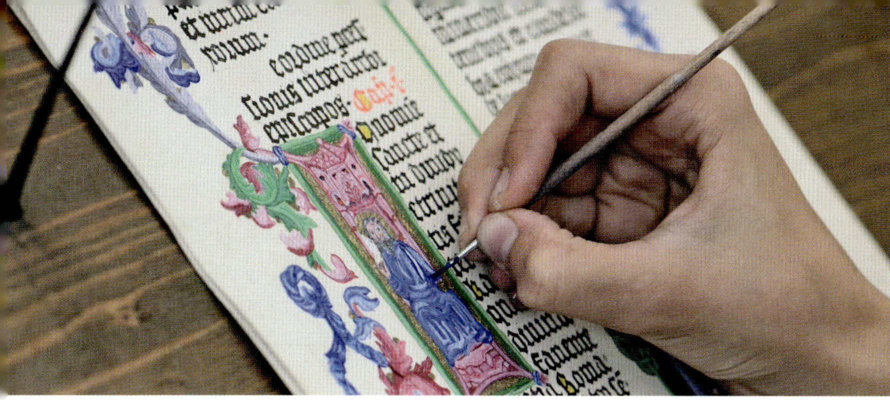

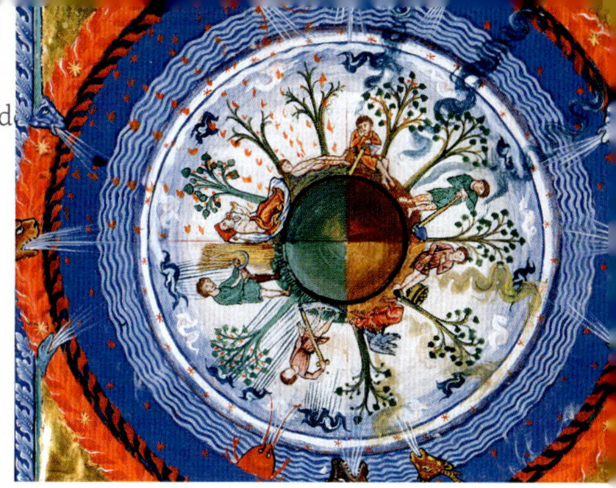

10.2 Hildegards natur(heil)kundliche Werke

10.2.1 Hildegards Beschreibung der Natur(heil)kunde

Hildegard von Bingens Schriften über die Natur(heil)kunde zeigen eine wesentliche Besonderheit: Auch wenn sie als Benediktinerin mit der klösterlichen Heilkunde vertraut war, beruft sie sich auf einen anderen Erkenntnisweg, der sie zu den theologischen und – nach ihren Ausführungen – ebenfalls zu den natur(heil)kundlichen Aussagen führte.
Es ist das Geschenk einer außergewöhnlichen „inneren Sicht". So schreibt sie in ihrem letzten großen theologischen Werk *Buch vom Wirken Gottes:*
„Aber dennoch liegen verhüllt in allen Geschöpfen, nämlich in den Tieren, in den Reptilien, Vögeln und den Fischen, und in den Pflanzen und Bäumen verborgene Geheimnisse Gottes, die weder der Mensch noch ein anderes Geschöpf weiß oder spürt, außer soweit es ihnen von Gott gegeben ist." (LDO, S. 207).

Durch diese Schau – wie sie es selbst nannte – also einer Wahrnehmungsfähigkeit oder „Hellsichtigkeit" konnte sie mehr „sehen" und beschreiben, als andere Menschen. Hildegard von Bingen spricht von *„inneren Augen"* und *„inneren Ohren"*. Dadurch erkannte sie den innewohnenden Wert von Pflanzen, Lebewesen, Lebensmitteln und Edelsteinen und deren Eignung als Heilmittel. Für die besonderen Wirkqualitäten verwendet sie den Begriff *„subtilitas"* – übersetzen lässt sich dieses lateinische Wort in etwa mit „feinstoffliche Eigenschaften". Mit der Gabe der inneren Schau erblickte Hildegard gewissermaßen von außen die besonderen Qualitäten der einzelnen Heil- und Lebensmittel. So ordnete sie ihnen die Eigenschaften warm, kalt, trocken oder feucht zu und ihren jeweiligen Bezug zur Gesundheit oder Schwächung bzw. Krankheit. Ein weiterer zentraler Begriff ist in den Schriften der der hl. Hildegard die *„viriditas"*, die Grünkraft. Diese lässt sich als lebensspendende, heilende und lebenserhaltende Kraft verstehen. In unserem Sprachgebrauch wird das z. B. auch im Wort „Lebensmittel" deutlich, welches Leben unterstützt und erhält. In meiner langjährigen ärztlichen und naturheilkundlichen Praxis haben sich diese Angaben Hildegards in den zwei naturkundlichen Werken sehr oft bewährt. Im weiteren Sinn kann auch das zweite theologische Werk, *Das Buch der Lebensverdienste* (LVM), zu den heilkundlichen medizinischen Büchern gezählt werden.

Eine Besonderheit in Hildegards naturheilkundlichen Schriften ist die Zweisprachigkeit. Neben dem Lateinischen als der Gelehrtensprache finden sich deutsche Begriffe. Dies kann als Hinweis auf die praktische Anwendung schon zur damaligen Zeit gedeutet werden (R. Hildebrandt, 2000).

10.2.2 Fragen zur Autorenschaft

Die heute überlieferten naturkundlichen und naturheilkundlichen Werke sind *Cause et curae*, übersetzt „Ursprung und Behandlung von Krankheiten" und *Physica* in der Übersetzung „Heilsame Schöpfung. Die natürliche Wirkkraft der Dinge".

Bis heute wird die Autorenschaft und die Einordnung beider Werke kontrovers diskutiert. Unbestritten ist, dass Hildegard von Bingen ursprünglich ein einziges natur(heil)kundliches Werk verfasste, welches *Liber subtilitatum diversarum naturarum creaturarum* (LSU) genannt und „Buch über die feinstofflichen Eigenschaften der verschiedenen Naturen der Geschöpfe" übersetzt wird.

Hildegard selbst bezieht sich in ihren beiden nachfolgenden großen anerkannten theologischen Werken, dem *Buch der Lebensverdienste* (LVM) und dem *Buch der göttlichen Werke* (LDO) auf den LSU.

Die Frage, inwieweit die heute vorliegenden Schriften mit dem ursprünglichen LSU identisch sind, lässt sich wissenschaftlich nicht genau klären, da das erste Werk verschollen ist. Dementsprechend gehen die Meinungen über die Authentizität weit auseinander. Einige Forscher vertreten die Auffassung, das, was wir heute lesen, habe mit Hildegards Original nur noch wenig gemeinsam. Einige Wissenschaftler meinen zudem, Hildegard habe lediglich altes Wissen aus Klosterbibliotheken zusammengetragen. Im Gegensatz dazu belegen Forschungsergebnisse des Medizinhistorikers Prof. Dr. G. Keil, dass ein beträchtlicher Anteil der hildegardischen Aussagen sich weder in der Antike noch in der zeitgenössischen Literatur wiederfinden lässt. Des Weiteren wies der Germanist und Sprachforscher Prof. Dr. R. Hildebrandt nach, dass viele Begriffe genau dem geografischen Lebensraum Hildegards entsprechen und einmalige Aspekte aufweisen, die sonst nicht vorkommen.

Somit sind ihre Werke im besten Sinne einmalig. Ohne auf die einzelnen Probleme und Fragen der Verbreitungs-Geschichte mittelalterlicher Handschriften einzugehen, gilt auch für Hildegards Texte: Bei den Abschriften in den klösterlichen Schreibstuben schlichen sich auch Fehler ein. Der Vergleich der Abschriften unterschiedlicher Schreibstuben aus der näheren Zeit nach Hildegard lässt jedoch einen originalen Kern erkennen. Dieser Aufgabe hat sich besonders Prof. Dr. Hildebrandt verschrieben.

Ein Glücksfall war dabei das Auffinden zweier Handschriften, eine in Florenz 1983 und die zweite im Vatikan 1985. Dadurch fällt der Rückschluss auf die authentische Schrift leichter. Ein weiterer Vorteil ist das deutlich ältere Erstellungsdatum der Florentiner Handschrift. Damit ist sie zeitlich viel näher am Original und zudem wesentlich umfangreicher. Prof. Dr. M. Embach, ein exzellenter Hildegard-Forscher schreibt dazu: „[es] gibt ... überzeugende Indizien dafür, daß der um 1292 entstandene Textzeuge des *Liber simplicis medicinae* (Florenz, Cod. Laur. Ashb. 1323) den verschollenen *Liber subtilitatum* repräsentiert“ (Embach: Die Schriften Hildegards von Bingen, S. 498 f.). Sie gilt jetzt als Leithandschrift und bildet die Grundlage für die Neuübersetzung der Abtei St. Hildegard.

Bei der Ablehnung der Autorenschaft Hildegards bleibt die Frage völlig unbeantwortet, wer denn sonst ein so umfassendes und geniales Werk verfasst haben könnte.

Neben den medizinhistorischen und sprachlichen Aspekten äußerten verschiedene Autoritäten ihre Überzeugung, die heute vorliegenden natur(heil)kundlichen Texte gäben – zumindest im Wesentlichen – Hildegards Gedanken wieder. Allen voran zu nennen ist das Dekret des Papstes Benedikt XVI. im Jahr 2012, in dem er die *„Vorzüglichkeit der theologischen, naturkundlichen und musikalischen Schriften“* erwähnt (Päpstliches Dekret über den Vollzug der Kanonisation Hildegards von

Bingen am 10. Mai 2012, zitiert aus: Das Leben der heiligen Hildegard von Bingen, 2014, Drittes Buch, Anhang zur Vita Sanctae Hildegardis, S. 91f.). Im Apostolischen Schreiben zur Erhebung der hl. Hildegard von Bingen zur Kirchenlehrerin vom 7. Oktober 2012 hebt Papst Benedikt XVI. hervor: *„Außer Bücher über Theologie und Mystik verfasste sie auch Werke zu Medizin und Naturwissenschaften“* (dass. S. 97).
Auch die von der Abtei St. Hildegard in Rüdesheim Eibingen in einer Neuübersetzung herausgegebenen Bücher tragen den Autorennamen „Hildegard von Bingen“.

10.2.3 Ursprung und Behandlung der Krankheiten – Causae et Curae (CC)

Von *Causae et curae* sind bis jetzt nur eine einzige vollständig erhaltene Handschrift, welche in der Königlichen Dänischen Bibliothek in Kopenhagen aufbewahrt wird, und das Berliner Fragment gefunden worden. Dieses naturheilkundlich-medizinische Werk Hildegards beschreibt zu Anfang die Erschaffung des Kosmos mit den vier Elementen. Es folgt die Entwicklung der Menschen und ihrer unterschiedlichen Charaktere und Konstitutionen.
Neben veränderten inneren Säften sieht Hildegard falsche Ernährungs- und Schlafgewohnheiten, krankmachende Lebensrhythmen und Emotionen (s. a. *Das Buch der Lebensverdienste*) sowie das Verdrängen des eigenen Lebensauftrages als Ursachen von Erkrankungen an. Hier zeigt sich die enge Verflechtung von spirituellen und medizinischen Aspekten. Obwohl vor über 850 Jahren verfasst, finden wir in diesen Texten schon die modernen Erkenntnisse der noch jungen Wissenschaft der Psycho-Neuroimmunologie und der neueren Lebensstil-Medizin, der Mind-Body-Medizin.
Als Leib-Seele-Einheit belebt die Seele den Körper und steht zugleich in Verbindung mit ihrem Schöpfer. Nach der hl. Hildegard trägt die gute Beziehung zum Schöpfergott und zu den Mitmenschen wesentlich zur Gesundheit und Heilung bei.
Für Krankheiten und Beschwerden gibt sie genaue Rezepturen und Anweisungen. Dazu gehören neben Heilmitteln die sog. Entgiftungsmöglichkeiten, also Ausleitungsverfahren, die in der gesamten Naturheilkunde eine lange Tradition und Wertschätzung genießen. Die Benediktinerin führt neben dem speziellen hildegardischen Aderlass (s. Kap. 3.4 „Die Blutreinigung nach Hildegard von Bingen“), Schröpfen, Brennkegel (Moxen) und Wickel, Bäder, Auflagen und Salben an. Auch

das Fasten, dessen tiefster Sinn nach Hildegard ein Innehalten ist und zum Überdenken sowie Überwinden der eigenen Schwächen und Fehler führen soll, hat bei ihr medizinische Aspekte.
Ein Beispiel für die Einmaligkeit von *Causae et curae* besteht nach Prof. Dr. Dr. Riha in der ausführlichen Beschreibung biologischer Funktionen der Frau während der Monatsblutung, Schwangerschaft und Geburt sowie der begleitenden emotionalen Komponenten. Zur Zeit Hildegards fanden in den Schriften nur Männer und deren Organe Erwähnung.
Wer die Berücksichtigung beider Geschlechter, sowie die Einbindung des Menschen in den Kosmos mit der Verantwortung für sich selbst, für andere und die Umwelt bei Hildegard bedenkt, wird dieser Heilkunde zu Recht das Attribut „umfassend und ganzheitlich" zuerkennen.

10.2.4 Heilsame Schöpfung. Die natürliche Wirkkraft der Dinge – Physica (PH)

Die Heilsame Schöpfung. Die natürliche Wirkkraft der Dinge – Physica ist neben *Causae et curae* das zweite naturheilkundlich-medizinische Werk Hildegards, welches 1150–1158 entstand.
Nach der Aufteilung des originalen natur(heil)kundlichen Gesamtwerkes wurde der heute als *Physica* bezeichnete Teil zunächst *Liber simplicis medicinae* (LSM) genannt.
Die wichtigsten vollständigen Handschriften sind, jeweils nach dem Fundort benannt, nämlich Wolfenbüttel (entstanden ca. 1290), Florenz (entstanden wahrscheinlich vor dem 5. Dezember 1292, entdeckt 1983), Paris (entstanden um 1425/50) und dem Vatikan (entstanden 1449, entdeckt 1985).
Die Pariser Handschrift diente als Vorlage für Mignes *Patrologia Latina*, einer gedruckten Ausgabe seit 1855. Hinzu kommt der Straßburger Erstdruck aus dem Jahre 1533, der erstmals den Titel *Physica* trägt. Die in Florenz gefundene Handschrift gilt nach dem heutigen Forschungsstand als *„Die Leitschrift des LSM ...* [und] *Raimund Struck und Reiner Hildebrand haben auf seine entscheidende Bedeutung für die authentische Textgewinnung des LMS hingewiesen"* (Embach, S. 308). Die Florentiner *Physica* ist nach Embach der *„momentan zuverlässigste Textzeuge"* (Embach, S. 382).
Schon Prof. Dr. R. Hildebrandt sprach in diesem Zusammenhang von „Leithandschrift". Die Florentiner Handschrift gilt als die Version, die dem Original am nächsten kommt und somit Hildegards Rezepte und Gedanken am authentischsten und unverfälschtesten übermittelt.

Die Zitate im vorliegenden Buch sind der Florentiner Handschrift entnommen. Somit ist „Die Hausapotheke für die ganze Familie" der erste umfassende ärztliche Ratgeber, der diese Leithandschrift zur Grundlage hat.

In der *Physica* sind in 9 Büchern 1. Pflanzen, 2. Elemente, 3. Bäume, 4. Steine, 5. Fische, 6. Geflügelte Tiere, 7. Landtiere, 8. Kriechtiere und 9. Metalle aufgeführt. Die Reihenfolge der Nennung in diesen Büchern entspricht einem älteren Werk, dem *„Summarium Heinrici"* aus dem 11. Jahrhundert. Die Inhalte der einzelnen Kapitel unterscheiden sich jedoch wesentlich, wie der Marburger Sprachforscher R. Hildebrandt nachwies. Hildegard ordnete den einzelnen pflanzlichen, mineralischen oder tierischen Produkten mit ihrer besonderen Sehergabe ganz andere Eigenschaften im Hinblick auf heilsame, aufbauende oder schwächende, krankmachende oder neutrale Wirkkräfte für Mensch und Tier zu. Das *Summarium Heinrici*, ein *„klösterliches Lehrbuch für den Elementarunterricht"* (R. Hildebrandt), bildete also lediglich das Gerüst für die anfängliche Reihenfolge.

Insgesamt sind über 1500 Rezepturen beschrieben, von denen heute über 500 gut erprobt sind. Oft finden sich genaue Beschreibungen der Wirkweise einzelner Pflanzen und wie sie sich in der Komposition mit anderen Bestandteilen verhalten. Dabei erkennt Hildegard nicht nur das „Anti-Prinzip", z. B. ein warmes Kraut gegen eine kältebedingte Erkrankung einzusetzen, sondern empfiehlt z. B. auch Pflanzen mit einer guten Wärme, welche die schlechte Wärme einer Beschwerde lindert oder heilt, bzw. solche mit einer guten Kälte gegen eine krankmachende Kälte. Die Benediktinerin gibt sowohl bei einzelnen Kräutern als auch bei den zusammengesetzten Rezepturen nicht immer genaue Dosierungen an. Sie ermutigt so zu einer individuell stimmigen Vorgehensweise.

Für Hildegard von Bingen war es stets wichtig, die heilsame Schöpfung einzubinden in die Ganzheit des Menschen mit seinen umfassenden Beziehungsgeflechten zu Schöpfung, Kosmos, Mitmenschen und Gott und diese auf seinem Heilungsweg zu berücksichtigen. Damit verband sie die Fürsorge für die Kranken mit deren körperlichem und seelischem Wohl ganz im Sinne des Ordensgründers, dem hl. Benedikt (um 480–547), welcher dieser Aufgabe eine ganz besondere Bedeutung beimaß.

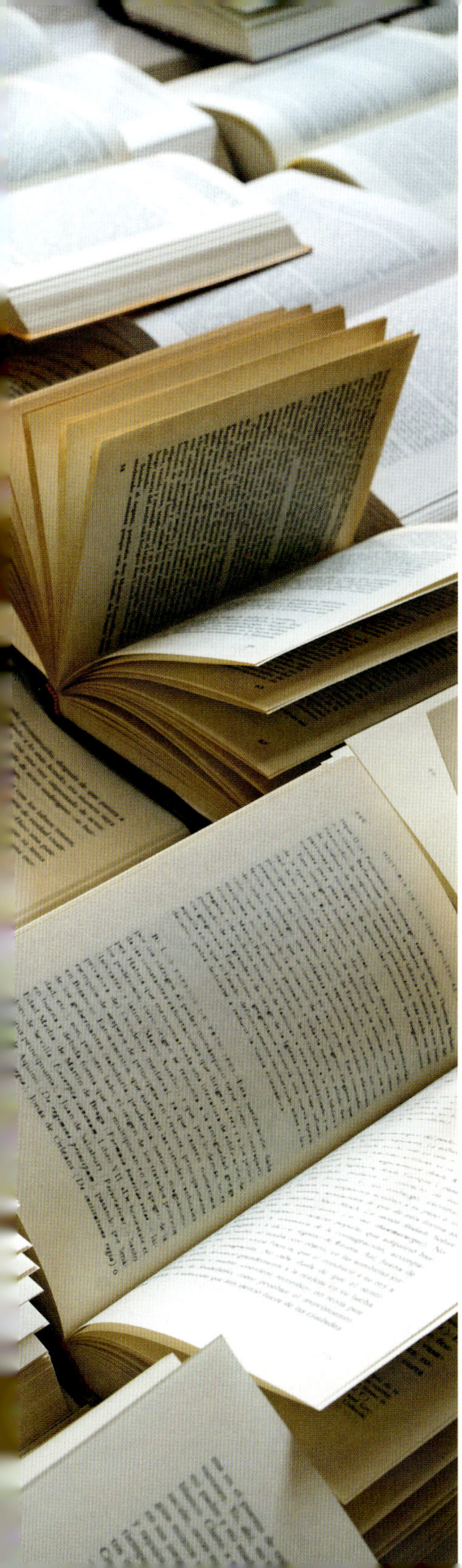

Literatur-verzeichnis und Hinweise

11

11.1 Hildegardische Schriften

Hildegard von Bingen – Werke, Band I: Wisse die Wege – Liber Scivias, hrsg. von der Abtei St. Hildegard, Rüdesheim/Eibingen, 4. Auflage 2018 ©Beuroner Kunstverlag, 2010

Hildegard von Bingen – Werke, Band II: Ursprung und Behandlung der Krankheiten – Causae et Curae, hrsg. von der Abtei St. Hildegard, Rüdesheim/Eibingen, 3. Auflage 2016 ©Beuroner Kunstverlag, 2011

Hildegard von Bingen – Werke, Band III: Das Leben der heiligen Hildegard von Bingen – Vita sanctae Hildegardis, hrsg. von der Abtei St. Hildegard, Rüdesheim/Eibingen, 2. Auflage 2018 ©Beuroner Kunstverlag, 2013

Hildegard von Bingen – Werke, Band V: Heilsame Schöpfung – Die natürliche Wirkkraft der Dinge – Physica, hrsg. von der Abtei St. Hildegard, Rüdesheim/Eibingen, 2. Auflage 2016 ©Beuroner Kunstverlag, 2012

Hildegard von Bingen – Werke, Band VI: Das Buch vom Wirken Gottes – Liber divinorum operum, hrsg. von der Abtei St. Hildegard, Rüdesheim/Eibingen, 2. Auflage 2013 ©Beuroner Kunstverlag, 2012

Hildegard von Bingen – Werke, Band VII: Das Buch der Lebensverdienste – Liber vitae meritorum, hrsg. von der Abtei St. Hildegard, Rüdesheim/Eibingen, 1. Auflage 2014 ©Beuroner Kunstverlag, 2014

Hildegard von Bingen – Werke, Band VIII: Briefe – Epistolae, hrsg. von der Abtei St. Hildegard, Rüdesheim/Eibingen, 1. Auflage 2012 ©Beuroner Kunstverlag, 2012

11.2 Weiterführende Literatur und Zeitschriften

Embach, Michael: Die Schriften Hildegards von Bingen, Erudiri Sapientia Band IV, Studien zu ihrer Überlieferung und Rezeption im Mittelalter und in der Frühen Neuzeit, Berlin, 2003

Embach, Michael: Hildegard von Bingen (1098–1179), Leben, Werk und Wirkung, Paulinus Verlag, 2014

Hildebrandt, Reiner: Hildegard von Bingen, Physica, Liber subtilitatum diversarum naturarum creaturarum, Textkritische Ausgabe, Band 3, Kommentiertes Register der deutschen Wörter, hrsg. von Reiner Hildebrandt und Thomas Gloning, Walter de Gruyter GmbH, Berlin/Boston, 2014

Hildebrandt, Reiner u. Gloning, Thomas: Hildegard von Bingen, Physica, Liber subtilitatum diversarum naturarum creaturarum, Textkritische Ausgabe, Bände 1 u. 2, Walter de Gruyter GmbH, Berlin/Boston, 2010

Hildebrandt, Reiner: Die pragmatische Zweisprachlichkeit in den naturkundlichen Schriften der Hildegard von Bingen, Sonderdruck aus Theodisca, hrsg. von Wolfgang Haubrichs, Ernst Hellgardt, Reiner Hildebrandt, Stephan Müller und Klaus Ridder, Walter de Gruyter, Berlin/New York , 2000

Hiller, Karl u. Melzig, Matthias: Die große Enzyklopädie der Arzneipflanzen und Drogen, Genehmigte Sonderausgabe Area Verlag, Erftstadt, 2007, Elsevier, Spektrum Akademischer Verlag, Heidelberg, 2003

Madaus, Gerhard: Lehrbuch der biologischen Heilmittel, Band 3, Mediamed Verlag, Ravensburg, 1987, Nachdruck der Ausgabe Leipzig 1938

Müller, Irmgard: Die pflanzlichen Heilmittel bei Hildegard von Bingen, Heilwissen aus der Klostermedizin, Verlag Herder Freiburg im Breisgau, 1993

Ptok, Agnes u. Michael: Naturheilkunde Kompakt, Natur und Medizin e. V. 1, Carstens Stiftung, Essen, 7. erweiterte Auflage, 2017

Schilcher, Heinz: Leitfaden Phytotherapie, Elsevier GmbH, München, 5. Auflage, 2016

Schiller, Reinhard: Die Edelkastanie: Heilwirkung, Anwendung & Rezepte nach Hildegard von Bingen, St. Benno Verlag, Leipzig

Schiller, Reinhard: Die Hildegard-Pflanzen-Apotheke: Rezepte zur Herstellung von natürlichen Medikamenten & Tipps zur Selbstbehandlung, St. Benno Verlag, Leipzig

Schiller, Reinhard: Hildegard von Bingen – Die Edelsteine und Metalle: Das Kompendium, St. Benno Verlag, Leipzig

Strickerschmidt, Hildegard: Fasten mit der heiligen Hildegard: 40 Impulse für Leib & Seele, St. Benno Verlag, Leipzig

Strickerschmidt, Hildegard: Hildegard von Bingen – Heilung an Leib und Seele: Praktische Ratschläge zur positiven Lebensgestaltung, St. Benno Verlag, Leipzig

Strickerschmidt, Hildegard: Hildegard von Bingen – Die Seele altert nicht: Wofür es sich zu leben lohnt, St. Benno Verlag, Leipzig

Strickerschmidt, Hildegard: Das Geheimnis der Engel: Visionen & Meditationen der Hildegard von Bingen, St. Benno Verlag, Leipzig

Strickerschmidt, Hildegard: Hildegard von Bingen – Jahreskreis & Lebenskreis: Ein Ratgeber für Leib & Seele, St. Benno Verlag, Leipzig

Strickerschmidt, Hildegard: Hildegard von Bingen – Vergiss nicht, dass du Flügel hast: Heilende Gedanken, St. Benno Verlag, Leipzig

Strickerschmidt, Hildegard: Hildegard von Bingen – Prophetin, Mystikerin, Heilerin: Ein spirituelles Lesebuch, St. Benno Verlag, Leipzig

Strickerschmidt, Hildegard: Hildegard von Bingen – Mit Seele, Leib & Sinnen: Tugenden und Laster, St. Benno Verlag, Leipzig

Zeitschriften

Hildegard-Zeitschrift der Internationalen Gesellschaft Hildegard von Bingen, Nr. 106, 2008

Natur und Medizin, Mitgliederzeitschrift von Natur und Medizin e.V., Carstens Stiftung, Essen, 1/2017

11.3 Bezugsquellen für Heilmittel nach Hildegard von Bingen

Das Besorgen von Hildegard-Heilmitteln erfolgt am besten beim spezialisierten Fachhandel wie Apotheken, die eine entsprechende Ausrichtung haben, oder in Hildegard-Läden oder Naturkostgeschäften mit Hildegard-Sortiment. Auch eine Bestellung über das Internet ist möglich.

Hersteller von Hildegard-Heilmitteln sind in mehreren Ländern vertreten. Einige von ihnen haben eine lange Tradition und verfügen so über Erfahrung. Entscheidend ist auch, dass sich die Produzenten der Heilmittel ernsthaft der hl. Hildegard und ihren Anweisungen verpflichtet fühlen und sich gewissenhaft nach ihren Angaben zur Herstellung der Mittel richten. Leider gibt es auch unter dem Slogan „hildegardisch" Angebotenes, was mit Hildegard von Bingen wenig oder gar nichts zu tun hat. Beispiele sind Teemixturen mit fantasievollen Namen und Salben mit Bestandteilen, die Hildegard gar nicht genannt hat.

Hersteller von Hildegard Heilmitteln sind u. a.

in Deutschland:

JURA Naturheilmittel (JURA Chema Konstanz GmbH)
Nestgasse 2
78464 Konstanz
www.hildegard.de

Stifts-Apotheke
An der Reegt 25
33611 Bielefeld
www.stiftsapotheke-bielefeld.de

Zähringer Apotheke Konstanz
Zähringerpl. 17
78464 Konstanz
www.hildegard-vertrieb-breindl.de

in Österreich:

Maria Adam Naturprodukte
Au bei der Traun 44
A-4623 Gunskirchen
Österreich
www.maria-adam.com

Naturprodukte Hangler
Burgfriedgasse 8
A-5020 Salzburg
Österreich
www.natur-pur@salzburg.co.at

St. Hildegard-Posch GmbH
Am Weinberg 23
A-4880 St. Georgen im Attergau
Österreich
www.hildegardvonbingen.at

in der Schweiz:

DROPA Drogerie
Schweiz
Verschiedene Standorte
www.dropa.ch/standorte

12. Register

12.1 Krankheiten und Beschwerden von A–Z

Auswahl der Heilmittel

Die Wahl der Heilmittel sollte aufgrund der individuellen Beschwerden sowie evtl. begleitender weiterer Erkrankungen und nach der am besten dazu passenden Beschreibung der Hildegard-Mittel (siehe Kap. 4 „Hausapotheke für die ganze Familie – Heilmittel von A–Z") erfolgen. Ein weiteres Entscheidungskriterium erscheint zunächst medizinisch ungewöhnlich, hat sich jedoch in der naturheilkundlichen Praxis bewährt: Fühlen sich Erkrankte von einem Pflanzennamen oder deren Mischung besonders angesprochen, so dürfen sie dieser subjektiven Intuition ruhig vertrauen – oft liegen sie damit richtig.

Anzahl der Heilmittel

Ideal ist die gleichzeitige Einnahme von 1–2 hildegardischen Rezepturen. Mehr als 3–4 sollten es in der Regel nicht sein, es können jedoch bis zu 3 Gewürze wie Galgant und Bertram hinzukommen. Bis zu 7 unterschiedliche naturheilkundliche Reize kann der Organismus meist gut verarbeiten. Eine deutlich größere Anzahl könnte zu einer Überforderung oder Überreizung des Stoffwechsels führen und sollte daher vermieden werden. Auch hier gilt es, das rechte Maß einzuhalten, wobei sensiblere Menschen eher weniger und robustere mehr vertragen.

ⓘ ***Suchen Sie einen Arzt auf.***

⚠ ***Begeben Sie sich umgehend in die Notaufnahme oder rufen Sie einen Krankenwagen.***

Blutvergiftung ⓘ ***unbedingt aufsuchen***	Bertramwurzel-Pulver 53, Meisterwurz 139
Brechreiz	*s. Darmbeschwerden, s. Leber-Stoffwechselschwäche, s. Magenbeschwerden, s. Nieren-Funktionsschwäche*
Bronchitis	Akelei-Honig 33, Alantauszug im Wein 34, Andorn-Fenchel-Dill-Wein 40, Bertramwurzel-Pulver 53, Brombeer-Trank 59, Bronchitis/Husten 216, Galgantwurzel-Pulver in Wasser 94, *s. Herzunterstützung bei chronischen Lungenerkrankungen,* Hirschzungen(farn)-Kräutertrank 110, Liebstöckel-Salbei-Fenchel-Auszug in Wein 130, Lungenkraut(blätter)-Tee 132, Lungenkraut(blätter)-Wein 133, Mandelkerne 134, Meisterwurz 139, Odermennig 149, Rainfarn-Pulver 160, Rettich-Pulver im Wein mit Honig 166, Wermut-Olivenöl 208
Bronchitis, auch bei Kindern	Akelei-Honig 33, Brombeer-Trank 59, Wermut-Olivenöl 208, oft zusammen mit Bertramwurzel-Pulver 53, Galgantwurzel-Pulver in Wasser 94 und Meisterwurz 139 gegeben
Bronchitis bei gleichzeitigen Bauchbeschwerden	Hirschzungen(farn)-Kräutertrank 110
Bronchitis bei Leber-Stoffwechselschwäche	Andorn-Fenchel-Dill-Wein 40
Bronchitis, hartnäckig	Brombeer-Trank 59, Liebstöckel-Salbei-Fenchel-Auszug in Wein 130, oft zusammen mit Bertramwurzel-Pulver 53 und Meisterwurz 139 gegeben
Bronchitis mit Atemnot ⓘ ***unbedingt aufsuchen***	*s. Atemnot,* Lungenkraut(blätter)-Wein 133, Petersilienhonig-Trank 152
Bronchitis mit eitrigem Auswurf (besonders gelbem oder grünem)	Alantauszug im Wein 34, oft zusammen mit Bertramwurzel-Pulver 53, Galgantwurzel-Pulver in Wasser 94 und Meisterwurz 139 bei gleichzeitiger Migräne gegeben
Halbseitenkopfschmerz-Neigung und/oder Augentrübung ⓘ ***unbedingt aufsuchen***	
Bronchitis mit festsitzendem, schwer löslichem Schleim	Bertramwurzel-Pulver 53, Brombeer-Trank 59
Bronchitis mit langem Verlauf	*s. Bronchitis, hartnäckig*
Bronchitis mit reichlicher Schleimabsonderung	Akelei-Honig 33, Bertramwurzel-Pulver 53, Odermennig 149
Bronchitis-Neigung	Mandelkerne 134, Ziegenmilch 302
Bronchitis, trockene	Rainfarn-Pulver 160
Bruch der Knochen	*s. Knochenbruch,* Schmerzzustände 243
Brustdrüsenentzündung ⓘ ***unbedingt aufsuchen***	Meisterwurz 139, Schafgarbe 176, Schmerzzustände 243
Brustfell-Leiden	Bertramwurzel-Pulver 53
Brustschmerz ⓘ ***evtl. aufsuchen***	*s. Bronchitis, s. Herz-Funktionsschwäche, s. Rückenschmerzen* ⚠ ***Bei starken Schmerzen und/oder Kreislaufschwäche***
Bursitis	Amethyst 36, Veilchensalbe 188
Cholesterin-Erhöhung	Flohsamen-„Samen“ 90, Blutreinigung 23

Erschöpfungszustände	Dinkel 67, Fenchel 85, Fenchel-Galgantwurzel-Diptamwurzel-Habichtskraut 87, *s. Gesundheits-Unterstützung*, Gundelrebe 264, Ingwer 290, Lattich-Mischpulver 116, Wasserlinsen-Kräutertrank 193, Wermuttrank 203
„Fäulnis"-Minderung	Beifuß 290, Bertramwurzel-Pulver 53, *s. „Entgiftung"*, (Wein)-Essig 84, 304, Hirschzungen(farn)-Kräutertrank 110, Mandelkerne 134, Reh 302, Salz 304, Vermeidung von Schweinefleisch 278, Ysop 294, Zimt 294
Fehlgeburts-Neigung	Hainbuchen-Ästchen- und Blätter 105
Fieber	Bertramwurzel-Pulver 53, Fieber 249, Galgantwurzel-Pulver in Wasser 94, Meisterwurz 139, Zitrone 296
Fieberträume	*s. Albträume*
Fingergelenksverdickungen	Krauseminzen-Wein 124, Rheuma, Gicht, Gelenk- und Rückenbeschwerden 234, Selleriegewürzmischung 179
Flecken im Gesicht	*s. Hautausschläge*
Foetor (Mundgeruch)	Fenchel 85, Salbei in Wein gekocht 172
Fraktur	*s. Knochenbruch*
Frostbeulen	Eberrauten-Saft 71, Schmerzzustände 243
Frostigkeit	*s. Durchblutungsstörungen*, Fenchel 85
Fruktose-Intoleranz	*s. Nahrungsmittel-Unverträglichkeiten*
Furunkel	*s. Eiterungen*
Gallenbeschwerden ⓘ ***besprechen***	Galgantwurzel-Pulver/-Tabletten 93, *s. Leberbeschwerden*, Leinsamen-Wickel 265, Magen-, Darm-, Verdauungsbeschwerden 226
Gallensteine	Diptamwurzel-Pulver 69, Habichtskraut-Pulver 101
Ganglion	Amethyst 36, Veilchensalbe 188
Gangunsicherheiten ⓘ ***bzgl. Ursache unbedingt aufsuchen***	Schlehen-Zimt-Nelken-Elixier 177
Gastritis ⓘ ***unbedingt aufsuchen***	*s. Magenbeschwerden*
Gastritis, atrophische	Süßholzwurzel 182
Gaumenmandeln-Vergrößerung	*s. Adenoide*, Akeleiblätter 32
Gedächtnisschwäche/-Unterstützung	Betonika-Tinktur 57, Brennnessel-Öl 58, Edelkastanienkerne, gekocht 76, Edelkastanienholz 79, *s. Konzentrationsförderung*, Mandelkerne 134, Quendel-Küchlein 158, *s. Verstandesklarheit*
Gedankenkarussell	*s. Gedanken, sich aufdrängende*
Gedanken, sich aufdrängende	Fenchel-Balsamkraut-Tee 88, Jaspis 112, Lavendel 127
Gedanken, wankelmütige	Hafer-Sauna 103
Gedankenverwirrung	Süßholzwurzel 182
Gefäßablagerungen	*s. Arteriosklerose*
Gefäßverschluss ⚠ ***ggf.***	Blutreinigung 23, Galgantwurzel-Pulver/-Tabletten 93
Gehirnerschütterung ⓘ ***abklären lassen***	Schafgarbe 176
Gehirnjogging	Edelkastanienkerne, gekocht 76

Schilddrüsen-Funktionsstörung	Bergkristall 48, Liebstöckel-Gundelreben-Wickel 266
Schilddrüsen-Vergrößerung (Struma)	Bergkristall 48, Liebstöckel-Gundelreben-Wickel 266
„Schlacken"	s. *„Entgiftung"*, Stoffwechsel 19
Schlafstörung	Aronstabwurzel-Trank 43, Betonika-Kraut 56, Fenchel-Schafgarbe 176, Jaspis 112, Lavendel 127, Mohn 143, Salbei mit Wein besprengt, Veilchen-Wein 190
Schlafstörung durch Albträume	Betonika-Kraut 56, Jaspis 112
Schlafstörung durch Gedanken-„Karussell"	Jaspis 112, Lavendel 127
Schlaganfall	⚠ ***sofort aufsuchen***
Schlaganfall, begleitend nach der akuten Phase	Blutreinigung 23, Edelkastanienholz 79, Galgantwurzel-Pulver/-Tabletten 93
Schleimbeutel-Entzündung (Bursitis)	Amethyst 36, Veilchensalbe 188
Schleim	s. *Verschleimung*
Schluckauf	Gewürznelke 97
Schmerzen unterschiedlichster Art ⓘ ***evtl. Ursachen abklären***	Hirschzungen(farn)-Pulver pur 208, Schmerzzustände 243
Schnarchen	Akeleiblätter 32, Andorn-Wein-Butterschmalz-Abkochung 39
Schnupfen	Akelei-Honig 33, Bertramwurzel-Pulver 53, Jaspis 112, Nasennebenhöhlen-Reizung/-Entzündung, Schnupfen 231,Pelargonien-Bertramwurzel-Muskatnuss-Pulver, inhalieren, Odermennig 149, Rettich 166
Schock-Situation	Fenchel-Balsamkraut-Tee 88, Hirschzungen(farn)-Pulver in doppelt erhitztem Wein 109, Seelischer Schock 257
Schulterschmerzen	s. *Gelenkbeschwerden*, Wermutcreme 207
Schuppige Haut des Gesichts	s. Hautausschläge
Schwächezustände ⓘ ***evtl. Ursachen abklären***	Dinkel 67, s. *Erschöpfungszustände*, Gundermann(Gundelrebe) 290, s. *Herz-Funktionsschwäche*, Ingwer 290, Lattich-Mischpulver 116, Wermuttrank 203
Schweißneigung	Fenchel 85
Schwellungen	Veilchen-Öl 191
Schwellungen der Beine ⓘ ***evtl. Ursachen abklären***	s. *Herz-Funktionsschwäche*, Gewürznelke 97, s. *Nieren-Funktionsschwäche*, Petersilienhonig-Trank 152
Schwerhörigkeit ⓘ ***evtl. Ursachen abklären***	Andorn-Packung/Andorn-Dampfbad 41, Jaspis 112, Rebtropfen mit Öl 199
Schwermut	Aronstabwurzel-Trank 43, s. *Depression/depressive Verstimmung*, Veilchen-Wein 190, Wermuttrank 203
Schwindel ⓘ ***evtl. Ursachen abklären***	s. *Herz-Funktionsschwäche*, s. *Kreislaufschwäche*, s. *Nackenschmerzen*
Seelischer Schock	s. *Schock-Situation*
Sehnenscheidenentzündung	Amethyst 36, Veilchensalbe 188
Sehnenverdickungen	Krauseminzen-Wein 124, Selleriegewürzmischung 179, Veilchensalbe 188
Sehnenverhärtung der Hand (Dupuytren'sche Kontraktur)	Amethyst 36, Eberrauten-Saft 71
Sehschwäche	s. *Augentrübung*

12.2 Heil- und Lebensmittel

A

B

C

D

E

F

G

H

I

J

K

L

M

N

O

P

Texte:

Alle Zitate aus Werken der hl. Hildegard wurden mit freundlicher Genehmigung des Beuroner Kunstverlags verwendet. Genaue Quellenangaben siehe S. 326.

Bilder:

Bibliografische Information der Deutschen Nationalbibliothek
Die Deutsche Nationalbibliothek verzeichnet diese Publikation in der Deutschen Nationalbibliografie; detaillierte bibliografische Daten sind im Internet über http://dnb.dnb.de abrufbar.

ISBN 978-3-7462-5663-4

Umschlaggestaltung: Ulrike Vetter, Leipzig
Gesamtherstellung: Arnold & Domnick, Leipzig (A)